北京市第五次
国民体质监测报告

北京市体育局　编

人民体育出版社

图书在版编目（CIP）数据

北京市第五次国民体质监测报告 / 北京市体育局编
. -- 北京：人民体育出版社，2023
ISBN 978-7-5009-6291-5

Ⅰ.①北… Ⅱ.①北… Ⅲ.①体质—监测—研究报告
—北京 Ⅳ.①R195.2

中国国家版本馆CIP数据核字(2023)第050999号

*

人 民 体 育 出 版 社 出 版 发 行
北京盛通印刷股份有限公司印刷
新 华 书 店 经 销
*
889×1194 16开本 19印张 502千字
2023年10月第1版 2023年10月第1次印刷
*
ISBN 978-7-5009-6291-5
定价：100.00元

社址：北京市东城区体育馆路8号（天坛公园东门）
电话：67151482（发行部） 邮编：100061
传真：67151483 邮购：67118491
网址：www.psphpress.com
（购买本社图书，如遇有缺损页可与邮购部联系）

编 委 会

主　编：杨海滨

副主编：史江平　　安江红

成　员：张　云　　谭京京　　籍晓蕾　　陈秀娟
　　　　孙金秋　　苏　佳　　李晓彤

前 言

　　为系统掌握北京市国民体质现状和变化规律，推动全民健身活动的开展，提高国民身体素质和健康水平，促进本市经济建设和社会发展，落实《"健康中国2030"规划纲要》和《体育强国建设纲要》相关目标和任务，根据《中华人民共和国体育法》《全民健身计划纲要》和《国民体质监测工作规定》，以及国家体育总局等印发的《体育总局关于开展第五次国民体质监测的通知》（体群字〔2019〕21号），北京市体育局于2019—2020年开展了北京市第五次国民体质监测工作。

　　本次国民体质监测使用国家体育总局第五次国民体质监测工作建立的监测系统，监测指标、人群年龄段分类、抽样设计均根据国家监测方案制订，保证数据的延续性。本次监测借鉴了以往国民体质监测的工作经验，根据新的器材和指标体系，优化了监测实施的组织和流程，加强了测试环节的质量控制，完善了监测工作的管理和制度，突出了对受测者的指导和服务，提升了本市国民体质监测工作的水平和质量。同时根据新型冠状病毒疫情的情况，在数据采集过程中，注重防疫措施的实施，保护各方面人员的健康与安全。

　　本次监测在全市全面展开，共采集了不同年龄人群67564人的体质数据和问卷数据，其中幼儿（3～6岁）9935人，成年人（20～59岁）39053人，老年人（60～69岁）18576人。

　　本监测报告详细地描述了北京市第五次国民监测的过程、数据结果及变化特征，提供了更为详尽的数据。报告包括工作方案与组织实施、监测结果、统计数据、附件四部分。

　　本次监测工作，在新型冠状病毒疫情反复的情况下，得到了各级体育主管部门和抽样监测点街乡的大力支持，从管理人员、测试人员、科研人员到参加测试的各监测点都付出了努力，在6万多名受试者的积极配合下，监测工作才能够圆满完成。在此，我们对每一位参与北京市第五次国民体质监测工作的人员表示衷心的感谢！

目 录

第一部分 工作方案与组织实施

第二部分 监测结果

第三部分　统计数据

第四部分　附　件

第一部分

工作方案与组织实施

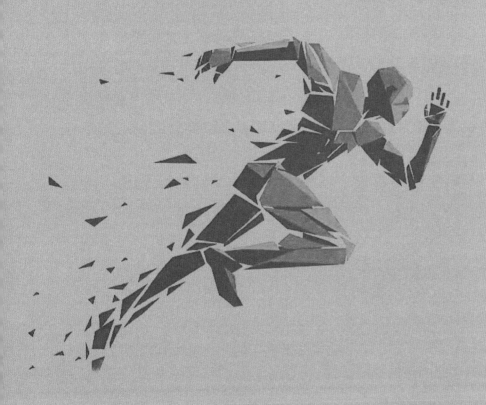

一、北京市第五次国民体质监测工作方案

全面贯彻实施《全民健身条例》和《国民体质监测工作规定》，根据《体育总局关于开展第五次国民体质监测的通知》（体群字〔2019〕21号）要求，北京市将于2019年开展第五次国民体质监测工作。为确保本次监测工作的顺利实施，结合实际，特制订本方案。

（一）目的意义

在完成国家国民体质监测任务的同时，充实完善北京市国民体质监测系统和数据库，了解本市市民体质现状和变化规律，完成《北京市全民健身实施计划（2016—2020年）》实施效果评估任务，为制订新周期全民健身实施计划提供科学依据，不断提高科学健身指导水平和全民健身公共服务能力，提高市民身体素质和健康水平，为首都经济建设和社会发展服务。

（二）组织机构与职责

北京市体育局统筹组织本次国民体质监测工作，北京市国民体质监测中心（北京市体育科学研究所）和各区负责具体组织实施本市成年人、老年人国民体质监测工作，北京妇幼保健院负责组织实施本市幼儿国民体质监测工作。

（1）成立由市、区两级体育部门和北京妇幼保健院组成的北京市第五次国民体质监测工作组（以下简称监测工作组），负责对全市国民体质监测工作的领导、组织与协调。监测工作组下设监测实施小组和质量控制小组，负责全市国民体质监测工作的组织实施和质量控制工作。

（2）各区体育局成立本区工作小组和监测队，对本辖区市民体质监测工作进行统筹协调、组织实施。

（三）监测网络与任务

本次北京市国民体质监测工作沿用2014年第四次国民体质监测工作中建立的监测网络，原则上不改变各区原有的监测网点。

1. 北京市监测工作组任务

（1）制订北京市第五次国民体质监测工作方案；

（2）培训各区国民体质监测工作人员和监测成员；

（3）采购、发放监测器材、登录书、手册和软件；

（4）指导、监督、检查各区国民体质监测工作；

（5）指导实施质量控制工作；

（6）收集、整理、保存监测工作音像资料；

（7）验收、汇总北京市国民体质监测数据，按规定上传国家监测点数据，并连同数据登录书报送国家国民体质监测中心；

（8）研究分析第五次北京市国民体质监测数据，向市体育局报送监测结果；

（9）完善和管理北京市国民体质监测数据库及相关资料档案。

2. 各区监测工作小组任务

（1）制订本区国民体质监测工作实施方案；

（2）培训本区国民体质监测工作人员，组建监测队，开展监测工作；

（3）宣传监测工作，收集、整理、保存监测工作音像资料；

（4）配合完成质量控制工作；

（5）检查、验收、汇总监测队上传的数据和送交的数据登录书，按规定上传数据，并将数据登录书报送北京市国民体质监测中心。

3. 北京妇幼保健院任务

（1）制订本市幼儿国民体质监测工作实施方案；

（2）培训本市幼儿国民体质监测工作人员，组建监测队，开展监测工作；

（3）宣传监测工作，收集、整理、保存监测工作音像资料；

（4）配合完成质量控制工作；

（5）检查、验收、汇总监测队上传的数据和送交的数据登录书，按规定上传数据，并将数据登录书报送北京市国民体质监测中心。

4. 各区监测队必须具备的条件

（1）每队至少拥有18名以上培训合格的检测员（其中女性不少于3人）；

（2）配备国家体育总局统一的体质监测器材；

（3）必须有医务保障，确保发生意外伤害事故时能够及时处理；

（4）测试现场设健身指导专家，为受试者讲解测试结果，并进行科学健身指导。

（四）监测对象与抽样

1. 监测对象

监测对象为3～79周岁的中国公民（不含7～19周岁人群），按年龄分为幼儿（3～6岁）、成年人（20～59岁）和老年人（60～79岁）3个人群。

监测对象要求身体健康，发育健全，无先天、遗传性疾病（如先天性心脏病、瘫痪、聋哑、痴呆、精神异常、发育迟缓等），无运动禁忌证，具有生活自理能力和基本的运动能力，语言表达能力、思维能力和接受能力正常。

2.类别与样本量

北京市样本量包含国家监测点样本量。国家城市样本量从海淀、朝阳、丰台抽取；国家乡村样本量从房山、密云、延庆抽取。

（1）幼儿：

幼儿分为城镇幼儿、乡村幼儿两种人群，按性别分为四类样本。以每半岁为一组，四类样本共28个年龄组。全市每一年龄组抽样330人，总样本量为9240人（表1-1-1）。

表1-1-1　北京市第五次国民体质监测幼儿样本量表

幼儿	城镇（人）		乡村（人）	
年龄组（岁）	男	女	男	女
3	330	330	330	330
3.5	330	330	330	330
4	330	330	330	330
4.5	330	330	330	330
5	330	330	330	330
5.5	330	330	330	330
6	330	330	330	330
合计	9240			

国家幼儿样本量，以1岁为一个年龄组，共16个年龄组，每一年龄组抽样80人；国家总样本量为1280人（表1-1-2）。

表1-1-2　北京市第五次国民体质监测国家监测点幼儿样本量表

幼儿	城镇（人）		乡村（人）	
年龄组（岁）	男	女	男	女
3	80	80	80	80
4	80	80	80	80
5	80	80	80	80
6	80	80	80	80
合计	1280			

● 城镇幼儿是指本人居住和生活在城镇1年及以上的幼儿；

● 乡村幼儿是指本人居住和生活在乡村1年及以上的幼儿。

（2）成年人：

成年人分为乡村劳动者、城镇体力劳动者和城镇非体力劳动者三种人群，按性别分为六类样本。以每5岁为一个年龄组（20～24岁、25～29岁、30～34岁、35～39岁、40～44岁、45～49岁、50～54岁、55～59岁），六类样本共48个年龄组。其中，全市乡村样本16个年龄组每一年龄组抽样400人（在10个郊区抽取，40人/区）；全市城镇样本分为城镇体力劳动者和城镇非体力劳动者，各16个年龄组，各抽样1000人（10个郊区55人/区，城6区75人/区）。六类样本共48个年龄组，总样本量为38400人（表1-1-3）。

表1-1-3 北京市第五次国民体质监测成年人样本量表

成年人 年龄组（岁）	乡村劳动者（人）		城镇体力劳动者（人）		城镇非体力劳动者（人）	
	男	女	男	女	男	女
20～24	400	400	1000	1000	1000	1000
25～29	400	400	1000	1000	1000	1000
30～34	400	400	1000	1000	1000	1000
35～39	400	400	1000	1000	1000	1000
40～44	400	400	1000	1000	1000	1000
45～49	400	400	1000	1000	1000	1000
50～54	400	400	1000	1000	1000	1000
55～59	400	400	1000	1000	1000	1000
合计（人）	38400					

国家成年人样本分为乡村劳动者、城镇体力劳动者和城镇非体力劳动者三种人群，按性别分为六类样本。以每5岁为一个年龄组（20～24岁、25～29岁、30～34岁、35～39岁、40～44岁、45～49岁、50～54岁、55～59岁），六类样本共计48个年龄组。全市每一年龄组抽样80人，总样本量为3840人（表1-1-4）。

表1-1-4 北京市第五次国民体质监测国家监测点成年人样本量表

成年人 年龄组（岁）	乡村劳动者（人）		城镇体力劳动者（人）		城镇非体力劳动者（人）	
	男	女	男	女	男	女
20～24	80	80	80	80	80	80
25～29	80	80	80	80	80	80
30～34	80	80	80	80	80	80
35～39	80	80	80	80	80	80
40～44	80	80	80	80	80	80
45～49	80	80	80	80	80	80
50～54	80	80	80	80	80	80
55～59	80	80	80	80	80	80
合计（人）	3840					

●乡村劳动者是指居住和生活在乡村1年及以上、在乡村从事农业生产或其他工作的人员；

●城镇体力劳动者是指居住和生活在城镇1年及以上、在城镇从事体力工作的人员；

●城镇非体力劳动者是指居住和生活在城镇1年及以上、在城镇从事脑力工作的人员。

（3）老年人：

老年人分为城镇老年人、乡村老年人两种人群，按性别分为四类样本。以每5岁为一个年龄组（60～64岁、65～69岁、70～74岁、75～79岁）。其中，乡村60～69岁共计4个年龄组，全市每一年龄组抽样370人（在10个郊区抽取），70～79岁共计4个年龄组，全市每一年龄组抽样300人（在10个郊区抽取）；城镇60～69岁共计4个年龄组，全市每一年龄组抽样1870人（10个郊区103人/区，城6区140人/区），70～79岁共计4个年龄组，全市每一年龄组抽样1300人（10个郊区70人/区，城6区100人/区）。四类样本共计16个年龄组，总样本量为15360人（表1-1-5）。

表1-1-5　北京市第五次监测老年人样本量表

成年人	乡村（人）		城镇（人）	
年龄组（岁）	男	女	男	女
60～64	370	370	1870	1870
65～69	370	370	1870	1870
70～74	300	300	1300	1300
75～79	300	300	1300	1300
合计（人）	15360			

国家老年人样本分为城镇老年人、乡村老年人两种人群，按性别分为四类样本。以每5岁为一个年龄组（60～64岁、65～69岁、70～74岁、75～79岁），四类样本共16个年龄组。全市每一年龄组抽样80人，总样本量为1280人（表1-1-6）。

表1-1-6　北京市第五次监测国家监测点老年人样本量表

老年人	乡村（人）		城镇（人）	
年龄组（岁）	男	女	男	女
60～64	80	80	80	80
65～69	80	80	80	80
70～74	80	80	80	80
75～79	80	80	80	80
合计（人）	1280			

●城镇老年人是指居住和生活在城镇1年及以上的老年人；

●乡村老年人是指居住和生活在乡村1年及以上的老年人。

抽取样本时，应按照实际年龄进行。每个区成年人和老年人总样本量合计为3360人，全市成、老年人共计53760人，全市幼儿、成年人、老年人共计63000人。

3. 抽样原则

北京市第五次国民体质监测采用分层随机整群抽样原则抽取监测对象。本次监测的抽样点应以2014年第四次监测时的抽样点为基础抽取样本，特殊情况可微调或增补，但需通过区体育局上报北京市国民体质监测中心批准。国家监测点原则上不能更改，如需更改需要通过北京市国民体质监测中心上报国家监测中心批准。

（五）监测内容

检测指标和问卷指标在2014年第四次国民体质监测指标基础上进行了调整。监测内容包括体质检测和问卷调查两部分。

1. 检测指标

具体检测指标如表1-1-7所示。

表1-1-7　检测指标

分类	幼儿（3~6岁）	成年人（20~59岁）	老年人（60~79岁）
身体形态	身高 坐高 体重 胸围 体脂率（新增）	身高 体重 腰围 臀围 体脂率（新增）	身高 体重 腰围 臀围 体脂率（新增）
身体机能	安静脉搏	安静脉搏 血压 肺活量 功率车二级负荷试验（新增）	安静脉搏 血压 肺活量 2分钟原地高抬腿（新增）
身体素质	握力（新增） 立定跳远 坐位体前屈 双脚连续跳 15米绕障碍跑（新增） 走平衡木	握力 背力 纵跳 俯卧撑（男）/跪卧撑（女）（新增） 1分钟仰卧起坐 坐位体前屈 闭眼单脚站立	握力 坐位体前屈 30秒坐站（新增） 闭眼单脚站立（新增） 30秒手臂弯举（新增） 8英尺起立行走（新增） 背抓（新增） 椅式坐位体前屈（新增） 睁眼单脚站立（新增）

2. 问卷调查内容

◆ **幼儿问卷内容**

（1）出生时体重、身长、胎龄。　　（2）出生后4个月内喂养方式。

（3）父、母亲出生日期。　　（4）父、母亲身高。

（5）父、母亲体重。　　（6）父、母亲受教育程度。

（7）父、母亲的职业类型。　　（8）家庭形态。

（9）主要抚养人。　　（10）家长参加体育锻炼的频次。

（11）家长与幼儿一起进行体育活动的频次。　　（12）家长对幼儿进行运动游戏的看法。

（13）是否上幼儿园。　　（14）睡眠时长。

（15）活动场地与运动游乐设施情况。　　（16）日常身体活动情况。

◆ **成、老年人问卷内容**

（1）受教育程度。　　（2）职业类型。

（3）工作单位的性质。　　（4）婚姻与居住情况。

（5）工作场所或居住场所是否有公共体育活动场地、设施。

（6）交通出行方式和时间。　　（7）工作时的状态。

（8）家务劳动情况。　　（9）闲暇时间的静态活动情况。

（10）闲暇时间的体育锻炼情况。　　（11）经常参加体育锻炼的项目。

（12）参加体育锻炼的主要原因。　　（13）影响参加体育锻炼的障碍。

（14）吸烟情况。　　（15）饮酒情况。

（16）是否患有下述疾病（经医院确诊）。　　（17）与同龄人相比，体质自评状况。

（18）睡眠时长及睡眠质量。

（19）社会心理健康状况：压力、抑郁、焦虑（成年人）、孤独（老年人）。

（20）过去1年，跌倒情况（老年人）。

（21）过去30天，身体健康或心理状态欠佳的天数。

（22）生活满意度。

（六）监测实施

1. 监测样本的组织工作

各区体育部门应当会同有关部门，建立相应的组织机构，负责做好本辖区监测样本的组织工作和监测数据的采集工作。

2. 监测样本的数据采集工作

为确保监测样本数据采集工作的科学、准确，成年人、老年人部分由各区体育部门组织成立监测队完成本次国民监测样本的数据采集。幼儿部分由市妇幼保健院组织成立监测队完成监测样本的数据采集。

3. 监测器材

本次监测器材使用由国家体育总局指定的体质监测器材。北京市体育局为每区配备3套成年人、老年人测试器材，为市及各区妇幼保健院配备1套幼儿测试器材。

4. 监测经费

各区实施本次国民体质监测工作（成年人、老年人部分）的经费从2019年体育彩票公益金市对区专项转移支付资金列支（参见京财科文指〔2018〕2173号文件）。各区应从地方财政中划拨专款用于实施本地区国民体质监测工作。

（七）工作步骤

1. 准备工作阶段（2019年3—5月）

（1）制订北京市第五次国民体质监测工作方案（2019年3月）；

（2）各区落实相关工作经费（2019年4月）；

（3）各区上报本区监测工作实施方案（2019年4—5月）；

（4）召开北京市第五次国民体质监测工作会（2019年5月）；

（5）各区进行监测点、样本情况核实上报工作（2019年5月）；

（6）各区落实本区监测队工作人员、确定监测点测试时间（2019年5月）；

（7）发放监测器材、手册，编制数据录入软件（2019年7月）；

（8）北京市国民体质监测中心举办监测一级培训班，对各区监测队骨干工作人员进行培训（2019年7月）；

（9）各区举办监测二级培训班，培训各区监测队成员（2019年7月）。

2. 数据采集阶段（2019年7—10月）

（1）各区监测队进行数据采集；

（2）市国民体质监测中心成立质量控制小组，到现场进行质量控制。

3. 数据处理阶段（2019年8月—2020年2月）

（1）数据检验、汇总：

①各区测试队测试当天上报测试登录书和测试数据，并进行网上填报；

②国家监测点由市国民体质监测中心质量控制小组在测试当天完成登录书校验，并上交市国民体质监测中心；

③整理、上报国家监测点登录书（2019年10月）；

④对录入完成的数据进行筛查和汇总，并反馈给各区（2019年12月—2020年1月）。

（2）数据分析处理：

对汇总的合格数据进行统计分析（2019年12月—2020年2月）。

①数据清理：清理所有录入数据库的数据。经软件排查和人工排查，对异常数据进行逻辑检验。

②测试数据统计：

计算分组

计算分为幼儿、成人、老人三组，分别按性别、城乡（成年人为工作种类）、年龄段进行分组。

计算指标

每个测试指标都为计算指标。幼儿共计12项；20～39岁成年人共计18项；40～59岁成年人共计15项，60～69岁老年人共计14项。除此之外还有派生指标及采用《国民体质测定标准》进行体质综合评级和单项指标评分。

- 幼儿派生指标：克托莱指数、坐高指数、胸围指数、身体质量指数（简称"BMI"）。
- 成、老年人派生指标：克托莱指数、腰臀比、BMI。

计算内容
- 计算各年龄分组的样本量。
- 各项指标正态分布检验。
- 分性别、年龄组计算各指标有效样本量、平均数和标准差、百分位数。
- 分性别、城乡（成年人分工作种类）计算各指标有效样本量、平均数和标准差、百分位数。
- 对各项指标分性别、按年龄组计算平均数，并对各组间差异进行单因素方差分析或独立样本t检验。
- 对各项指标分性别、城乡（成年人分工作种类）、按年龄组计算平均数，并对各组间差异进行单因素方差分析或独立样本t检验。
- 派生指标计算方法：

克托莱指数=体重（千克）/身高（厘米）×1000

坐高指数=坐高（厘米）/身高（厘米）×100%

胸围指数=胸围（厘米）/身高（厘米）×100%

BMI=体重（千克）/身高（米^2）

腰臀比=腰围（厘米）/臀围（厘米）×100%

4. 监测工作总结阶段（2019年12月—2020年9月）

（1）市体育局会同有关部门召开总结会（2019年12月）；

（2）向国家体育总局报告监测工作总结（2020年8月底前）。

（八）工作要求

各区体育行政部门要与有关部门协调配合，共同组织和开展好本次国民体质监测工作：

（1）高度重视，加强领导，认真制订各级工作实施方案，严密组织实施工作，按时保质保量完成监测工作任务。

（2）加强宣传，注重引领，突出体质监测工作重大意义，扩大监测工作影响，争取社会各界认同和支持。

（3）拓宽思路，创新工作方式，通过多种渠道，积极筹措工作经费，解决监测工作中存在的问题，为监测工作提供保障。

（4）强化指导，加强监控，严格按照规范操作，完成数据采集、上报工作，确保数据质量。

（5）提前谋划，针对监测工作关键环节，采取切实有效措施，严防意外伤害事故的发生。

（6）以为民服务为宗旨，为抽样测试对象进行体质测试与健身指导服务。

（7）北京市国民体质监测结果将以监测公报和监测报告的形式体现。

二、北京市第五次国民体质监测工作质量控制方案

（一）目的

最大限度地避免与减少误差，使测量与调查结果能客观准确地反映监测对象的真实状况。

（二）人员组成

组长：安江红；

副组长：谭京京；

分组组长：籍晓蕾、苏佳、陈秀娟、孙金秋、李晓彤；

成员：各区测试队成员18名（每个区1名），实习生6名；

技术合作方18~24人，分为城区和郊区工作。

（三）工作任务

北京市体科所制订整套质量控制方案，并培训技术人员，技术合作方按照方案完成质量控制各项技术工作。

1.测试前的工作任务

（1）测试队人员配备不少于18人，其中女性不少于3人；要求人员均需经过培训，并考核合格（2019年）。

（2）工作原则为三固定原则，即器材、人员、指标固定；测试仪器是国家体育总局认证仪器；测试人员负责的测试指标固定。

（3）场地要求平坦、宽敞、明亮；机能指标的测试应选择安静的场所进行；形态指标按性别分开，在独立的场所内进行。

2. 测试中的工作任务

（1）检查每一个测试人员测试方法是否正确，不正确的应告知队长使其改正。

（2）检查测试流程是否符合规定。

（3）检查随机复测情况（复测率最低5%，应考虑当天被试者的性别、年龄比例，仅限于国家监测点）。

（4）检查复测发生率是否超出误差范围，如超出误差范围较多立刻检查形态测试人员测试方法是否正确，如不正确立即纠正。

3. 测试后的工作任务

（1）检验登录书：
①逐本检查登录书中各个项目是否符合要求且完整。
②检查登录书中的可疑数据是否进行了复核。
③检查区县检验员是否检查了登录书，并签了字。

（2）收取资料：
①仪器故障记录表。
②每日样本量分类表。
③每日样本量分类汇总表。
④咨询专家名单。
⑤复测卡。
⑥测试当天的测试现场照片。
⑦当日测试的登录书。

（3）全体数据统计（网上填报）：
①每日样本量分类汇总表。
②复测卡。
③仪器故障记录表。
④咨询专家名单。

（四）工作进度

1. 准备阶段（2019年1—12月）

2019年1—3月，拟定《2019年北京市国民体质监测质量控制方案》。

2019年4—5月，与技术合作方签订合作协议。

2019年12月，完成"北京市国民体质监测质量控制队"技术培训。

2. 质控阶段（2020年1—6月）

2020年1月，完成对北京市各区测试队的测试工作任务及测试技术的质量控制。

2020年2—4月，完成对北京市各区测试队数据采集过程的质量控制与督导。

2020年5—6月，完成对上报的登录书的数据检验、数据复核等工作。

北京市第五次国民体质监测测试前质量控制评估表

_____区　　_____监测点

测试日期：2019年___月___日　　　　填表人：_____

项目	基本指标		是	否	备注
测试前——检查测试现场	检查监测队人员配备是否符合要求	人数：不少于15人，女性不少于3人			
		胸牌：项目、测试人员名称、核查范围			
		工作原则：三固定（指标、人员、器材）			
		测试人员登记			
	检查测试仪器是否为国家体育总局认证仪器				
	检查测试人员是否检查了测试仪器				
	场地准备	平坦、宽敞、明亮			
		机能指标在安静的场所测试			
		形态指标按照性别分开测试			
	测试现场是否规范、有序，标志摆放是否合理				

北京市第五次国民体质监测测试中质量控制评估表

_____区　　_____监测点

测试日期：2019年___月___日　　　　填表人：_____

项目	基本指标			是	否	看到的不合格人数	备注
测试中——质量控制	测试流程是否符合规定						
	测试现场是否有个人评价反馈						
	测试现场是否有专家咨询						
	测试现场是否有医务人员						
	测试操作规范	身高	（1）是否执行了"三点靠立柱""两点成水平"的测量要求				
			（2）是否正面观察位置是否正中				
		体重	（1）着装是否符合要求				
			（2）体重计是否放在平坦、硬地面上				
		围度	（1）着装是否符合要求				
			（2）测量点是否准确				

（续表）

项目			基本指标	是	否	看到的不合格人数	备注
测试中——质量控制	测试操作规范	体脂率	着装是否符合要求				
		肺活量	（1）测试前，测试人员是否向受试者讲解了测试要领，并做示范演示				
			（2）测试是否使用一次性口嘴				
			（3）是否测量了两次				
		功率车二级负荷试验	（1）是否进行了运动前风险筛查				
			（2）是否让受试者进行了热身活动				
			（3）是否向受试者讲解了测试要领，并鼓励完成				
			（4）功率车座和车把高度是否合适				
			（5）是否跟随节拍，始终保持60转/分钟				
		2分钟原地高抬腿	（1）是否向受试者讲解了测试要领，并做示范演示				
			（2）是否让受试者进行了热身活动				
			（3）绑带位置是否正确				
			（4）是否发生了弯腰、支撑腿弯曲的情况				
			（5）测试人员在遇到以上情况时，是否予以纠正				
		握力	（1）测试时，是否发生了摆臂、下蹲或将握力计接触身体的情况				
			（2）测试人员在遇到以上情况时，是否及时予以纠正了				
			（3）测试时，是否调整了握力器握距				
			（4）是否测量了两次				
		纵跳	（1）测试时，测试人员是否向受试者讲解了测试要领，并做示范演示				
			（2）受试者跳起时，在空中，是否有腿没有伸直的情况				
			（3）测试人员在遇到以上情况时，是否及时予以纠正了				
			（4）是否测量了两次				
		背力	（1）测试时，测试人员是否向受试者讲解了测试要领，并做示范演示				
			（2）测量时，测量人员是否按要求调整锁链的长度				
			（3）是否测量了两次				
		坐位体前屈	（1）测试时，测试人员是否让受试者做了准备活动				
			（2）测试时，是否发生了双臂突然前振，用单手前推游标，膝关节弯曲、脚后跟离开挡板的情况				
			（3）测试人员在遇到以上情况时，是否及时予以纠正				
			（4）是否测量了两次				

项目			基本指标	是	否	看到的不合格人数	备注
测试中——质量控制	测试操作规范	选择反应时	（1）测试时，测试人员是否向受试者讲解了测试要领，并做示范演示				
			（2）测试时，是否发生了用手掌按启动键的情况				
			（3）测试人员在遇到以上情况时，是否及时予以纠正了				
			（4）是否测量了两次				
		闭眼单脚站立	（1）测试时，测试人员是否向受试者讲解了测试要领				
			（2）测试时，是否发生了睁眼的情况				
			（3）测试人员在遇到以上情况时，是否及时予以纠正了				
			（4）是否测量了两次				
		俯卧撑/跪卧撑	（1）测试时，测试人员是否向受试者讲解了测试要领				
			（2）测试时，是否发生了塌腰、翘臀的情况				
			（3）测试人员在遇到以上情况时，是否及时予以纠正了				
		一分钟仰卧起坐	（1）测试时，测试人员是否向受试者讲解了测试要领				
			（2）测试时，是否发生了背没有触及垫子、手肘没有触及膝盖、用手肘撑地、臀部挺起的情况				
			（3）测试人员在遇到以上情况时，是否及时予以纠正了				
		30秒坐站	（1）是否向受试者讲解了测试要领				
			（2）是否发生了手撑箱面、坐下时背部弯曲、站立时膝关节没有伸直的情况				
			（3）测试人员在遇到以上情况时，是否予以纠正				
	检验登录书		是否有检验员				
			检验员是否检查了登录书				
			对于有问题的登录书，是否及时进行了纠正				
			检验员是否签字				
统计			是否进行了登录书分类整理				
			是否进行了样本分类统计				

北京市第五次国民体质监测测试后质量控制评估表

_____ 区 _____ 监测点

测试日期：2019年 ___月 ___日　　　填表人：_____

项目			基本指标	是	否	看到的不合格人数	备注
测试后——核查登录书及收取资料	核查登录书		（1）每本登录书信息是否完整				
			（2）是否有用错登录书的情况				
			（3）年龄是否计算正确				
			（4）性别是否前后一致				
			（5）联系电话是否缺失				

（续表）

项目		基本指标	是	否	看到的不合格人数	备注
测试后——核查登录书及收取资料	核查登录书	（6）联系电话如果缺失，是否及时补上				
		（7）分类编码是否有误				
		（8）出生日期是否有涂改的情况				
		（9）出生日期如果涂改了，是否进行了核对，并标注				
		（10）问卷部分，职业是否填写错误或有矛盾				
		（11）如果职业填写错误或有矛盾，是否及时纠正				
		（12）问卷部分，交通方式及时间，填写是否符合要求				
		（13）如果问卷部分的交通方式及时间不符合要求，是否及时纠正				
		（14）问卷部分，工作状态及时间，填写是否符合要求				
		（15）如果问卷部分的工作状态及时间不符合要求，是否及时纠正				
		（16）问卷部分，闲暇时间的体力活动情况，填写是否符合要求				
		（17）如果问卷部分的闲暇时间的体力活动情况不符合要求，是否及时纠正				
		（18）问卷部分，患病情况，填写是否符合要求				
		（19）如果问卷部分的患病情况不符合要求，是否及时纠正				
		（20）问卷部分，城乡种类、职业、工作单位性质、工作场所、工作状态是否存在逻辑错误				
		（21）如果问卷部分的城乡种类、职业、工作单位性质、工作场所、工作状态存在逻辑错误，是否及时纠正				
		（22）问卷部分，工作状态的时间和闲暇时间的时间相加，是否超过了24小时				
		（23）如果问卷部分的工作状态的时间和闲暇时间的时间相加，超过了24小时，是否及时纠正				
		（24）测试数据是否有可疑数据				
		（25）对可疑数据是否进行了复测				
		（26）核查后的数据是否在其后进行了标示——"已复核"				
		（27）是否有未测试的指标				
		（28）如果有未测试的指标，是否标明了未测试的原因				
		（29）有未测试指标的人数是否超过了15人				
	收取资料	仪器故障记录表				
		每日样本量分类表				
		每日样本量分类汇总表				
		咨询专家名单				
		复测卡（仅限国家监测点）				
		测试当天的测试现场照片				
		当日测试的登录书				
网上填报		（1）是否填报了每日样本量分类汇总表				
		（2）是否填报了复测卡（仅限国家监测点）				
		（3）是否填报了仪器故障记录表				
		（4）是否填报了咨询专家名单				

第二部分

监测结果

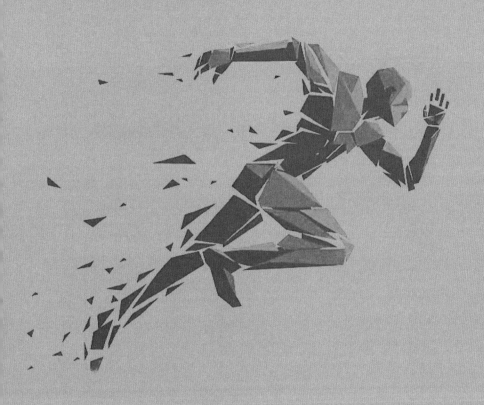

一、幼儿（3～6岁）

（一）2020年体质基本状况

1.监测对象

2020年北京市体质监测幼儿人群，按照性别、城乡进行划分。3～6岁样本人群每1岁为一组，共计16个城乡性别年龄组。城镇样本从城市幼儿园抽取，乡村样本从行政村幼儿园或行政村中抽取。按此原则，本次监测共抽取9935个幼儿监测对象（表2-1-1）。

表2-1-1　2020年全市幼儿有效监测样本量统计表（人）

性别	年龄组（岁）	乡村	城镇	合计
男	3	785	760	1545
	4	843	783	1626
	5	782	765	1547
	6	111	153	264
	合计	2521	2461	4982
女	3	789	753	1542
	4	814	814	1628
	5	777	762	1539
	6	117	127	244
	合计	2497	2456	4953
总计		5018	4917	9935

2.幼儿本人情况

（1）出生情况：

监测结果显示，幼儿监测对象中足月出生的幼儿人数百分比达94.0%，早产的占4.6%，晚产的人数百分比为1.4%（表2-1-2）。

表2-1-2 幼儿出生时胎龄人数百分比（%）

性别	年龄组（岁）	早产	正常	晚产
男	3	3.9	95.2	0.9
	4	6.8	91.9	1.3
	5	5.2	92.8	2.0
	6	4.9	93.6	1.5
	总体均值	5.3	93.3	1.4
女	3	3.8	95.4	0.8
	4	3.7	95.1	1.2
	5	4.2	93.9	1.9
	6	3.3	93.9	2.9
	总体均值	3.9	94.8	1.4
总计		4.6	94.0	1.4

注：正常胎龄指足月生产，满37周但未满42周；早产指小于正常胎龄，未满37周出生；晚产指大于正常胎龄，满42周或以上出生。
总体均值为该性别的所有样本均值，下同。

68.3%的幼儿在出生四个月内为母乳喂养，24.7%为混合喂养，7.0%为人工喂养（表2-1-3）。

表2-1-3 幼儿出生后四个月内喂养方式人数百分比（%）

性别	年龄组（岁）	母乳喂养	人工喂养	混合喂养
男	3	66.2	7.2	26.5
	4	67.2	7.1	25.6
	5	67.8	7.0	25.2
	6	66.7	7.6	25.8
	总体均值	67.1	7.1	25.8
女	3	70.9	7.8	21.2
	4	71.1	5.5	23.4
	5	66.5	7.7	25.8
	6	69.3	6.1	24.6
	总体均值	69.5	6.9	23.5
总计		68.3	7.0	24.7

（2）家庭情况：

51.6%的幼儿一起生活的兄弟姐妹数是0个，45.3%的幼儿一起生活的兄弟姐妹数是1个，3.0%的幼儿有2个一起生活的兄弟姐妹，0.1%的幼儿有3个及以上一起生活的兄弟姐妹。不同年龄组幼儿中，3

岁幼儿有1个一起生活的兄弟姐妹的人数百分比最高，4~6岁幼儿没有一起生活的兄弟姐妹人数百分比最高（表2-1-4）。

表2-1-4　幼儿一起生活的兄弟姐妹数百分比（%）

性别	年龄组（岁）	0个	1个	2个	3个及以上
男	3	44.1	52.9	3.0	0.0
	4	57.5	39.7	2.8	0.1
	5	56.3	40.2	3.4	0.1
	6	63.3	34.5	2.3	0.0
	总体均值	53.3	43.7	3.0	0.0
女	3	42.7	54.3	3.0	0.0
	4	54.4	42.6	2.8	0.2
	5	51.1	45.1	3.7	0.1
	6	57.8	40.6	1.6	0.0
	总体均值	49.9	46.9	3.1	0.1
总计		51.6	45.3	3.0	0.1

（3）身体活动情况：

男女幼儿每周休息日的活动项目中，户外玩耍时间最长，为149分钟；其次是室内有身体活动的玩耍时间，为141分钟；最后是屏幕静态活动时间，为86分钟（表2-1-5）。

表2-1-5　幼儿每周休息日身体活动时间统计平均值（分钟）

性别	年龄组（岁）	每周屏幕静态活动时间	每周中等强度到大强度的身体活动时间	每周室内有身体活动的玩耍时间	每周户外玩耍时间	每周参加运动类兴趣班时间	每周参加文化艺术类兴趣班时间
男	3	82	76	154	160	23	31
	4	86	84	144	158	38	53
	5	94	89	134	144	56	79
	6	96	87	130	141	68	100
	总体均值	88	84	143	153	40	57
女	3	81	70	150	152	29	35
	4	84	71	141	149	52	59
	5	85	74	127	136	73	85
	6	92	72	120	142	81	107
	总体均值	84	72	138	145	53	62
总计		86	78	141	149	46	59

3. 身体形态

（1）身高：

男女幼儿身高平均数随年龄的增长而增高，3~5岁增长速度较快，5~6岁增长速度减缓，变化范围男幼儿为102.7~119.9厘米，女幼儿为101.5~118.3厘米。男幼儿各年龄组身高平均数均高于同年龄组女幼儿，差异具有统计学意义（$p<0.05$）（图2-1-1）。男、女幼儿各年龄组城镇幼儿身高平均数与同年龄组乡村幼儿差异均无统计学意义（图2-1-2、图2-1-3）。

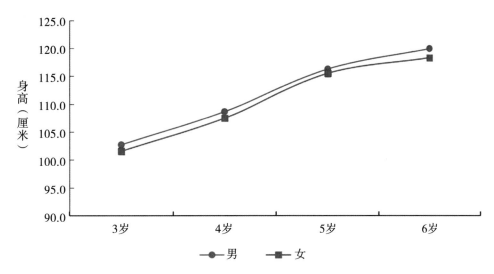

图2-1-1　2020年男女幼儿各年龄组身高平均数

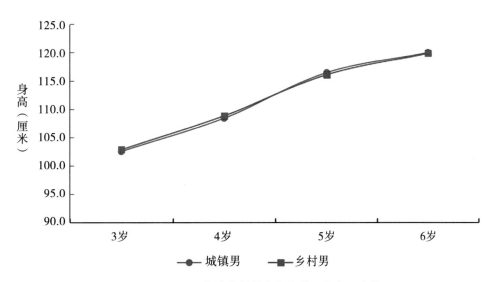

图2-1-2　2020年城乡男幼儿各年龄组身高平均数

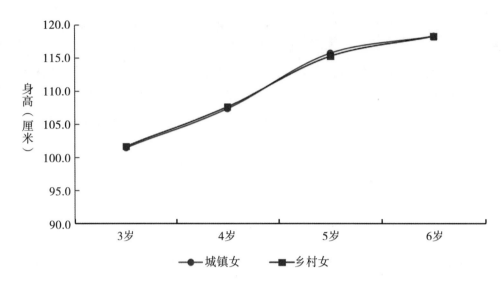

图2-1-3　2020年城乡女幼儿各年龄组身高平均数

（2）坐高：

男女幼儿坐高平均数随年龄的增长而增加，变化范围男幼儿为59.5~66.8厘米，女幼儿为58.6~65.8厘米。男幼儿各年龄组坐高平均数高于同年龄组女幼儿，差异具有统计学意义（$p < 0.05$）（图2-1-4）。3~4岁乡村男、女幼儿坐高分别高于城镇同年龄组同性别的男、女幼儿，并且差异具有统计学意义（$p < 0.05$），5~6岁城镇男、女幼儿坐高平均数与同龄乡村幼儿的差异均无统计学意义（图2-1-5、图2-1-6）。

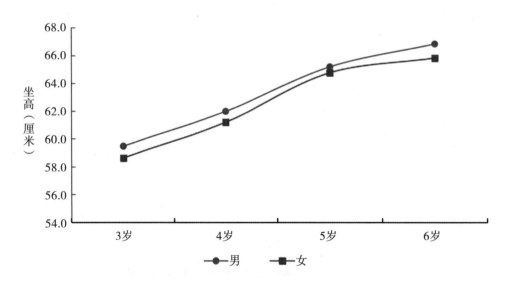

图2-1-4　2020年男女幼儿各年龄组坐高平均数

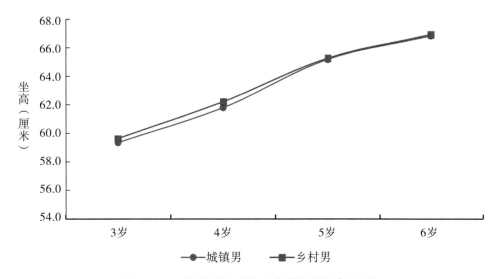

图2-1-5　2020年城乡男幼儿各年龄组坐高平均数

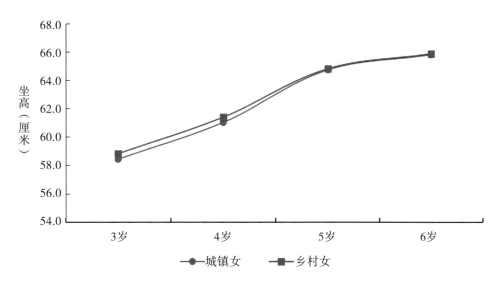

图2-1-6　2020年城乡女幼儿各年龄组坐高平均数

（3）体重：

男女幼儿体重平均数均随年龄的增长而增加，变化范围男幼儿为17.0~23.7千克，女幼儿为16.2~22.1千克。男幼儿各年龄组体重平均数高于同年龄组女幼儿，差异具有统计学意义（$p<0.05$）（图2-1-7）。城镇幼儿各年龄组体重平均数均低于同年龄组同性别乡村幼儿，3~5岁年龄组城镇男幼儿与同年龄组乡村男幼儿差异具有统计学意义（$p<0.05$），6岁年龄组男幼儿体重城乡差异不具有统计学意义；3~4岁年龄组城镇女幼儿与同年龄组乡村女幼儿差异具有统计学意义（$p<0.05$），5岁和6岁年龄组女幼儿体重城乡差异不具有统计学意义（图2-1-8、图2-1-9）。

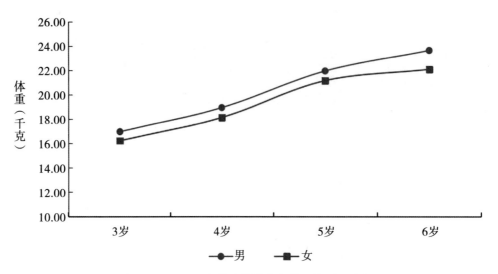

图2-1-7　2020年男女幼儿各年龄组体重平均数

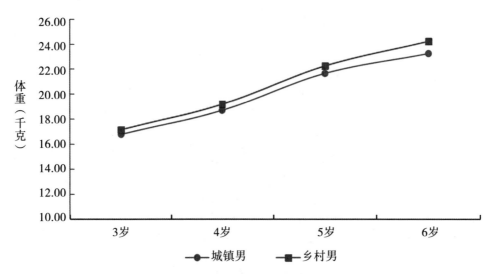

图2-1-8　2020年城乡男幼儿各年龄组体重平均数

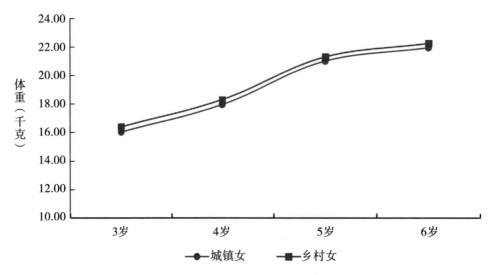

图2-1-9　2020年城乡女幼儿各年龄组体重平均数

（4）BMI：

男幼儿BMI［体重（千克）/身高²（米²）］平均数变化范围为16.0~16.3千克/米²，女幼儿BMI平均数变化范围为15.7~15.8千克/米²。男幼儿各年龄段BMI平均数均高于同龄女幼儿，差异具有统计学意义（$p<0.05$）（图2-1-10）。各年龄组城镇男幼儿BMI平均数均低于同年龄组乡村男幼儿，该差异具有统计学意义（$p<0.05$），3~5岁城镇女幼儿BMI低于同年龄组乡村女幼儿，差异具有统计学意义（$p<0.05$）（图2-1-11、图2-1-12）。

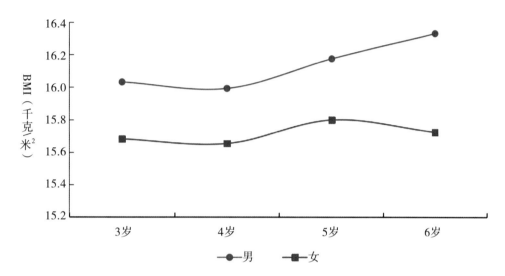

图2-1-10　2020年男女幼儿各年龄组BMI平均数

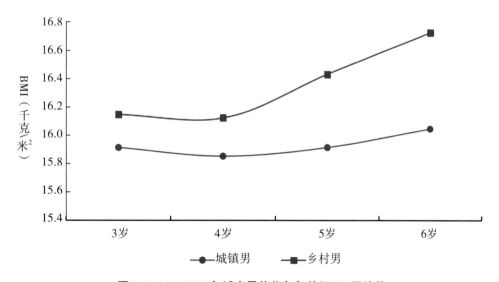

图2-1-11　2020年城乡男幼儿各年龄组BMI平均数

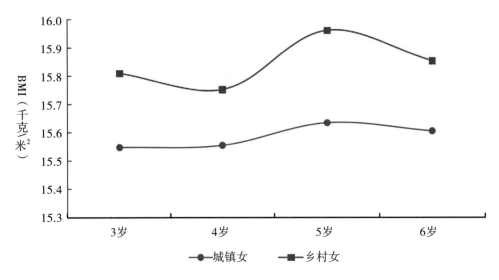

图2-1-12　2020年城乡女幼儿各年龄组BMI平均数

（5）体脂率：

男幼儿体脂率平均数的变化范围是19.6%~20.4%，女幼儿体脂率平均数的变化范围是21.7%~24.0%。各年龄组的女幼儿体脂率均高于同年龄组男幼儿的体脂率，该差异具有统计学意义（$p<0.05$）（图2-1-13）。各年龄组城镇男幼儿体脂率均低于同年龄组乡村男幼儿，其中3~5岁男幼儿体脂率城乡差异具有统计学意义（$p<0.05$），6岁年龄组男幼儿体脂率城乡差异不具有统计学意义。各年龄组城镇女幼儿体脂率均低于同年龄组乡村女幼儿，其中3~5岁年龄组女幼儿体脂率城乡差异具有统计学意义（$p<0.05$），6岁年龄组女幼儿体脂率城乡差异不具有统计学意义（图2-1-14、图2-1-15）。

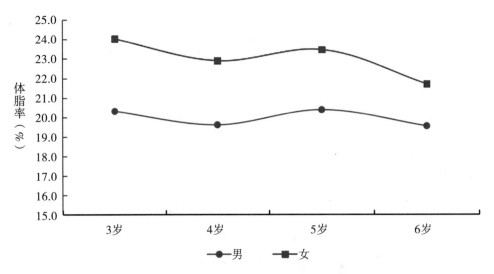

图2-1-13　2020年男女幼儿各年龄组体脂率平均数

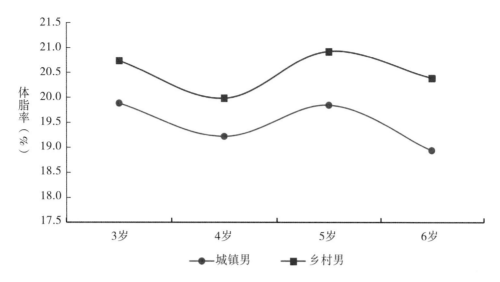

图2-1-14 2020年城乡男幼儿各年龄组体脂率平均数

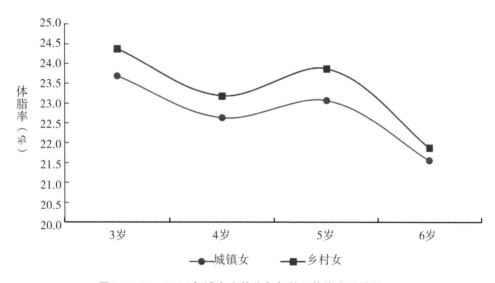

图2-1-15 2020年城乡女幼儿各年龄组体脂率平均数

（6）胸围：

男女幼儿胸围平均数随年龄的增长而增加，男幼儿平均胸围的变化范围为51.7~57.6厘米，女幼儿平均胸围的变化范围为50.5~55.2厘米。各年龄组中男幼儿的平均胸围均高于女幼儿，该差异具有统计学意义（$p<0.05$）（图2-1-16）。各年龄组城镇男幼儿平均胸围均低于乡村同年龄组男幼儿，差异具有统计学意义（$p<0.05$），各年龄组城镇女幼儿平均胸围均低于同年龄乡村女幼儿，其中3~5岁年龄组女幼儿胸围城乡差异具有统计学意义（$p<0.05$），6岁年龄组女幼儿胸围城乡差异不具有统计学意义（图2-1-17、图2-1-18）。

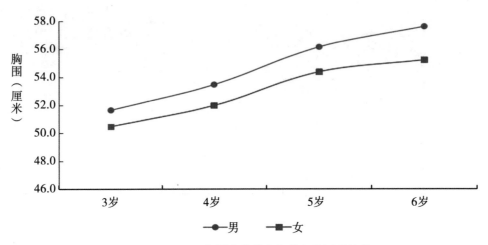

图2-1-16　2020年男女幼儿各年龄组胸围平均数

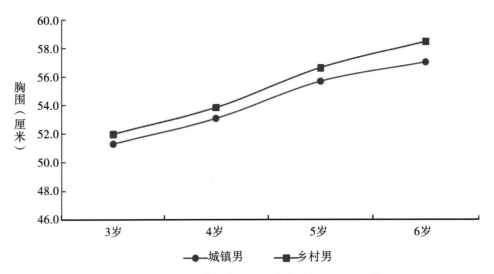

图2-1-17　2020年城乡男幼儿各年龄组胸围平均数

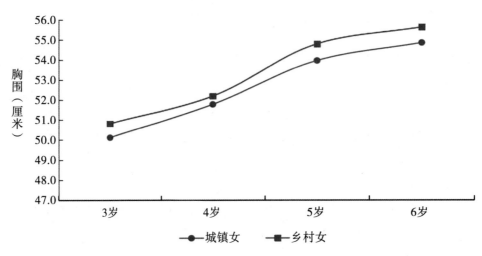

图2-1-18　2020年城乡女幼儿各年龄组胸围平均数

4. 身体机能

男女幼儿安静时的心率随年龄的增长而降低,男幼儿的安静心率变化范围为94.6~98.6次/分,女幼儿安静心率的变化范围为94.6~99.8次/分。3~5岁男幼儿安静心率低于女幼儿,该差异具有统计学意义($p<0.05$)(图2-1-19)。各年龄组城镇男幼儿安静心率均高于同年龄组乡村男幼儿,3~5岁城镇男幼儿与同年龄组乡村男幼儿安静心率差异具有统计学意义($p<0.05$)。各年龄组城镇女幼儿安静心率亦均高于乡村同年龄组女幼儿,该差异具有统计学意义($p<0.05$)(图2-1-20、图2-1-21)。

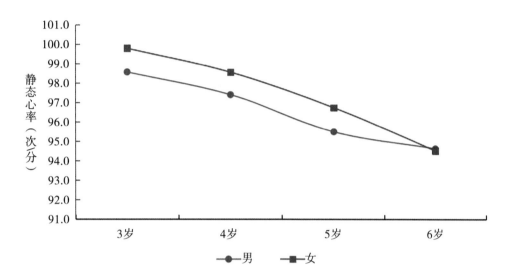

图2-1-19　2020年男女幼儿各年龄组安静心率平均数

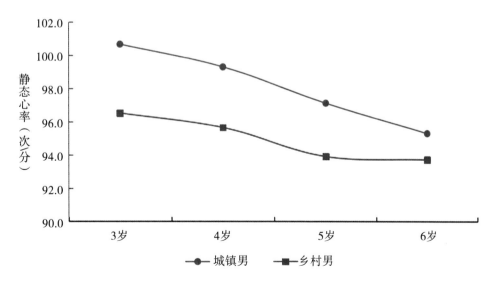

图2-1-20　2020年城乡男幼儿各年龄组安静心率平均数

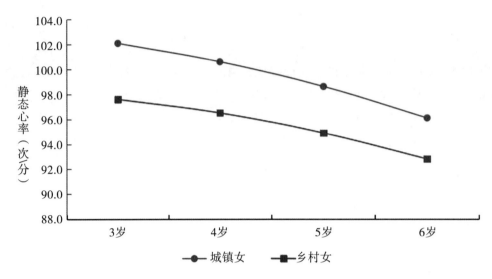

图2-1-21　2020年城乡女幼儿各年龄组安静心率平均数

5. 身体素质

（1）握力：

男女幼儿握力随年龄的增长而增加，男幼儿的握力变化范围为4.4~7.7千克，女幼儿握力的变化范围为4.0~6.8千克。各年龄组男幼儿握力均高于女幼儿，该差异具有统计学意义（$p<0.05$）（图2-1-22）。各年龄组城镇男幼儿握力均低于同年龄组乡村男幼儿，该差异具有统计学意义（$p<0.05$）。各年龄组城镇女幼儿握力均低于同年龄组乡村女幼儿，该差异具有统计学意义（$p<0.05$）（图2-1-23、图2-1-24）。

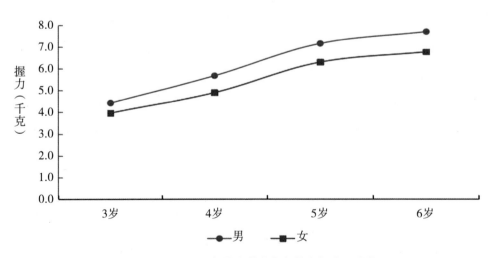

图2-1-22　2020年男女幼儿各年龄组握力平均数

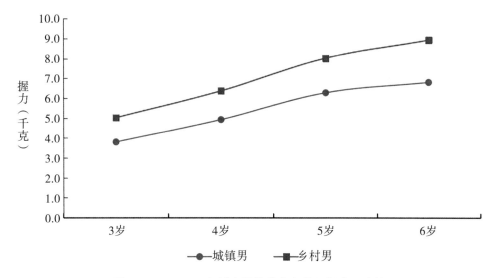

图2-1-23 2020年城乡男幼儿各年龄组握力平均数

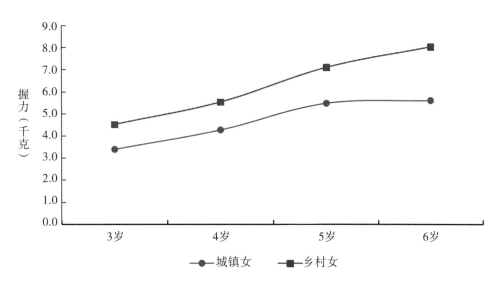

图2-1-24 2020年城乡女幼儿各年龄组握力平均数

（2）立定跳远：

男女幼儿立定跳远平均数随着年龄的增长而增加，男幼儿立定跳远的变化范围为62.3~104.1厘米，女幼儿立定跳远的变化范围为61.3~97.6厘米。各年龄组男幼儿立定跳远平均数均高于女幼儿，该差异具有统计学意义（$p<0.05$）（图2-1-25）。3~5岁年龄组城镇男幼儿立定跳远均低于同年龄组乡村男幼儿，该差异具有统计学意义（$p<0.05$），6岁年龄组城镇男幼儿立定跳远高于乡村男幼儿，差异不具有统计学意义。各年龄组城镇女幼儿立定跳远均低于同年龄组乡村女幼儿，其中，3~5岁城镇女幼儿与乡村女幼儿立定跳远差异具有统计学意义（$p<0.05$），6岁年龄组差异不具有统计学意义（图2-1-26、图2-1-27）。

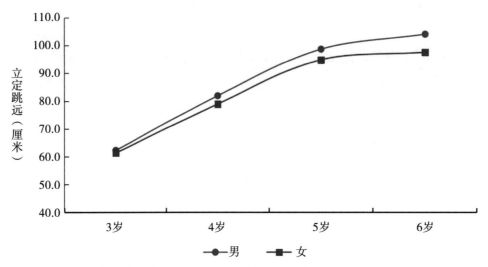

图2-1-25　2020年男女幼儿各年龄组立定跳远平均数

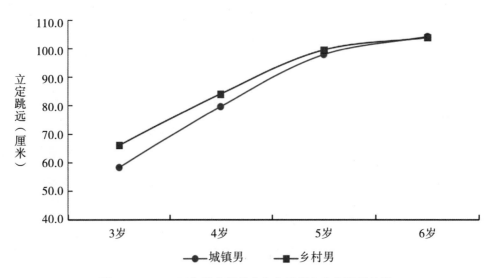

图2-1-26　2020年城乡男幼儿各年龄组立定跳远平均数

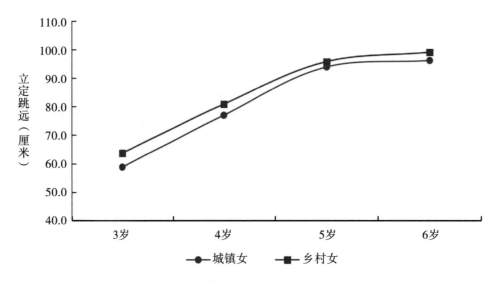

图2-1-27　2020年城乡女幼儿各年龄组立定跳远平均数

（3）坐位体前屈：

男幼儿坐位体前屈平均数随着年龄的增长而降低，变化范围为8.8~11.3厘米。女幼儿坐位体前屈平均数的变化范围为12.1~12.8厘米。各年龄组男幼儿坐位体前屈均值均低于女幼儿，其中3~5岁男幼儿与女幼儿同年龄组坐位体前屈差异具有统计学意义（$p<0.05$），6岁年龄组差异不具有统计学意义（图2-1-28）。3、5、6岁年龄组城镇男幼儿坐位体前屈均低于同年龄组乡村男幼儿，其中，3岁与5岁城镇男幼儿与乡村男幼儿坐位体前屈差异具有统计学意义（$p<0.05$），6岁年龄组差异不具有统计学意义，4岁年龄组中，城镇男幼儿坐位体前屈高于乡村男幼儿，该差异不具有显著性。各年龄组城镇女幼儿坐位体前屈均低于同年龄组乡村女幼儿，其中，3~5岁城镇女幼儿与乡村女幼儿坐位体前屈差异具有统计学意义（$p<0.05$），6岁年龄组差异不具有显著性（图2-1-29、图2-1-30）。

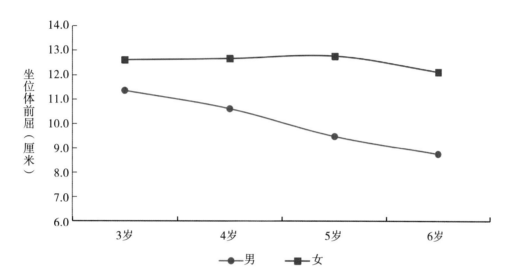

图2-1-28　2020年男女幼儿各年龄组坐位体前屈平均数

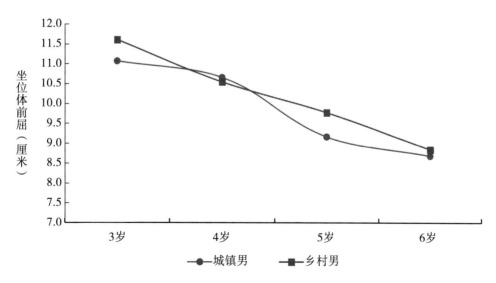

图2-1-29　2020年城乡男幼儿各年龄组坐位体前屈平均数

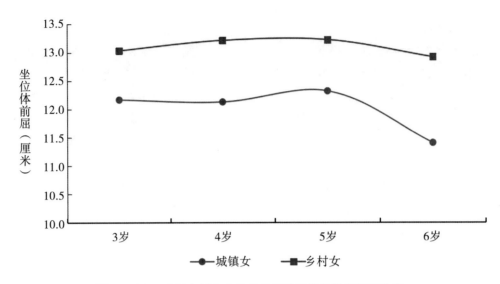

图2-1-30　2020年城乡女幼儿各年龄组坐位体前屈平均数

（4）双脚连续跳：

　　男女幼儿双脚连续跳完成时间平均数随着年龄的增长而逐渐降低。男幼儿双脚连续跳的变化范围为4.8~9.9秒，女幼儿双脚连续跳的变化范围为4.9~9.4秒。3~4岁年龄组男幼儿双脚连续跳完成时间平均数大于同年龄组女幼儿，该差异具有统计学意义（$p<0.05$）。5岁年龄组男幼儿与女幼儿双脚连续跳完成时间平均数相等，6岁年龄组男幼儿双脚连续跳时间低于同年龄组女幼儿，该差异不具有显著性（图2-1-31）。各年龄组城镇男幼儿双脚连续跳完成时间平均数均高于同年龄组乡村男幼儿，差异具有统计学意义（$p<0.05$）。各年龄组城镇女幼儿双脚连续跳完成时间平均数均高于同年龄组乡村女幼儿，差异具有统计学意义（$p<0.05$）（图2-1-32、图2-1-33）。

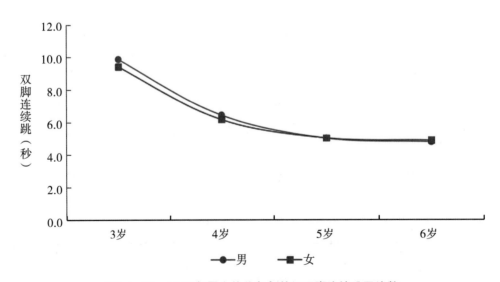

图2-1-31　2020年男女幼儿各年龄组双脚连续跳平均数

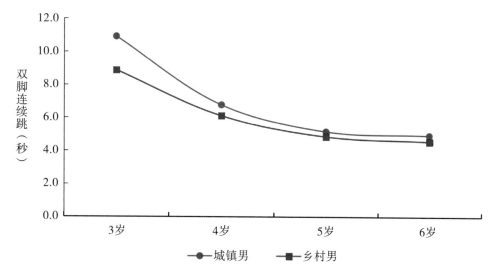

图2-1-32　2020年城乡男幼儿各年龄组双脚连续跳平均数

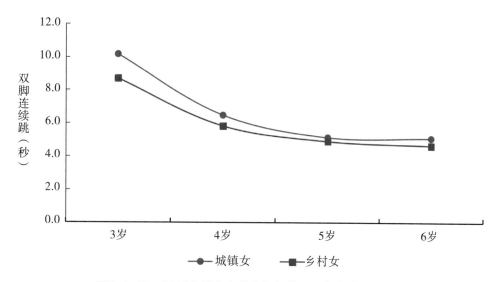

图2-1-33　2020年城乡女幼儿各年龄组双脚连续跳平均数

（5）15米障碍跑：

男女幼儿15米障碍跑完成时间平均数随着年龄的增长逐渐降低。男幼儿15米障碍跑的完成时间平均数变化范围为6.8~9.0秒，女幼儿15米障碍跑的完成时间平均数变化范围为7.0~9.2秒。各年龄组男幼儿15米障碍跑完成时间平均数均低于女幼儿，差异具有统计学意义（$p<0.05$）（图2-1-34）。各年龄组城镇男、女幼儿15米障碍跑完成时间平均数均高于乡村同年龄组同性别幼儿，且差异具有统计学意义（$p<0.05$）（图2-1-35、图2-1-36）。

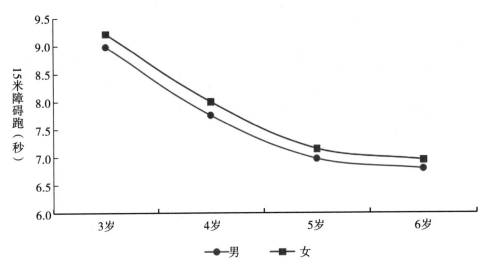

图2-1-34　2020年男女幼儿各年龄组15米障碍跑平均数

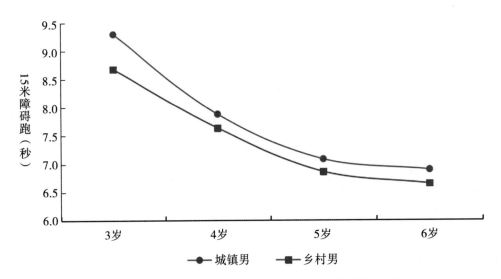

图2-1-35　2020年城乡男幼儿各年龄组15米障碍跑平均数

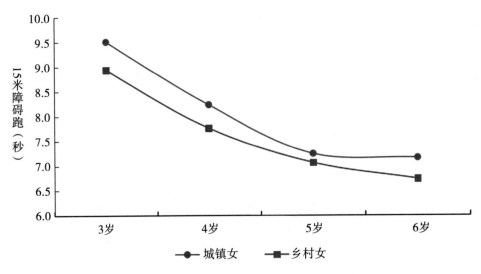

图2-1-36　2020年城乡女幼儿各年龄组15米障碍跑平均数

（6）走平衡木：

男女幼儿走平衡木完成时间平均数随着年龄的增长而减少，男幼儿走平衡木的变化范围为4.9~10.1秒，女幼儿走平衡木的变化范围为5.3~10.3秒。4岁年龄组男、女幼儿走平衡木完成时间平均数相等，3岁年龄组男幼儿走平衡木完成时间略少于女幼儿，5岁年龄组男幼儿走平衡木完成时间略多于女幼儿，差异不具有统计学意义。6岁年龄组男幼儿走平衡木完成时间为4.9秒，少于同年龄组女幼儿5.3秒的完成时间，差异具有统计学意义（$p<0.05$）（图2-1-37）。各年龄组城镇男、女幼儿走平衡木完成时间均多于乡村同年龄组同性别幼儿，且差异具有统计学意义（$p<0.05$）（图2-1-38、图2-1-39）。

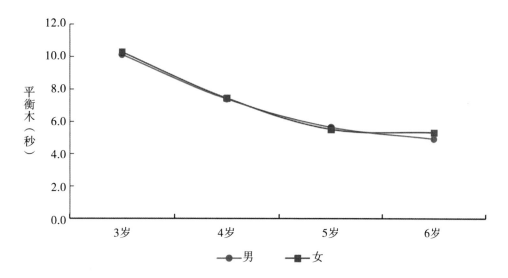

图2-1-37 2020年男女幼儿各年龄组走平衡木平均数

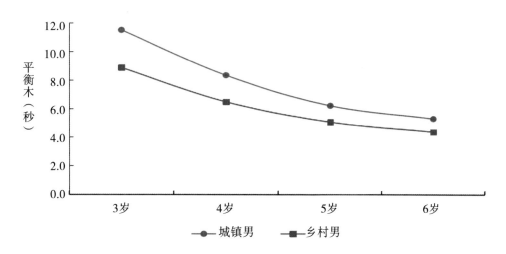

图2-1-38 2020年城乡男幼儿各年龄组走平衡木平均数

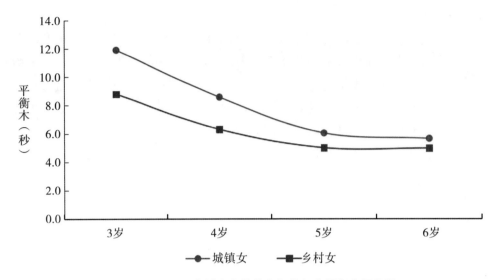

图2-1-39　2020年城乡女幼儿各年龄组走平衡木平均数

（二）2020年与2014年体质监测结果比较

1. 身体形态比较

（1）身高：

两次体质监测结果显示，男女幼儿的身高均随年龄的增长而增高。2020年3、4、6岁年龄组男幼儿平均数均低于2014年，2020年5岁年龄组男幼儿身高平均值高于2014年，其中4~6岁年龄组的差异具有统计学意义（$p<0.05$），3岁年龄组的差异不具有统计学意义。2020年3、4、6岁年龄组女幼儿身高平均数均低于2014年，2020年5岁年龄组女幼儿身高平均数高于2014年，其中3、5、6岁年龄组的差异具有统计学意义（$p<0.05$），4岁年龄组的差异无统计学意义。男女幼儿差值绝对值均为0.3~1.7厘米（图2-1-40、图2-1-41）。

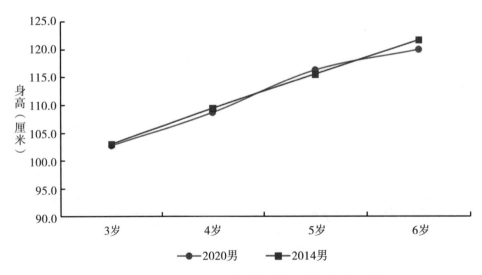

图2-1-40　2020年与2014年男幼儿各年龄组身高平均数

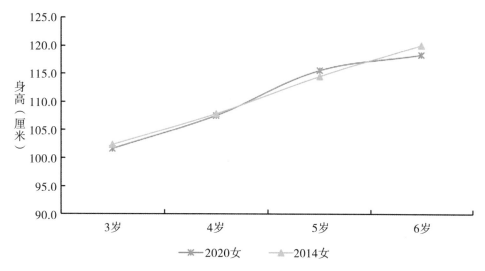

图2-1-41　2020年与2014年女幼儿各年龄组身高平均数

（2）坐高：

两次体质监测结果显示，男女幼儿的坐高均随年龄的增长而增加。2020年3~5岁年龄组男幼儿坐高平均数均高于2014年，3岁和5岁年龄组的差异具有统计学意义（$p<0.05$）；2020年6岁年龄组男幼儿坐高平均数低于2014年，差异不具有统计学意义。2020年3~5岁年龄组女幼儿坐高平均值均高于2014年，差异具有统计学意义；2020年6岁年龄组女幼儿身高平均数低于2014年，差异不具有统计学意义。男幼儿坐高差值绝对值为0.1~0.7厘米，坐高差值的绝对值范围较2014年大。女幼儿坐高差值绝对值为0.3~1.1厘米（图2-1-42、图2-1-43）。

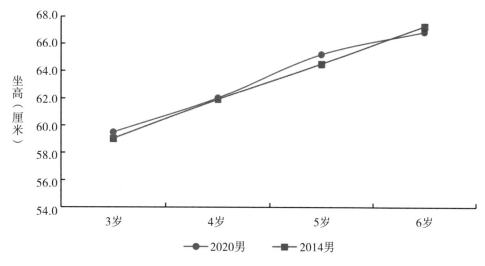

图2-1-42　2020年与2014年男幼儿各年龄组坐高平均数

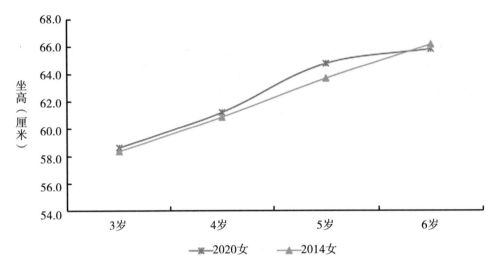

图2-1-43　2020年与2014年女幼儿各年龄组坐高平均数

（3）体重：

两次体质监测结果显示，男女幼儿体重均随年龄的增长而增加。2020年男幼儿3岁和5岁年龄组体重平均数高于2014年，5岁年龄组的差异具有统计学意义（$p < 0.05$）；2020年男幼儿4岁和6岁年龄组体重平均数低于2014年，差异不具有统计学意义。2020年女幼儿4岁与5岁年龄组体重平均数高于2014年，5岁年龄组的差异具有统计学意义（$p < 0.05$）；2020年女幼儿3岁和6岁年龄组体重平均数低于2014年，6岁年龄组的差异具有统计学意义（$p < 0.05$）。男女幼儿差值绝对值范围均为0.1~0.7千克（图2-1-44、图2-1-45）。

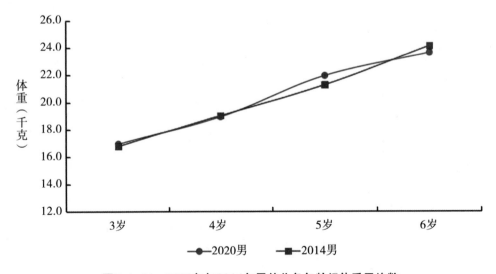

图2-1-44　2020年与2014年男幼儿各年龄组体重平均数

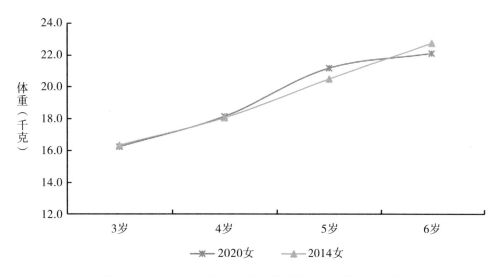

图2-1-45　2020年与2014年女幼儿各年龄组体重平均数

（4）BMI：

两次体质监测结果显示，2020年男幼儿BMI平均值均高于2014年，其中，3岁和5岁年龄组的差异具有统计学意义（$p<0.05$），其他年龄组的差异不具有统计学意义。2020年3~5岁年龄组女幼儿BMI平均数高于2014年，5岁年龄组的差异具有统计学意义（$p<0.05$）；2020年6岁年龄组女幼儿BMI平均数低于2014年，差异不具有统计学意义。男幼儿差值绝对值范围为0.1~0.3千克/米^2，女幼儿为0.0~0.2千克/米^2（图2-1-46）。

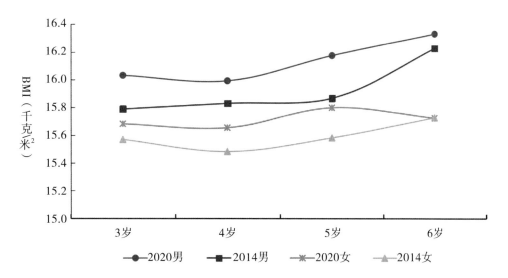

图2-1-46　2020年与2014年男女幼儿各年龄组BMI平均数

（5）胸围：

两次体质监测结果显示，男女幼儿胸围均随年龄的增长而增加。2020年各年龄组男幼儿胸围平均数均低于2014年，差异具有统计学意义（$p<0.05$）。2020年各年龄组女幼儿胸围平均数均低于2014年，差异具有统计学意义（$p<0.05$）。男幼儿差值绝对值范围为1.4~2.2厘米，女幼儿为1.6~2.3厘米（图2-1-47、图2-1-48）。

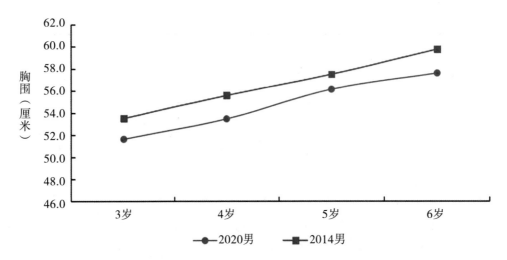

图2-1-47　2020年与2014年男幼儿各年龄组胸围平均数

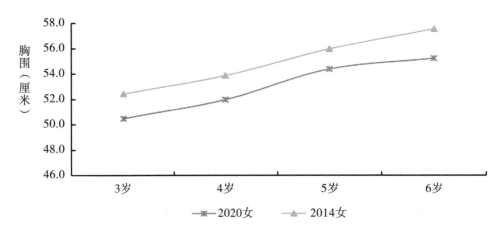

图2-1-48　2020年与2014年幼儿各年龄组胸围平均数

2. 身体机能比较

两次体质监测结果显示，男女幼儿安静心率均随年龄的增长而降低。2020年男幼儿各年龄组安静心率平均数均低于2014年，差异具有统计学意义（$p<0.05$）。2020年女幼儿各年龄组安静心率平均数均高于2014年，差异具有统计学意义（$p<0.05$）。男幼儿差值绝对值范围为5.4~8.9次/分，女幼儿为5.5~7.4次/分（图2-1-49、图2-1-50）。

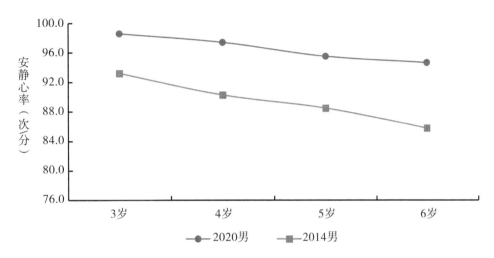

图2-1-49　2020年与2014年男幼儿各年龄组安静心率平均数

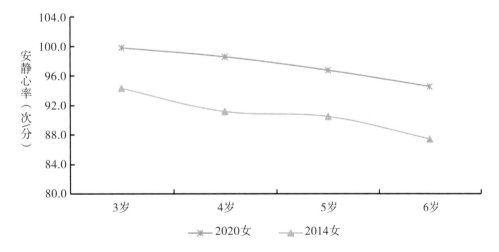

图2-1-50　2020年与2014年女幼儿各年龄组安静心率平均数

3. 身体素质比较

（1）立定跳远：

两次体质监测结果显示，男女幼儿立定跳远的平均数均随年龄的增长而增加。2020年男幼儿各年龄组立定跳远平均数均低于2014年，差异具有统计学意义（$p<0.05$）。2020年女幼儿各年龄组立定跳远平均数均低于2014年，差异具有统计学意义（$p<0.05$）。男幼儿差值绝对值范围为12.2~20.1厘米，女幼儿为10.7~19.2厘米（图2-1-51、图2-1-52）。

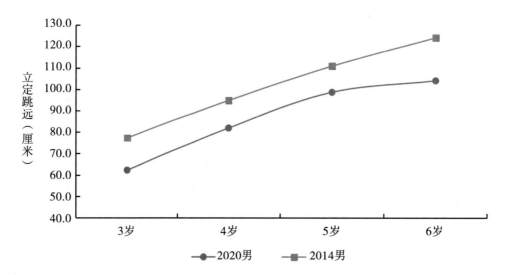

图2-1-51　2020年与2014年男幼儿各年龄组立定跳远平均数

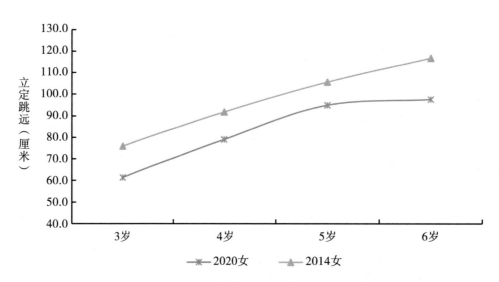

图2-1-52　2020年与2014年女幼儿各年龄组立定跳远平均数

（2）坐位体前屈：

两次体质监测结果显示，2020年各年龄组男幼儿坐位体前屈平均值均低于2014年，5岁和6岁年龄组的差异具有统计学意义（$p<0.05$），3岁和4岁年龄组的差异不具有显著性。2020年各年龄组女幼儿坐位体前屈平均数均低于2014年，其中6岁年龄组的差异具有统计学意义（$p<0.05$），3、4、5岁年龄组的差异不具有统计学意义。男幼儿差值绝对值范围为0.0~1.0厘米，女幼儿为0.4~1.7厘米（图2-1-53）。

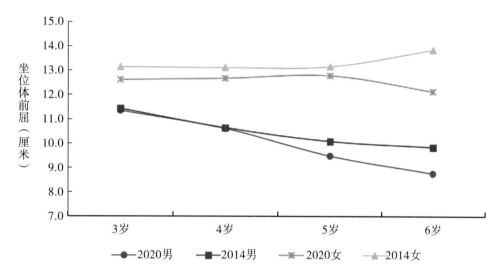

图2-1-53　2020年与2014年男女幼儿各年龄组坐位体前屈平均数

（3）双脚连续跳：

两次体质监测结果显示，男女幼儿双脚连续跳的完成时间平均数均随年龄的增长而降低。2020年3、4、6岁年龄组男幼儿双脚连续跳完成时间平均数均高于2014年，差异具有统计学意义（$p<0.05$），5岁男幼儿两次监测中双脚连续跳完成时间平均数相等。2020年3、4、6岁年龄组女幼儿双脚连续跳完成时间平均数均高于2014年，3岁与6岁年龄组的差异具有统计学意义（$p<0.05$），5岁年龄组两次监测结果相等。男幼儿差值绝对值范围为0.0~1.7秒，女幼儿为0.0~1.4秒（图2-1-54、图2-1-55）。

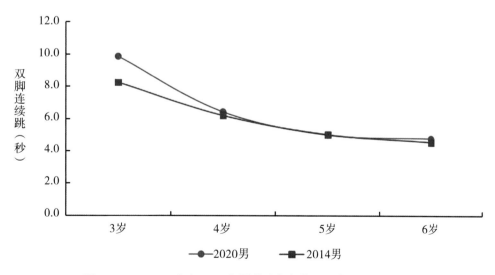

图2-1-54　2020年与2014年男幼儿各年龄组双脚连续跳平均数

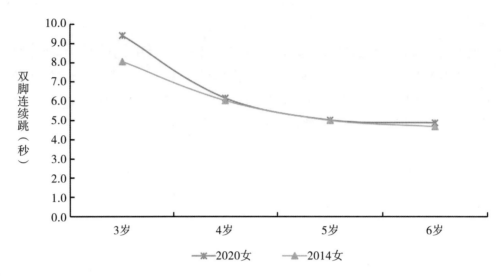

图2-1-55 2020年与2014年女幼儿各年龄组双脚连续跳平均数

（4）走平衡木：

两次体质监测结果显示，男女幼儿走平衡木完成时间平均数均随年龄的增长而降低。2020年各年龄组男幼儿走平衡木完成时间平均数均高于2014年，差异具有统计学意义（$p<0.05$）。2020年各年龄组女幼儿走平衡木完成时间平均数均高于2014年，4、5、6岁年龄组的差异具有统计学意义（$p<0.05$）。男幼儿差值绝对值范围为0.5~1.5秒，女幼儿为0.5~1.9秒（图2-1-56、图2-1-57）。

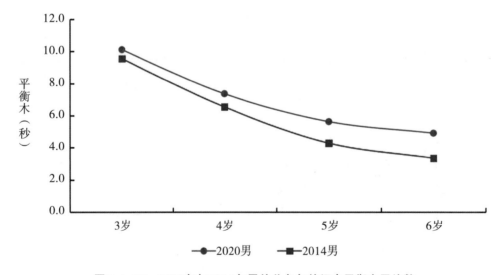

图2-1-56 2020年与2014年男幼儿各年龄组走平衡木平均数

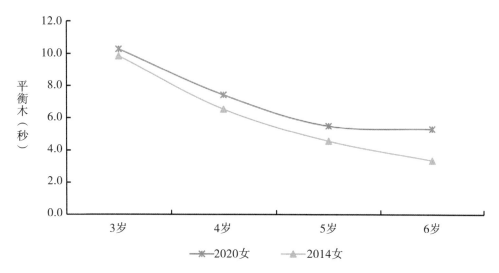

图2-1-57　2020年与2014年女幼儿各年龄组走平衡木平均数

（三）小结

1. 2020年基本情况

（1）身体形态：

从身体形态看，男、女幼儿身高、坐高、体重与胸围皆呈现随年龄的增长而增加的趋势，坐高指数和胸围指数呈现随年龄的增长而减小的趋势，基本符合幼儿生长特征。各年龄组男幼儿身高、坐高、体重、BMI、胸围均高于同年龄组女幼儿，各年龄组体脂率均低于同年龄组女幼儿。各年龄组男、女幼儿身高、坐高、体重、BMI、体脂率、胸围差异具有统计学意义。2020年乡村与城镇同年龄组男、女幼儿除身高无明显差异外，乡村幼儿的坐高、体重、BMI、体脂率、胸围都高于同年龄同性别的城镇幼儿，其中坐高（3~4岁年龄组）、体重（3~4岁年龄组）、BMI（3~5岁年龄组）、体脂率（3~5岁年龄组）、胸围（3~5岁年龄组）同年龄同性别组内城乡差异具有统计学意义，3~5岁乡村幼儿身体形态发育水平高于城镇幼儿。

（2）身体机能：

从身体机能看，男、女幼儿安静时的心率随年龄的增长而降低。3~5岁年龄组男幼儿安静心率低于同年龄组女幼儿，6岁年龄组男女幼儿安静心率无差别。同年龄组分城乡对比，城镇男女幼儿安静心率均高于乡村幼儿。

（3）身体素质：

从身体素质看，男、女幼儿各项身体素质随着年龄的增长而增强。幼儿的握力、立定跳远基本呈现随年龄的增长而增加的趋势，双脚连续跳、15米障碍跑以及走平衡木的完成时间则随年龄的增长而降低。

在握力与立定跳远指标中，各年龄组男幼儿均高于同年龄组女幼儿，说明各年龄组男幼儿的力量素质水平高于女幼儿。在15米障碍跑中，各年龄组男幼儿完成时间平均值均低于同年龄组女幼儿，说明各年龄组男幼儿的速度素质水平高于女幼儿。而柔韧素质各年龄组女幼儿高于同年龄组男幼儿，灵敏素质和平衡能力大部分年龄组男、女幼儿差异不具有统计学意义。同年龄组分城乡对比，各年龄组城镇幼儿握力均低于同性别乡村幼儿；各年龄组城镇幼儿双脚连续跳、15米障碍跑及走平衡木的完成时间均高于同性别乡村幼儿。除个别年龄组城镇与乡村差异不具有统计学意义外，均呈现乡村幼儿身体素质水平高于城镇幼儿的趋势。

2. 2020年与2014年的结果比较

（1）身体形态比较：

两次体质监测结果显示，幼儿基本身体形态包括身高、坐高、体重、胸围均呈现随年龄的增长而增加的趋势，符合幼儿生长特征。2020年幼儿身高、坐高、体重等身体形态指标与2014年相比，各个年龄组存在不同变化。2020年各年龄组幼儿胸围均低于2014年，幼儿身体形态的变化呈现多样性。

（2）身体机能比较：

两次体质监测结果显示，男、女幼儿安静心率呈现随着年龄的增长而下降的趋势，符合幼儿生长发育特点，与2014年相比，2020年男、女幼儿安静心率呈现增长的趋势。

（3）身体素质比较：

两次体质监测结果显示，男、女幼儿的身体素质随着年龄的增长而增强。2020年幼儿立定跳远与坐位体前屈均低于2014年，而双脚连续跳与走平衡木的完成时间则高于2014年，除个别年龄组差异不具有统计学意义外，2020年幼儿速度素质、灵敏素质、柔韧性与平衡能力均低于2014年，符合抽样时间推迟5个月的背景情况。

二、成年人（20～59岁）

（一）2020年体质基本状况

1. 监测对象

2020年北京市国民体质监测成年人，分别按性别、城乡进行划分，其中年龄按5岁一组，20~59岁共分为8组；城乡人群分为乡村劳动者（以下简称"乡村"）、城镇体力劳动者（以下简称"城镇体力"）、城镇非体力劳动者（以下简称"城镇非体力"）三类。本次监测全市共获得成年人有效样本

39053个，男性占46.7%，女性占53.3%；乡村占总样本量的16.3%，城镇体力占总样本量的40.0%，城镇非体力占总样本量的43.7%（表2-2-1）。

表 2-2-1　2020年全市成年人有效监测样本量统计表（人）

性别	年龄组（岁）	城乡人群类别			合计
		乡村	城镇体力	城镇非体力	
男	20~24	359	825	883	2067
	25~29	360	871	996	2227
	30~34	363	1052	1095	2510
	35~39	364	1033	1029	2426
	40~44	360	921	911	2192
	45~49	359	976	884	2219
	50~54	375	1040	885	2300
	55~59	412	960	942	2314
	合计	2952	7678	7625	18255
女	20~24	353	720	800	1873
	25~29	366	799	952	2117
	30~34	388	941	1331	2660
	35~39	398	1094	1297	2789
	40~44	400	1045	1125	2570
	45~49	443	1111	1279	2833
	50~54	504	976	1187	2667
	55~59	577	1247	1465	3289
	合计	3429	7933	9436	20798
总计		6381	15611	17061	39053

2. 个人基本情况

（1）受教育程度：

本次成年人调查对象中受教育程度为"大学本科"的比例最高，为32.1%，其次是"大专"，比例为26.8%。

各年龄组接受基础教育（初中和高中教育）的人数百分比，男性高于女性；接受高等教育（大学本科及研究生以上教育）的人数百分比，男性低于女性；另外，接受高等教育的人数百分比（20~29岁年龄组除外）随着年龄的增长逐渐降低（表2-2-2）。

表 2-2-2　成年人受教育程度的人数分布（%）

性别	年龄组（岁）	未上过学	扫盲班	小学	初中	高中/中专/技校	大专	大学本科	研究生及以上
男	20~24	0.2	0.1	0.2	7.1	20.6	37.7	32.5	1.6
	25~29	0.3	0.0	0.1	6.0	16.1	32.9	37.2	7.3
	30~34	0.2	0.0	0.8	8.0	19.4	28.5	35.6	7.5
	35~39	0.1	0.1	1.1	8.9	19.2	28.8	35.6	6.2
	40~44	0.5	0.1	1.4	14.5	25.2	25.5	29.5	3.4
	45~49	0.1	0.0	3.2	22.0	22.8	24.1	25.5	2.4
	50~54	0.5	0.0	4.8	29.3	24.4	19.6	20.0	1.4
	55~59	0.2	0.1	3.7	26.6	30.4	19.3	18.6	1.1
	总体均值	0.2	0.0	1.9	14.9	22.1	27.1	29.7	4.1
女	20~24	0.4	0.1	0.2	4.3	11.3	38.4	42.6	2.8
	25~29	0.1	0.1	0.4	2.8	12.4	29.4	45.9	8.9
	30~34	0.2	0.1	0.9	4.4	11.5	26.6	47.9	8.4
	35~39	0.0	0.0	0.6	6.5	15.5	25.0	46.6	5.8
	40~44	0.1	0.0	1.1	11.9	24.9	26.5	32.2	3.3
	45~49	0.4	0.0	2.4	20.4	23.3	24.9	26.5	2.1
	50~54	0.3	0.1	4.1	25.4	23.1	23.5	22.4	1.2
	55~59	0.3	0.0	3.3	24.6	35.5	22.3	13.5	0.5
	总体均值	0.2	0.0	1.7	12.9	20.1	26.6	34.4	4.1
总计		0.2	0.0	1.8	13.9	21.0	26.8	32.1	4.1

（2）工作场所周边的体育场地设施：

调查人群中，75.6%的调查对象工作场所周边有体育场地设施（表2-2-3）。

表 2-2-3　成年人工作场所周边的体育场地设施情况（%）

性别	年龄组（岁）	是	否
男	20~24	76.8	23.2
	25~29	77.2	22.8
	30~34	77.8	22.2
	35~39	74.5	25.5
	40~44	79.0	21.0
	45~49	77.2	22.8
	50~54	72.8	27.2
	55~59	73.2	26.8
	总体均值	76.1	23.9
女	20~24	75.0	25.0
	25~29	71.6	28.4
	30~34	74.8	25.2
	35~39	73.6	26.4
	40~44	75.9	24.1
	45~49	74.6	25.4
	50~54	77.0	23.0
	55~59	78.9	21.1
	总体均值	75.0	25.0
总计		75.6	24.4

（3）居住的小区（村）周边的体育场地设施：

调查人群中，83.9%的的调查对象所居住的小区（村）周边有体育场地设施（表2-2-4）。

表 2-2-4　成年人居住的小区（村）周边的体育场地设施情况（%）

性别	年龄组（岁）	是	否
男	20~24	85.6	14.4
	25~29	85.2	14.8
	30~34	86.8	13.2
	35~39	86.1	13.9
	40~44	87.5	12.5
	45~49	83.3	16.7
	50~54	84.5	15.5
	55~59	78.2	21.8
	总体均值	84.7	15.3
女	20~24	81.8	18.2
	25~29	80.0	20.0
	30~34	84.9	15.1
	35~39	84.8	15.2
	40~44	85.6	14.4
	45~49	84.2	15.8
	50~54	82.6	17.4
	55~59	79.7	20.3
	总体均值	83.1	16.9
总计		83.9	16.1

（4）患病情况：

调查人群中，没有疾病的人数百分比最高，随着年龄的增长，没有疾病的人数百分比逐渐降低，男女趋势相同。高血压、血脂异常的患病人数百分比随年龄的增长逐渐增多。男性患病主要集中在高血压和颈、肩、腰、膝关节类疾病以及血脂异常等；女性患病主要集中在颈、肩、腰、膝关节类疾病、高血压、血脂异常和消化系统疾病等（表2-2-5）。

表 2-2-5 成年人各年龄组患病情况（%）

性别	年龄组（岁）	高血压	血脂异常	糖尿病	心脏病	消化系统疾病	颈、肩、腰、膝关节类疾病	呼吸系统疾病	职业病	骨质疏松症	不知道	无
男	20~24	1.6	0.7	0.1	0.0	1.1	2.0	0.7	0.7	0.2	5.2	88.8
	25~29	1.9	2.0	0.5	0.4	1.4	2.5	0.6	0.9	0.5	6.1	86.0
	30~34	2.9	4.3	1.2	0.8	2.7	5.9	1.5	1.9	0.8	6.2	81.1
	35~39	4.7	5.3	1.5	1.1	2.3	6.2	1.1	1.4	0.9	5.3	77.8
	40~44	5.1	5.4	1.4	0.7	2.5	6.7	0.9	0.7	1.1	6.8	76.7
	45~49	7.5	6.7	2.6	1.4	3.1	6.5	1.6	1.4	1.7	6.5	73.4
	50~54	10.7	6.5	3.2	1.7	2.7	5.4	1.2	0.8	1.5	5.8	72.7
	55~59	11.9	6.8	3.8	2.3	3.1	7.0	1.3	0.9	1.7	6.1	68.9
	总体均值	5.7	4.7	1.8	1.0	2.4	5.3	1.1	1.1	1.1	6.0	78.2
女	20~24	1.4	0.4	0.3	0.7	1.3	2.7	0.7	0.5	0.6	6.1	86.9
	25~29	1.1	0.9	0.7	1.4	2.0	5.3	1.0	1.8	0.5	6.5	83.0
	30~34	1.0	1.1	0.3	0.2	1.9	6.7	1.2	3.0	0.5	5.5	82.5
	35~39	1.8	2.3	0.7	0.6	2.4	9.2	1.2	1.8	1.0	5.9	79.2
	40~44	2.6	3.7	0.9	0.5	2.7	10.4	1.6	1.6	2.2	5.5	76.7
	45~49	5.3	4.7	1.4	0.9	3.3	9.3	1.4	1.0	2.2	7.2	73.5
	50~54	5.9	5.2	1.4	1.8	4.0	8.5	1.1	0.9	1.8	6.8	72.9
	55~59	8.6	6.6	2.8	2.3	5.2	11.1	1.9	0.6	4.0	6.6	66.8
	总体均值	3.6	3.2	1.1	1.0	2.9	8.2	1.3	1.1	1.7	6.3	77.3
总计		4.6	4.0	1.4	1.0	2.7	6.8	1.2	1.3	1.4	6.1	77.7

3. 体力活动情况

（1）日常交通情况：

调查人群中，成年人在不同的交通出行方式中以乘车（船）和步行为主，人数百分比分别占总体的28.0%和23.3%。男性成年人以乘车（船）和步行方式出行的人数百分比低于女性，而以自驾车和骑摩托车、电动车、助动车以及骑自行车、共享单车的人数百分比高于女性（表2-2-6）。

表 2-2-6　成年人日常不同交通方式选择情况（%）

性别	年龄组（岁）	乘车（船）	自驾车	骑摩托车、电动车、助动车	骑自行车、共享单车	步行
男	20~24	29.7	11.9	9.1	10.7	25.4
	25~29	27.1	17.1	9.3	9.9	23.3
	30~34	25.9	26.1	12.5	9.6	21.2
	35~39	24.1	28.7	11.9	10.6	20.9
	40~44	24.5	24.7	13.3	9.7	20.4
	45~49	23.9	22.7	13.2	11.6	23.6
	50~54	24.4	16.2	13.4	10.0	21.3
	55~59	30.2	13.4	12.6	11.1	22.5
	总体均值	26.1	20.5	11.9	10.4	22.2
女	20~24	33.6	11.4	7.4	7.1	21.9
	25~29	29.5	15.1	9.6	8.4	22.7
	30~34	24.8	20.2	11.2	7.7	21.4
	35~39	25.5	19.4	14.7	10.4	24.3
	40~44	25.8	19.0	15.2	10.9	23.8
	45~49	27.7	14.1	12.5	12.8	23.3
	50~54	32.4	9.5	10.2	11.8	28.3
	55~59	40.5	6.2	8.3	12.0	28.4
	总体均值	29.8	14.6	11.3	10.3	24.3
总计		28.0	17.5	11.6	10.3	23.3

　　不同交通方式中，男、女性均自驾车为每天累计时间最长，分别为59.2分钟和56.2分钟；总体上，男性不同交通方式每天累计时间均高于女性，其中骑摩托、电动车、助动车的出行方式男性每天累计时间与女性差异最大（表2-2-7）。

表 2-2-7 成年人不同交通方式每天累计时间（分钟）

性别	年龄组（岁）	乘车（船）	自驾车	骑摩托车、电动车、助动车	骑自行车、共享单车	步行
男	20~24	46.9	52.9	47.3	35.7	48.9
	25~29	51.1	54.9	54.3	34.3	44.7
	30~34	53.7	58.5	46.9	42.1	49.8
	35~39	52.6	59.4	51.9	48.4	48.6
	40~44	60.4	61.1	55.3	41.7	51.3
	45~49	56.6	64.6	61.9	63.3	58.9
	50~54	51.6	57.2	62.1	48.9	55.1
	55~59	51.1	61.3	48.7	48.3	53.5
	总体均值	52.9	59.2	53.7	45.7	51.2
女	20~24	50.5	46.1	45.0	31.5	51.2
	25~29	55.2	56.9	49.8	41.7	46.5
	30~34	54.5	52.0	39.4	36.9	48.6
	35~39	57.5	60.4	50.3	38.7	44.5
	40~44	52.1	59.8	47.7	45.0	56.3
	45~49	51.8	57.9	55.4	48.4	55.0
	50~54	46.8	58.7	45.4	47.4	51.7
	55~59	39.6	51.8	48.0	40.0	46.5
	总体均值	50.2	56.2	48.0	42.2	49.9
总计		51.4	57.9	50.8	43.9	50.5

（2）工作时状态：

调查人群中，男、女性成年人均以静坐伏案为主的工作方式人数最多，女性以静坐伏案为主的工作方式人数比高于男性。第二是以走为主的工作方式，男、女性以走为主的工作方式的人数百分比分别是24.9%、19.1%。静坐并伴有上肢活动等的工作方式人数比位列第三，男、女性人数比分别是22.4%、17.3%。体力付出大的人数百分比最少，男、女性人数百分比分别是8.6%、3.9%（表2-2-8）。

表 2-2-8　成年人不同工作方式累计人数比（%）

性别	年龄组（岁）	静坐伏案为主	静坐并伴有上肢活动等	以走为主	体力付出大
男	20~24	51.8	23.0	25.8	7.3
	25~29	68.2	22.3	22.0	6.3
	30~34	63.6	21.9	25.5	10.2
	35~39	64.7	22.1	24.4	9.0
	40~44	54.4	24.1	25.8	8.0
	45~49	51.3	26.0	26.3	9.2
	50~54	45.9	22.0	27.6	10.3
	55~59	50.9	17.8	21.9	8.2
	总体均值	56.9	22.4	24.9	8.6
女	20~24	65.2	16.8	20.7	3.3
	25~29	73.7	17.3	17.1	3.9
	30~34	78.4	16.1	16.8	2.6
	35~39	74.9	17.9	22.1	3.1
	40~44	64.4	19.9	23.6	4.0
	45~49	60.0	18.9	25.1	5.6
	50~54	53.5	15.9	15.8	4.3
	55~59	42.5	15.6	11.6	3.7
	总体均值	64.1	17.3	19.1	3.9
总计		60.5	19.8	21.9	6.2

　　成年人不同工作方式每天累计时间中，男性以静坐并伴有上肢活动等工作方式平均每天累计时间最长，其次是以走为主。女性则以静坐伏案为主的工作方式平均每天累计时间最长，其次是以静坐并伴有上肢活动等工作方式。男、女性均以体力付出大的工作方式平均每天累计时间最短（表2-2-9）。

表 2-2-9　成年人不同工作方式平均每天累计时间（分钟）

性别	年龄组（岁）	静坐伏案为主	静坐并伴有上肢活动等	以走为主	体力付出大
男	20~24	293.3	335.5	316.3	237.5
	25~29	298.3	304.7	264.9	219.3
	30~34	297.7	291.3	256.8	261.0
	35~39	289.6	278.1	270.6	273.9
	40~44	273.4	296.8	277.9	271.6
	45~49	253.5	272.3	307.6	313.3
	50~54	262.6	301.7	302.4	276.6
	55~59	238.5	286.8	286.8	293.9
	总体均值	278.9	295.1	284.7	270.7
女	20~24	295.1	314.9	278.6	165.9
	25~29	298.8	290.5	234.9	209.1
	30~34	314.5	242.8	253.2	179.2
	35~39	314.7	259.8	230.2	204.7
	40~44	293.1	274.5	280.5	259.8
	45~49	272.5	281.2	289.9	258.0
	50~54	244.0	278.5	277.2	267.9
	55~59	186.6	252.7	255.7	299.0
	总体均值	284.1	272.3	263.9	239.7
总计		281.7	284.6	275.2	261.0

（3）家务劳动情况：

　　小强度家务劳动指劳动时，与平时相比，吃力或者疲惫感不明显，如擦桌、做饭等；中强度家务劳动指劳动时，与平时相比，能感觉到吃力或出汗，如拖地、遛狗、园艺等；大强度家务劳动，指劳动时明显感觉到比平时吃力和疲惫，如搬（举）重物等。

调查人群中，女性进行小强度、中强度家务劳动人数百分比均高于男性，高强度家务劳动人数百分比低于男性。在劳动时间方面，女性小强度家务劳动时间高于男性，而中强度与大强度家务劳动时间均低于男性。

成年人小强度家务劳动情况中，各年龄组女性进行小强度家务劳动人数百分比均高于男性。男性进行小强度家务劳动的人数百分比呈现随着年龄的增长先增加再下降的趋势，男性35~39岁、40~44岁年龄组进行小强度家务劳动的人数百分比最高，女性进行小强度家务劳动的人数百分比呈现随着年龄的增长而增加的趋势，女性55~59岁年龄组进行小强度家务劳动的人数百分比最高。男、女性均以每周7天进行小强度家务劳动的人数百分比最高（表2-2-10）。

表 2-2-10　成年人每周小强度家务劳动人数分布（%）

性别	年龄组（岁）	小强度家务劳动天数							
		1天	2天	3天	4天	5天	6天	7天	总计
男	20~24	0.0	3.5	4.8	5.9	2.5	2.8	38.2	57.7
	25~29	0.0	3.3	4.2	7.0	3.3	3.3	41.5	62.6
	30~34	0.0	3.4	4.7	6.5	2.9	2.8	45.5	65.8
	35~39	0.0	2.5	3.9	7.2	3.3	4.0	48.2	69.1
	40~44	0.0	2.4	3.0	6.2	2.3	4.3	50.8	69.0
	45~49	0.0	1.9	3.7	7.2	3.1	3.8	48.6	68.3
	50~54	0.0	1.7	3.3	5.6	1.5	3.1	49.9	65.2
	55~59	0.0	1.3	2.7	5.4	2.5	3.1	52.0	67.1
	总体均值	0.0	2.5	3.8	6.4	2.7	3.4	46.8	65.7
女	20~24	0.0	2.6	4.2	8.2	2.6	3.1	38.1	58.8
	25~29	0.0	2.9	5.2	7.6	2.2	3.9	43.5	65.3
	30~34	0.0	2.3	4.2	6.8	2.4	2.8	53.1	71.6
	35~39	0.0	2.0	2.8	5.2	2.6	3.9	59.6	76.2
	40~44	0.0	1.6	2.0	4.0	2.4	3.6	64.8	78.4
	45~49	0.0	1.6	1.4	4.1	2.7	3.6	65.2	78.6
	50~54	0.0	0.7	1.2	3.6	1.7	2.5	68.7	78.4
	55~59	0.0	0.6	2.3	4.8	1.5	3.0	67.7	79.8
	总体均值	0.0	1.7	2.8	5.4	2.2	3.3	58.5	74.1
总计		0.0	2.1	3.3	5.9	2.5	3.4	52.8	70.0

成年人中强度家务劳动情况中，女性进行中强度家务劳动人数百分比高于男性。男、女性进行中强度家务劳动的人数百分比呈现随着年龄的增长先增加再下降的趋势，男性45~49岁年龄组进行中强度家务劳动的人数百分比最高，女性40~44岁年龄组进行中强度家务劳动的人数百分比最高。男、女性均以每周7天进行中强度家务劳动的人数百分比最高（表2-2-11）。

表 2-2-11 成年人每周中强度家务劳动人数分布（%）

性别	年龄组（岁）	中强度家务劳动天数							
		1天	2天	3天	4天	5天	6天	7天	总计
男	20~24	0.0	2.4	2.4	2.7	1.6	0.6	9.1	18.7
	25~29	0.0	2.2	2.5	2.5	1.4	0.7	8.1	17.4
	30~34	0.0	2.4	3.1	3.2	1.4	1.7	10.4	22.3
	35~39	0.0	2.7	2.7	3.7	1.5	1.1	11.2	22.8
	40~44	0.0	1.5	3.3	3.0	1.1	1.1	12.9	22.9
	45~49	0.0	1.4	3.7	3.3	1.6	0.9	12.7	23.7
	50~54	0.0	1.6	2.2	2.4	1.7	1.4	11.7	21.0
	55~59	0.0	0.9	2.1	2.8	1.5	1.1	11.1	19.5
	总体均值	0.0	1.9	2.8	3.0	1.5	1.1	10.9	21.1
女	20~24	0.0	2.2	3.3	2.6	1.3	0.9	7.8	18.0
	25~29	0.0	1.3	2.6	3.9	1.5	1.2	7.9	18.4
	30~34	0.0	1.2	2.6	3.7	1.4	0.7	12.4	22.1
	35~39	0.0	1.5	2.4	3.8	1.6	1.2	15.3	25.8
	40~44	0.0	1.6	2.6	4.5	2.3	1.1	16.3	28.3
	45~49	0.0	1.4	2.0	2.8	2.0	1.4	17.0	26.6
	50~54	0.0	1.2	2.5	2.7	1.2	0.9	18.8	27.2
	55~59	0.0	1.0	3.0	3.2	0.9	0.8	17.9	26.8
	总体均值	0.0	1.4	2.6	3.4	1.5	1.0	14.5	24.5
总计		0.0	1.6	2.7	3.2	1.5	1.1	12.7	22.8

成年人大强度家务劳动情况中，男性进行大强度家务劳动人数百分比高于女性。男性35~39岁年龄组进行大强度家务劳动的人数百分比最高，女性40~44岁年龄组进行大强度家务劳动的人数百分比最高，从40~44岁年龄组开始，女性大强度家务劳动人数百分比随着年龄的增长而降低。男、女性均以每周7天进行大强度家务劳动的人数百分比最高（表2-2-12）。

表 2-2-12　成年人每周大强度家务劳动人数分布（%）

性别	年龄组（岁）	大强度家务劳动天数							
		1天	2天	3天	4天	5天	6天	7天	总计
男	20~24	0.0	1.7	0.0	0.7	0.2	0.2	0.4	3.2
	25~29	0.0	0.9	0.7	0.4	0.1	0.1	0.9	3.1
	30~34	0.0	1.3	0.4	1.3	0.4	0.3	0.7	4.3
	35~39	0.0	1.3	0.7	0.7	0.2	0.2	1.6	4.7
	40~44	0.0	0.7	0.8	0.4	0.2	0.2	1.0	3.2
	45~49	0.0	0.6	0.5	0.9	0.1	0.5	1.7	4.3
	50~54	0.0	0.8	0.3	0.6	0.0	0.2	1.3	3.2
	55~59	0.0	0.0	0.3	0.5	0.2	0.0	1.5	2.4
	总体均值	0.0	0.9	0.5	0.7	0.2	0.2	1.1	3.6
女	20~24	0.0	0.9	0.5	0.7	0.2	0.2	0.2	2.6
	25~29	0.0	0.5	0.2	0.9	0.2	0.0	0.5	2.2
	30~34	0.0	0.5	0.2	0.5	0.0	0.0	0.7	2.0
	35~39	0.0	0.6	0.4	0.9	0.1	0.1	0.6	2.8
	40~44	0.0	0.8	0.5	0.5	0.1	0.3	0.7	2.9
	45~49	0.0	1.0	0.3	0.3	0.1	0.1	1.1	2.8
	50~54	0.0	0.5	0.1	0.4	0.0	0.0	0.8	1.8
	55~59	0.0	0.4	0.5	0.4	0.0	0.0	0.6	1.9
	总体均值	0.0	0.6	0.3	0.5	0.1	0.1	0.7	2.4
总计		0.0	0.8	0.4	0.6	0.1	0.1	0.9	3.0

　　男、女性每日家务劳动时间中，大强度家务劳动耗费时间最长，其次是小强度家务劳动，中强度家务劳动时间最短。男性每日进行大强度家务劳动时间大于女性，而小强度与中强度家务劳动时间均小于女性。45~49岁年龄组男性每日进行家务劳动的时间最长，50~54岁年龄组女性每日进行家务劳动的时间最长（表2-2-13）。

表 2-2-13　成年人每日家务劳动时间（分钟）

性别	年龄组（岁）	小强度家务劳动	中强度家务劳动	大强度家务劳动
男	20~24	39.3	40.8	67.5
	25~29	39.9	35.5	69.9
	30~34	46.0	43.0	46.7
	35~39	45.8	45.1	66.9
	40~44	47.0	44.3	46.1
	45~49	51.1	49.9	100.5
	50~54	50.2	43.2	98.6
	55~59	51.8	47.2	72.8
	总体均值	46.6	43.9	70.9
女	20~24	49.2	39.1	60.5
	25~29	46.7	42.0	70.2
	30~34	53.8	45.8	45.4
	35~39	58.0	43.6	58.6
	40~44	61.0	48.6	77.8
	45~49	65.1	55.1	78.6
	50~54	69.4	50.6	112.3
	55~59	63.7	49.8	47.5
	总体均值	59.4	47.8	68.2
总计		53.5	46.0	69.8

（4）闲暇活动情况：

调查人群中，闲暇时间静态活动为看电视、电脑、手机、平板等活动的人数百分比最高，达83.9%。30~34岁年龄组及之前，男性看电视、电脑、手机、平板的人数百分比高于女性，30~34岁年龄组之后，男性看电视、电脑、手机、平板的人数百分比低于女性。35~39岁年龄组男性看电视、电脑、手机、平板等活动的人数百分比最高，40~44岁年龄组女性看电视、电脑、手机、平板的人数百分比最高。男、女性人数百分比差异不大，且每周7天活动的人数百分比最高，其次是每周6天（表2-2-14）。

表 2-2-14 成年人看电视、电脑、手机、平板等活动每周平均天数（%）

性别	年龄组（岁）	1天	2天	3天	4天	5天	6天	7天	总计
男	20~24	0.0	0.8	1.3	2.8	1.1	3.8	74.6	84.3
	25~29	0.0	0.6	0.3	3.6	1.7	3.7	74.1	84.1
	30~34	0.0	1.6	1.1	3.7	2.0	3.8	72.1	84.3
	35~39	0.0	1.2	1.3	3.7	1.5	3.8	73.1	84.6
	40~44	0.0	0.8	1.1	3.9	1.1	4.7	71.1	82.8
	45~49	0.0	0.3	1.4	2.8	2.2	4.9	72.5	84.2
	50~54	0.0	0.8	0.8	3.1	1.8	3.6	71.8	81.9
	55~59	0.0	0.8	0.5	2.4	1.1	3.1	74.9	82.8
	总体均值	0.0	0.9	1.0	3.3	1.6	3.9	73.0	83.7
女	20~24	0.0	1.0	1.4	2.2	1.8	3.9	69.3	79.6
	25~29	0.0	0.4	0.8	3.8	1.3	4.8	71.6	82.6
	30~34	0.0	0.5	1.2	2.7	1.4	5.0	73.1	83.9
	35~39	0.0	1.0	0.8	2.5	1.4	4.8	75.4	85.9
	40~44	0.0	0.9	1.1	2.7	2.0	4.0	76.5	87.2
	45~49	0.0	0.7	0.9	2.7	2.1	3.7	73.2	83.4
	50~54	0.0	0.1	0.8	2.8	1.6	2.2	75.4	83.0
	55~59	0.0	0.2	1.1	3.9	1.5	3.1	75.3	85.1
	总体均值	0.0	0.6	1.0	2.9	1.6	4.0	73.9	84.0
总计		0.0	0.7	1.0	3.1	1.6	3.9	73.5	83.9

调查人群中，闲暇时间下棋、打牌、打麻将、练习书法、弹琴等活动的人数百分比为5.2%，整体上，男性人数百分比略高于女性，除55~59岁年龄组，各年龄组男性下棋、打牌、打麻将、练习书法、弹琴等活动人数百分比均大于女性。下棋、打牌、打麻将、练习书法、弹琴等活动中，每周活动7天的人数百分比最高，男性人数百分比为1.8%，女性人数百分比为1.7%。其次是4天，男性人数百分比是1.3%，女性人数百分比是1.5%（表2-2-15）。

表 2-2-15　成年人下棋、打牌、打麻将、练习书法、弹琴等活动每周平均天数（%）

性别	年龄组（岁）	1天	2天	3天	4天	5天	6天	7天	总计
男	20~24	0.0	1.1	0.9	0.6	0.6	0.2	1.2	4.5
	25~29	0.0	1.3	0.9	1.0	0.3	0.1	1.2	4.8
	30~34	0.0	1.1	0.8	1.7	0.5	0.1	1.9	6.2
	35~39	0.0	1.0	0.9	1.3	0.2	0.1	2.1	5.6
	40~44	0.0	0.5	0.5	1.2	0.2	0.2	1.5	4.1
	45~49	0.0	0.3	1.2	1.2	0.6	0.2	2.4	5.9
	50~54	0.0	0.8	0.8	1.3	0.2	0.2	1.6	4.9
	55~59	0.0	0.3	0.5	1.6	0.3	0.5	2.8	6.0
	总体均值	0.0	0.8	0.8	1.3	0.4	0.2	1.8	5.3
女	20~24	0.0	1.1	1.0	1.0	0.4	0.1	1.1	4.6
	25~29	0.0	0.6	0.8	1.5	0.1	0.0	1.1	4.0
	30~34	0.0	0.5	0.6	0.8	0.1	0.1	0.9	3.1
	35~39	0.0	0.7	0.8	1.5	0.5	0.0	1.5	5.0
	40~44	0.0	0.5	0.4	1.5	0.5	0.1	1.3	4.3
	45~49	0.0	0.8	0.6	1.6	0.3	0.0	1.6	4.9
	50~54	0.0	0.5	0.6	1.7	0.4	0.2	2.8	6.1
	55~59	0.0	0.5	0.8	2.1	1.1	0.2	3.6	8.3
	总体均值	0.0	0.6	0.7	1.5	0.4	0.1	1.7	5.0
总计		0.0	0.7	0.7	1.4	0.4	0.1	1.8	5.2

调查人群中，闲暇时间读书、看报、听广播等活动的人数百分比为12.7%，女性高于男性，除30~34岁年龄组外，女性闲暇时间读书、看报、听广播等活动的人数百分比均高于男性。每周7天有此项活动的人数百分比最高，其次是每周4天；每周7天有此项活动的人数百分比中，男、女性人数百分比均呈现随着年龄的增长先增加后下降的趋势，35~39岁年龄组之前，男性高于女性，35~39岁年龄组及之后，男性低于女性（表2-2-16）。

表 2-2-16　成年人读书、看报、听广播等活动每周平均天数（%）

性别	年龄组（岁）	1天	2天	3天	4天	5天	6天	7天	总计
男	20~24	0.0	1.6	1.1	1.0	0.2	0.3	6.0	10.2
	25~29	0.0	1.3	1.3	1.0	0.6	0.6	6.7	11.6
	30~34	0.0	1.2	1.0	2.2	1.0	0.3	7.8	13.4
	35~39	0.0	1.1	1.1	2.3	0.8	0.6	8.6	14.5
	40~44	0.0	0.8	0.5	1.0	0.5	1.1	8.1	11.9
	45~49	0.0	0.6	1.0	2.1	0.9	0.8	7.8	13.1
	50~54	0.0	0.5	0.8	1.0	0.1	0.6	7.0	9.9
	55~59	0.0	0.3	0.9	1.6	0.6	0.2	6.3	9.8
	总体均值	0.0	0.9	0.9	1.5	0.6	0.6	7.3	11.9
女	20~24	0.0	1.8	0.7	1.1	1.2	0.4	5.6	10.8
	25~29	0.0	1.1	1.3	2.4	0.6	0.4	6.2	12.0
	30~34	0.0	0.9	1.1	2.1	1.2	0.6	6.9	12.8
	35~39	0.0	1.0	1.3	2.6	1.3	0.6	10.3	17.1
	40~44	0.0	0.5	0.9	2.4	1.1	0.9	9.4	15.2
	45~49	0.0	0.8	0.8	2.0	0.9	0.6	9.4	14.6
	50~54	0.0	0.5	0.8	1.6	0.8	0.8	7.8	12.3
	55~59	0.0	0.6	0.8	1.8	0.8	0.5	7.4	11.9
	总体均值	0.0	0.9	1.0	2.0	1.0	0.6	8.0	13.5
总计		0.0	0.9	0.9	1.8	0.8	0.6	7.7	12.7

调查人群中，平均每天闲暇时间看电视、电脑、手机、平板等活动中，男性为116.8分钟，女性为115.9分钟；随着年龄的增长呈减少的趋势，20~24岁年龄组看电视、电脑、手机、平板等的时间最高，男性为134.1分钟，女性为135.6分钟。25~29岁、40~44岁、55~59岁年龄组男性高于同年龄组女性，其他年龄组男性低于女性（表2-2-17）。

平均每天闲暇时间下棋、打牌、打麻将、练习书法、弹琴等活动中，男性平均每天活动时长大于女性，男、女性平均每天有此项活动的时间随着年龄的增长呈现先增加后下降的趋势，男性为72.0分钟，女性为70.4分钟；除40~44岁、50~54岁年龄组男性平均每天活动的人数百分比低于女性外，其他年龄组均为男性高于女性。45~49岁年龄组男性平均每天活动的时间最长，女性中50~54岁年龄组平均每天活动的时间最长（表2-2-17）。

平均每天闲暇时间读书、看报、听广播等活动中，男性平均每天活动时长高于女性，男性为59.9分钟，女性为56.2分钟；除20~24岁、40~44岁年龄组外，其他年龄组平均每天男性读书、看报、听广播等的时间多于女性。20~24岁年龄组闲暇时间平均每天读书、看报、看广播的时长最高（表2-2-17）。

表 2-2-17　成年人闲暇时间不同静态活动平均每天时长（分钟）

性别	年龄组（岁）	看电视、电脑、手机、平板等	下棋、打牌、打麻将、练习书法、弹琴等	读书、看报、听广播
男	20~24	134.1	65.1	65.8
	25~29	134.2	56.1	62.1
	30~34	124.8	67.0	60.3
	35~39	114.8	75.5	60.9
	40~44	110.9	72.9	55.1
	45~49	104.5	94.3	62.7
	50~54	100.6	61.0	57.8
	55~59	108.4	77.5	53.3
	总体均值	116.8	72.0	59.9
女	20~24	135.6	49.6	67.0
	25~29	131.0	48.8	54.3
	30~34	129.2	45.6	53.6
	35~39	118.5	68.6	51.8
	40~44	109.6	79.8	63.5
	45~49	108.2	79.7	59.0
	50~54	106.8	84.3	53.9
	55~59	96.7	77.2	50.3
	总体均值	115.9	70.4	56.2
总计		116.3	71.2	57.9

4. 体育锻炼情况

（1）每周进行力量练习的次数：

力量练习包括俯卧撑、平板支撑、深蹲等徒手练习或使用哑铃、弹力带等健身器械的练习。

调查人群中，每周进行力量练习的频数为0次的人数百分比最高，男性为52.1%，女性为67.4%。其次是每周进行力量练习1次，每周进行力量练习4次的人数百分比最低。随着年龄的增长，男、女性不进行力量练习的人数百分比呈现增加的趋势，而每周进行1次、2次、3次、4次、5次及以上的人数百分比均随年龄的增长呈现减少的趋势（表2-2-18）。

表 2-2-18　成年人每周进行力量练习的次数分布统计（%）

性别	年龄组（岁）	0次	1次	2次	3次	4次	5次及以上
男	20~24	35.5	16.3	17.9	10.7	5.2	14.3
	25~29	43.3	12.8	17.1	9.0	5.3	12.5
	30~34	50.1	14.4	12.0	9.1	4.3	10.1
	35~39	50.1	12.6	14.2	9.1	3.6	10.4
	40~44	55.6	12.7	12.5	7.8	3.4	8.0
	45~49	58.8	13.1	11.1	8.6	2.2	6.2
	50~54	63.1	12.2	10.6	6.1	2.4	5.5
	55~59	64.1	12.3	11.5	5.0	1.7	5.4
	总体均值	52.1	13.3	13.4	8.3	3.6	9.2
女	20~24	57.8	18.1	12.2	5.7	1.7	4.5
	25~29	59.5	15.6	12.6	5.5	2.5	4.3
	30~34	64.3	15.0	10.1	5.4	2.4	2.9
	35~39	66.6	10.7	12.3	4.8	1.3	4.4
	40~44	69.1	11.4	10.4	5.4	1.3	2.4
	45~49	72.3	10.0	8.3	5.1	1.6	2.6
	50~54	71.7	10.0	8.4	5.9	1.1	2.8
	55~59	71.1	9.0	11.3	5.4	1.1	2.1
	总体均值	67.4	12.0	10.5	5.4	1.6	3.1
总计		59.8	12.7	12.0	6.8	2.6	6.2

（2）经常参加的体育锻炼项目：

成年人经常参加的体育锻炼主要项目依次为：走（72.4%）、跑步（38.2%）、骑车（24.8%）、游泳（11.9%）、小球类（11.3%）。不同性别的成年人经常参加的体育项目略有不同，男性为：走（68.5%）、跑步（43.1%）、骑车（24.8%）、大球类（13.4%）、小球类（13.0）。女性为：走（76.2%）、跑步（33.2%）、骑车（24.9%）、游泳（12.0%）、小球类（9.7%）。锻炼项目为走的人数百分比，随着年龄的增长呈上升趋势，男、女趋势相同；跑步的人数百分比，随着年龄的增长呈下降趋势，男、女性趋势相同（表2-2-19）。

表 2-2-19　成年人经常参加的体育锻炼项目（%）

性别	年龄组（岁）	走	跑步	游泳	骑车	小球类	大球类	其他球类	健身路径	体操
男	20~24	54.8	56.9	14.1	23.2	10.5	21.6	1.4	7.5	1.4
	25~29	59.1	49.8	15.8	27.9	14.1	19.7	2.1	7.6	1.5
	30~34	65.7	46.9	9.9	26.3	11.7	20.1	0.7	7.4	1.5
	35~39	67.4	47.6	12.9	27.7	12.6	17.3	0.9	7.2	1.6
	40~44	74.8	39.8	8.5	25.9	12.9	8.0	1.3	5.7	1.9
	45~49	75.8	37.3	12.8	24.8	16.9	6.0	1.3	6.2	2.6
	50~54	76.4	32.4	9.6	19.1	13.8	5.9	0.4	6.5	2.2
	55~59	77.0	29.9	10.6	20.4	10.8	3.7	1.5	6.7	2.6
	总体均值	68.5	43.1	11.8	24.8	13.0	13.4	1.2	6.9	1.9
女	20~24	65.4	43.6	13.3	25.8	10.2	4.2	2.8	7.9	5.7
	25~29	68.3	45.0	17.1	25.6	9.8	3.9	2.3	9.1	8.0
	30~34	74.2	39.3	12.3	28.2	9.9	3.5	0.7	5.1	7.9
	35~39	77.4	36.7	11.6	28.2	8.4	1.5	0.8	6.4	6.2
	40~44	81.5	31.3	10.6	26.6	9.4	2.5	1.7	6.7	7.7
	45~49	81.6	29.8	8.0	24.1	10.9	1.8	0.7	4.8	7.4
	50~54	77.5	26.2	12.3	22.5	9.9	1.7	1.3	5.6	9.9
	55~59	76.8	22.0	13.1	19.6	9.0	2.1	1.5	6.5	10.5
	总体均值	76.2	33.2	12.0	24.9	9.7	2.5	1.4	6.3	8.0
总计		72.4	38.2	11.9	24.8	11.3	8.0	1.3	6.6	5.0

（续表）

性别	年龄组（岁）	舞蹈	武术	格斗类	气功	力量练习	登山、攀岩等	跳绳、踢毽子	冰雪活动	其他
男	20~24	0.4	1.4	1.2	0.4	22.4	3.0	4.0	0.8	0.0
	25~29	0.8	1.1	1.3	0.7	19.0	3.6	5.3	1.1	0.2
	30~34	0.8	1.0	1.5	0.1	15.5	4.3	6.0	1.0	0.3
	35~39	0.3	0.3	0.9	0.6	11.5	4.9	5.7	1.7	0.0
	40~44	1.3	0.9	0.8	0.8	12.7	4.9	5.1	0.4	0.2
	45~49	1.5	1.1	0.0	0.7	6.9	2.7	4.0	0.5	0.2
	50~54	2.0	1.0	0.2	1.0	7.7	4.3	2.2	0.6	0.8
	55~59	2.2	2.8	0.0	1.3	5.9	2.6	2.4	0.7	0.4
	总体均值	1.1	1.2	0.8	0.7	13.0	3.9	4.5	0.9	0.2
女	20~24	5.9	0.3	0.6	4.2	7.6	2.5	13.3	2.0	0.3
	25~29	6.8	0.5	0.0	4.1	5.5	3.9	11.6	1.1	0.7
	30~34	4.2	0.2	0.8	4.0	5.4	3.2	13.7	0.5	0.7
	35~39	4.9	1.3	0.8	3.6	6.1	4.4	8.4	1.3	0.5
	40~44	5.4	0.7	0.2	2.2	5.1	2.7	10.6	0.2	0.2
	45~49	8.0	0.6	0.0	4.4	2.8	1.2	10.1	0.4	0.3
	50~54	16.9	2.8	0.4	3.3	3.0	2.4	4.8	0.2	0.0
	55~59	16.4	3.5	0.6	2.7	2.1	2.4	4.1	1.4	0.2
	总体均值	8.8	1.3	0.4	3.5	4.4	2.8	9.3	0.8	0.3
总计		4.9	1.2	0.6	2.1	8.7	3.3	6.9	0.9	0.3

注：走包括散步、健步走等；小球类包括乒乓球、羽毛球、网球、柔力球等球类活动；大球类包括足球、篮球、排球等球类活动；其他球类包括保龄球、地掷球、门球等球类活动；体操包括广播体操、艺术体操、健美操等；舞蹈包括交际舞、体育舞蹈、民间舞蹈等；武术包括武术套路、太极拳、太极剑、木兰扇等；格斗类包括跆拳道、空手道、拳击、击剑等；气功包括易筋经、八段锦；力量练习包括徒手、器材等。

（3）参加体育锻炼的主要原因：

成年人参加体育锻炼的首要目的是增加身体活动量（34.2%）、消遣娱乐（20.4%），其他依次为"减肥保持健康体重"（12.6%）、"减轻压力，调节情绪"（9.1%）。男、女性成年人参加体育锻炼的首要目的差别不大，但女性因减肥的人数百分比高于男性，且随着年龄的增长人数百分比呈下降的趋势（表 2-2-20）。

表 2-2-20　成年人参加体育锻炼的主要原因（%）

性别	年龄组（岁）	消遣娱乐	增加身体活动量	减轻压力，调节情绪	减肥，保持健康体重	健美，保持身材	社交的方式	提高运动技能、技巧	防病治病	说不清楚	其他
男	20~24	26.0	27.0	9.5	11.5	6.3	1.8	9.5	5.6	2.8	0.0
	25~29	19.9	32.2	8.5	14.3	7.2	2.8	8.0	3.8	3.3	0.0
	30~34	22.2	33.4	10.1	13.6	6.3	1.4	3.6	6.6	2.8	0.0
	35~39	18.3	38.0	8.8	15.1	4.7	1.6	3.9	7.4	2.0	0.2
	40~44	22.3	35.8	8.3	10.4	4.0	1.5	5.9	9.7	2.1	0.0
	45~49	17.7	40.3	10.2	7.8	3.1	1.1	5.1	10.4	4.0	0.4
	50~54	23.0	41.8	5.5	5.3	4.5	0.8	2.2	12.0	4.7	0.2
	55~59	21.7	38.8	6.9	6.3	3.7	0.9	4.1	12.1	5.4	0.0
	总体均值	21.3	35.8	8.6	10.9	5.1	1.5	5.3	8.2	3.3	0.1
女	20~24	21.0	29.5	12.2	17.3	8.2	2.0	2.5	4.8	2.5	0.0
	25~29	19.6	26.7	8.0	19.4	11.6	2.3	1.8	6.4	3.9	0.2
	30~34	18.4	31.6	11.4	16.5	9.8	1.3	2.9	5.9	2.2	0.0
	35~39	13.6	36.0	13.6	17.2	8.5	1.0	1.3	6.1	2.3	0.5
	40~44	18.3	32.3	10.8	16.0	7.2	1.7	2.0	8.7	2.9	0.2
	45~49	20.1	32.6	8.9	13.3	7.6	0.9	1.5	11.8	3.4	0.0
	50~54	22.5	35.1	7.2	9.3	6.5	1.3	0.7	13.0	4.1	0.2
	55~59	22.8	33.9	6.0	8.3	8.3	1.8	0.9	13.8	4.1	0.2
	总体均值	19.5	32.6	9.7	14.3	8.4	1.5	1.7	9.2	3.2	0.2
总计		20.4	34.2	9.1	12.6	6.7	1.5	3.5	8.7	3.2	0.1

（4）影响参加体育锻炼的障碍：

调查人群中，22.9%的成年人认为没有影响成年人参加体育锻炼的障碍，且男性人数百分比高于女性。而在影响成年人参加体育锻炼的障碍中，较多的人认为工作忙（29.8%）、惰性（23.7%）和没兴趣（23.1%）是主要障碍。排在前三位的锻炼障碍，男、女一致，均为工作忙、惰性和没兴趣，但男性因体力工作多的人数百分比高于女性（表2-2-21）。

表 2-2-21　影响成年人参加体育锻炼的障碍（%）

性别	年龄组（岁）	没兴趣	惰性	身体弱	身体好	体力工作多	家务忙	工作忙	缺场地
男	20~24	24.4	28.7	5.6	10.5	9.3	5.1	29.1	5.8
	25~29	25.2	30.9	4.8	9.2	8.6	7.3	31.7	6.1
	30~34	23.2	27.1	4.0	8.8	10.0	12.2	37.4	7.6
	35~39	20.5	25.9	4.1	7.2	9.6	12.7	36.2	6.2
	40~44	23.9	24.6	4.3	6.9	10.4	11.7	31.8	5.5
	45~49	22.9	18.9	3.8	8.8	10.5	11.2	31.8	5.2
	50~54	21.8	15.6	5.2	7.0	10.1	9.6	27.5	3.6
	55~59	22.9	16.1	4.6	8.4	9.2	8.8	21.5	3.0
	总体均值	23.1	23.7	4.5	8.3	9.7	10.0	31.2	5.4
女	20~24	30.3	33.1	6.4	8.7	7.4	6.6	29.2	6.3
	25~29	27.5	32.9	6.4	9.1	7.4	11.5	31.5	5.5
	30~34	23.3	29.0	5.3	7.9	6.8	20.5	36.8	7.2
	35~39	22.1	25.2	4.5	5.9	7.0	23.0	34.4	5.6
	40~44	18.9	23.5	4.4	6.8	6.8	24.3	34.7	5.3
	45~49	21.2	18.6	5.1	5.3	6.8	19.5	28.6	4.9
	50~54	20.9	17.1	6.5	7.2	7.3	20.3	20.7	5.4
	55~59	22.8	14.6	6.7	8.2	6.3	16.4	12.0	3.6
	总体均值	23.0	23.8	5.6	7.3	6.9	18.4	28.6	5.5
总计		23.1	23.7	5.1	7.8	8.3	14.3	29.8	5.4

（续表）

性别	年龄组 （岁）	缺指导	缺组织	经济受限	怕被嘲笑	没必要	怕受伤	天气影响	没有障碍	其他
男	20~24	3.3	4.7	1.7	0.5	2.3	1.6	7.8	21.1	0.2
	25~29	4.1	5.6	2.2	0.2	1.2	1.5	6.0	22.0	0.2
	30~34	4.8	5.5	2.5	0.5	0.9	1.4	7.4	21.0	0.2
	35~39	4.9	6.4	1.5	0.5	1.0	1.7	7.8	21.3	0.1
	40~44	3.4	4.3	1.4	0.4	1.9	1.8	8.6	21.4	0.0
	45~49	3.7	4.3	1.4	0.1	1.8	0.9	9.5	22.3	0.2
	50~54	3.2	3.4	1.3	0.2	1.8	1.7	9.2	27.1	0.0
	55~59	3.1	3.1	0.9	0.2	1.6	1.9	9.3	29.4	0.1
	总体均值	3.9	4.7	1.6	0.3	1.5	1.6	8.2	23.1	0.1
女	20~24	4.5	4.5	2.1	0.5	1.4	2.0	7.3	16.3	0.3
	25~29	5.3	4.5	2.9	0.4	1.7	0.8	6.8	19.8	0.2
	30~34	5.0	4.1	1.2	0.2	1.4	1.1	8.3	18.4	0.2
	35~39	4.0	5.0	1.3	0.2	1.0	1.0	7.2	21.5	0.3
	40~44	3.4	3.7	1.2	0.7	1.6	2.1	9.3	20.7	0.1
	45~49	3.7	4.2	1.1	0.6	0.6	1.5	10.1	25.8	0.2
	50~54	4.0	4.0	1.0	0.6	1.1	2.2	10.6	25.8	0.1
	55~59	3.2	3.2	1.1	0.6	1.6	2.6	9.6	31.3	0.0
	总体均值	4.1	4.1	1.4	0.5	1.3	1.7	8.7	22.7	0.2
总计		4.0	4.4	1.5	0.4	1.4	1.6	8.4	22.9	0.1

注：身体弱指"身体弱，不宜参加"；身体好指"身体好，不用参加"；体力工作多指"体力工作多，不必参加"；家务忙指"家务忙，缺少时间"；工作忙指"工作忙，缺少时间"；缺场地指"缺乏场地设施"；缺指导指"缺乏锻炼知识或指导"；经济受限指"经济条件限制"；没必要指"认为没必要"；天气影响指"雨雪、雾霾等天气影响"。

5. 身体形态

（1）身高：

　　男、女性成年人各年龄组的身高平均数随着年龄增长呈下降趋势，变化范围男性为168.8~173.2厘米，女性为158.3~162.7厘米。同一年龄组身高平均数，男性大于女性，差异具有统计学意义（$p<0.05$）（图2-2-1）。

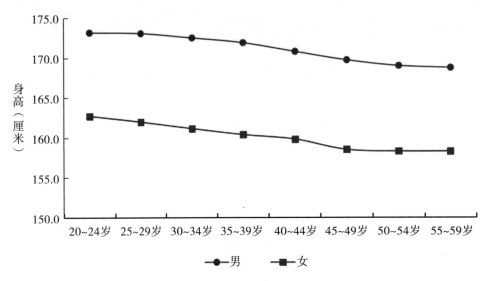

图2-2-1　2020年成年人各年龄组身高平均数

　　成年男性身高平均数，20~44岁年龄组乡村低于城镇体力和城镇非体力，其中20~29岁年龄组城镇体力与乡村之间差异具有统计学意义（$p<0.05$）；55~59岁年龄组城镇体力和城镇非体力高于乡村，差异具有统计学意义（$p<0.05$）；城镇体力与城镇非体力之间差异无统计学意义（$p>0.05$）（图2-2-2）。

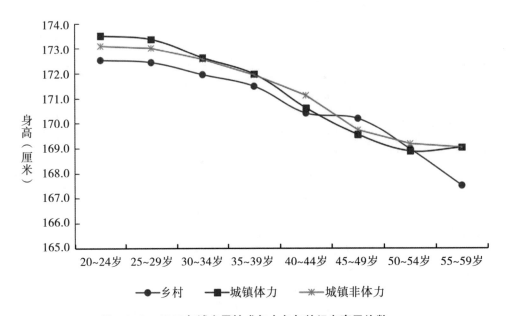

图2-2-2　2020年城乡男性成年人各年龄组身高平均数

　　成年女性身高平均数，城镇体力和城镇非体力高于乡村；除25~29岁年龄组外，差异具有统计学意义（$p<0.05$）；25~29岁和50~59岁，城镇体力高于城镇非体力，差异具有统计学意义（$p<0.05$），其他各年龄组差异无统计学意义（$p>0.05$）（图 2-2-3）。

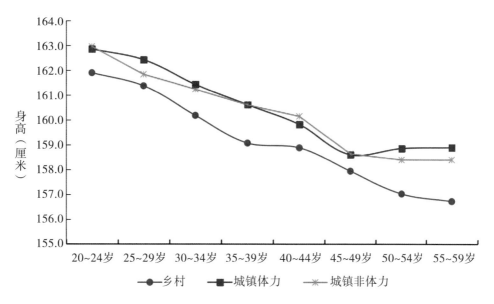

图2-2-3　2020年城乡女性成年人各年龄组身高平均数

（2）体重：

　　成年男性的体重平均数，34岁之前，随着年龄的增长呈上升趋势，且增幅较大，之后呈下降趋势；女性成年人的体重平均数，44岁之前随着年龄的增长呈上升趋势，之后趋于平稳。变化范围男性为74.0~78.9千克，女性为60.1~64.6千克。同一年龄组体重平均数，男性大于女性，差异具有统计学意义（$p<0.05$）（图 2-2-4）。

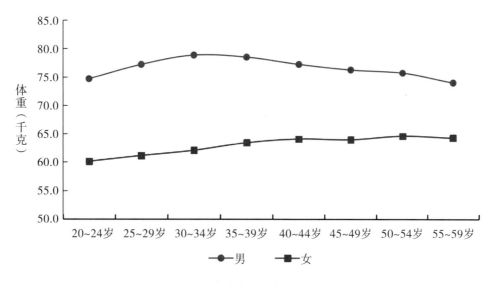

图2-2-4　2020年成年人各年龄组体重平均数

成年男性体重平均数，50~59岁年龄组，乡村高于城镇体力和城镇非体力，差异具有统计学意义（$p<0.05$）；45~49岁年龄组，乡村高于城镇体力，城镇体力低于城镇非体力，差异具有统计学意义（$p<0.05$）；其他各年龄组城乡差异没有统计学意义（$p>0.05$）（图2-2-5）。

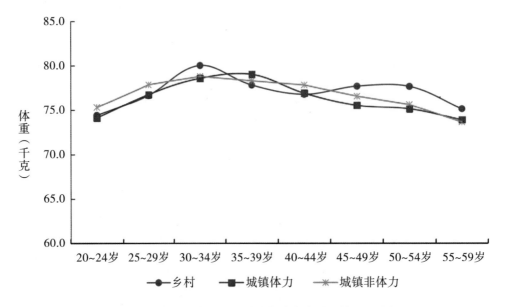

图2-2-5 2020年城乡男性成年人各年龄组体重平均数

成年女性体重平均数，20~24岁年龄组，乡村高于城镇体力和城镇非体力，差异具有统计学意义（$p<0.05$）；30~59岁年龄组，乡村高于城镇体力和城镇非体力，其中30~34岁和40~59岁年龄组，乡村和城镇体力差异具有统计学意义（$p<0.05$）；35~59岁年龄组，乡村和城镇非体力差异具有统计学意义（$p<0.05$）；各年龄组城镇体力和城镇非体力差异不具有统计学意义（$p>0.05$）（图2-2-6）。

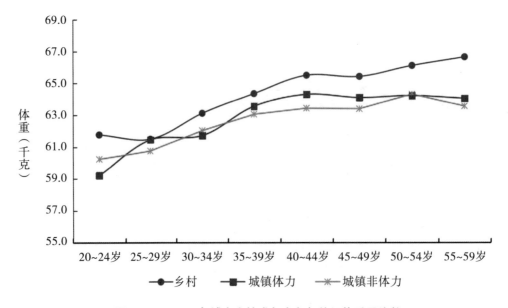

图2-2-6 2020年城乡女性成年人各年龄组体重平均数

（3）BMI：

成年男性的BMI平均数，39岁之前，随着年龄的增长呈上升趋势，之后呈下降趋势；女性成年人的BMI平均数，在54岁之前，随着年龄的增长呈上升趋势。变化范围男性为24.9~26.5千克/米^2，女性为22.7~25.8千克/米^2。同一年龄组BMI平均数，男性大于女性，差异具有统计学意义（$p<0.05$）（图2-2-7）。

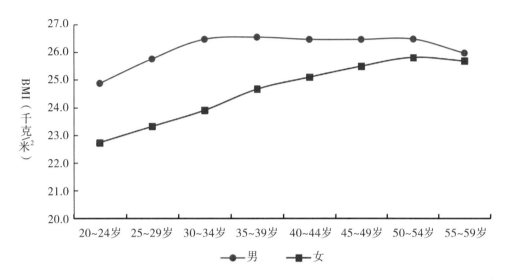

图2-2-7　2020年成年人各年龄组BMI平均数

成年男性BMI平均数，30~34岁和45~59岁年龄组乡村高于城镇体力和城镇非体力，除45~49岁年龄组城镇非体力外，差异均具有统计学意义（$p<0.05$）；20~29岁年龄组，城镇非体力高于城镇体力，差异具有统计学意义（$p<0.05$），其他年龄组城镇体力和城镇非体力差异不具有统计学意义（$p>0.05$）（图2-2-8）。

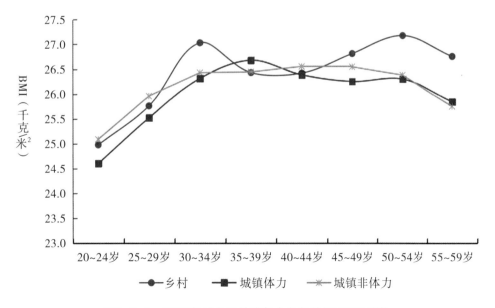

图2-2-8　2020年城乡男性成年人各年龄组BMI平均数

成年女性BMI平均数，乡村均高于城镇体力和城镇非体力除25~29岁外，差异均具有统计学意义（$p<0.05$）；40~49岁年龄组，城镇体力高于城镇非体力差异具有统计学意义（$p<0.05$）；其他年龄组城镇体力和城镇非体力差异不具有统计学意义（$p>0.05$）（图2-2-9）。

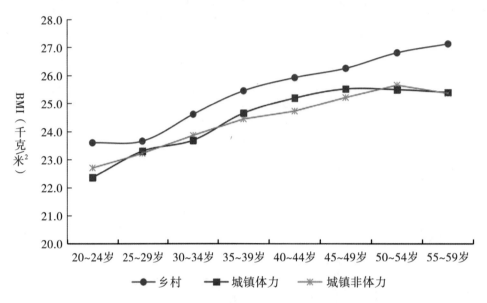

图2-2-9　2020年城乡女性成年人各年龄组BMI平均数

（4）体脂率：

成年男性的体脂率平均数，随着年龄的增长呈上升趋势；成年女性的体脂率平均数，在34岁之前，随着年龄的增长呈上升趋势，在35~49岁年龄组，随着年龄的增长呈下降趋势。变化范围男性为22.4～25.8，女性为26.1～33.0。同一年龄组体脂率平均数，女性大于男性，差异具有统计学意义（$p<0.05$）（图2-2-10）。

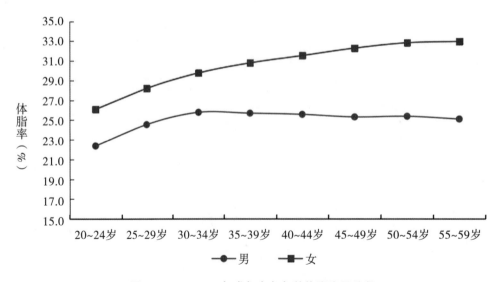

图2-2-10　2020年成年人各年龄体脂率平均数

成年男性体脂率平均数，20~24岁和45~59岁年龄组，乡村高于城镇体力，差异具有统计学意义（$p<0.05$）；50~59岁年龄组，乡村高于城镇非体力，差异具有统计学意义（$p<0.05$）；20~29岁和50~54岁年龄组，城镇体力低于城镇非体力，差异具有统计学意义（$p<0.05$）；其他各年龄组，三类人群差异不具有统计学意义（$p>0.05$）（图 2-2-11）。

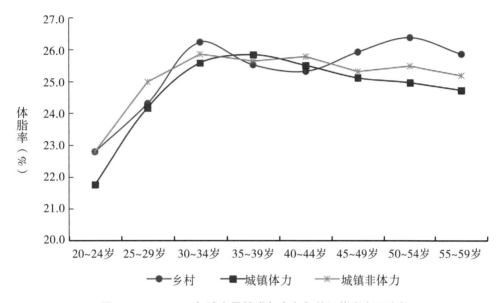

图2-2-11　2020年城乡男性成年人各年龄组体脂率平均数

成年女性体脂率平均数，乡村高于城镇体力，除25~29岁年龄组外，差异均具有统计学意义（$p<0.05$）；乡村高于城镇非体力，除20~29岁年龄组外，差异均具有统计学意义（$p<0.05$）；20~24岁和50~59岁年龄组，城镇体力低于城镇非体力，差异具有统计学意义（$p<0.05$），40~44岁年龄组，城镇体力高于城镇非体力，差异具有统计学意义（$p<0.05$）（图 2-2-12）。

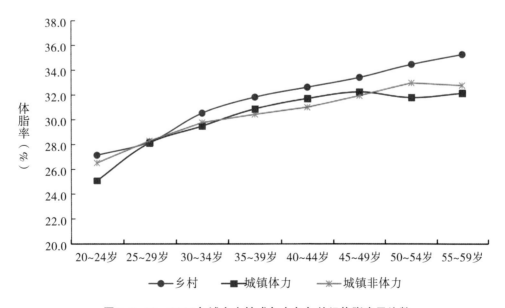

图2-2-12　2020年城乡女性成年人各年龄组体脂率平均数

（5）腰围：

男性成年人腰围平均数，在54岁之前，随着年龄增长大体呈上升趋势，女性成年人腰围平均数随着年龄增长呈上升趋势。其中，男性在20~34岁增幅较大。变化范围男性为86.0~91.6厘米，女性为76.8~84.5厘米。同一年龄组腰围平均数，男性大于女性，差异具有统计学意义（$p<0.05$）（图2-2-13）。

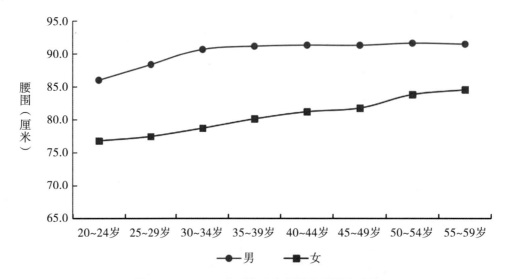

图2-2-13　2020年成年人各年龄组腰围平均数

成年男性腰围平均数，25~34岁和40~59岁年龄组，乡村高于城镇体力，25~59岁年龄组，乡村高于城镇非体力，差异具有统计学意义（$p<0.05$）；35~39岁年龄组，城镇体力高于城镇非体力，差异具有统计学意义（$p<0.05$）；其他年龄组城镇体力与城镇非体力之间差异不具有统计学意义（$p>0.05$）（图2-2-14）。

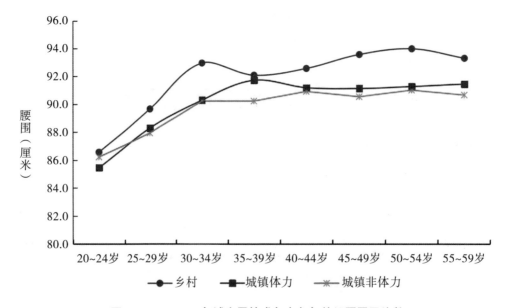

图2-2-14　2020年城乡男性成年人各年龄组腰围平均数

成年女性腰围平均数，乡村高于城镇体力和城镇非体力，除40~44岁年龄组城镇体力外，差异具有统计学意义（$p<0.05$）；25~29岁和35~49岁年龄组城镇体力高于城镇非体力，差异具有统计学意义（$p<0.05$）（图2-2-15）。

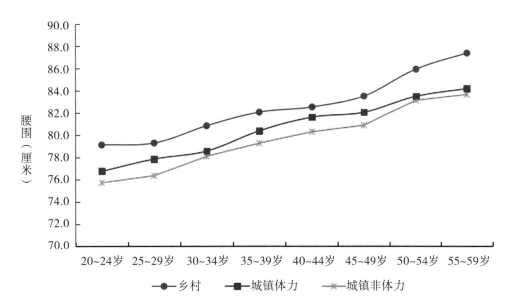

图2-2-15　2020年城乡女性成年人各年龄组腰围平均数

（6）臀围及腰臀比：

成年男性臀围平均数，20~34岁年龄组臀围平均数随年龄的增长呈上升趋势，35~59岁年龄组臀围平均数随年龄的增长呈下降趋势。成年女性臀围平均数随年龄的增长呈上升趋势。各年龄组男性大于女性，变化范围男性为98.3~100.5厘米，女性为93.5~97.1厘米。各年龄组男、女性别差异具有统计学意义（$p<0.05$）（图 2-2-16）。

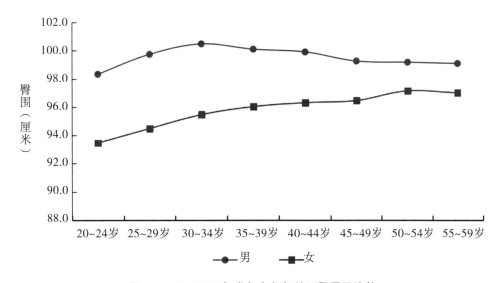

图2-2-16　2020年成年人各年龄组臀围平均数

成年男性臀围平均数，30~34岁和45~59岁年龄组，乡村高于城镇体力，30~34岁和40~59岁年龄组，乡村高于城镇非体力，差异具有统计学意义（$p<0.05$）；35~39岁年龄组，城镇体力高于城镇非体力，差异具有统计学意义（$p<0.05$），其他各年龄组城镇体力与城镇非体力差异不具有统计学意义（$p>0.05$）（图2-2-17）。

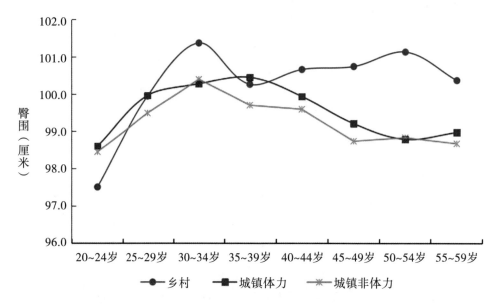

图2-2-17　2020年城乡男性成年人各年龄组臀围平均数

成年女性臀围平均数，30~34岁和50~59岁年龄组，乡村高于城镇体力，差异具有统计学意义（$p<0.05$）；乡村高于城镇非体力，除20~24岁年龄组外，差异均具有统计学意义（$p<0.05$）；35~49岁年龄组，城镇体力高于城镇非体力，差异具有统计学意义（$p<0.05$），其他各年龄组城镇体力与城镇非体力差异不具有统计学意义（$p>0.05$）（图2-2-18）。

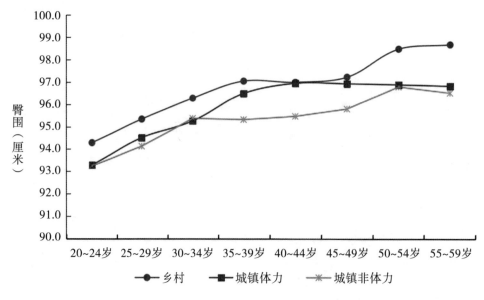

图2-2-18　2020年城乡女性成年人各年龄组臀围平均数

（7）腰臀比：

男、女性成年人腰臀比平均数随年龄的增长呈上升趋势，各年龄组男性大于女性。变化范围男性为0.87~0.92，女性为0.82~0.87。各年龄男、女性别差异具有统计学意义（$p<0.05$）（图2-2-19）。

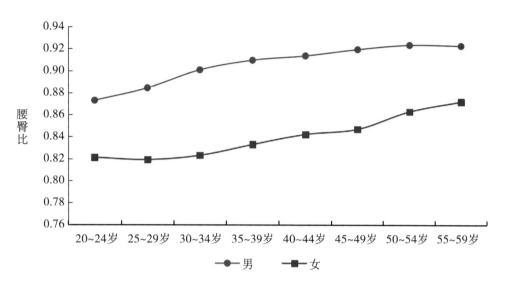

图2-2-19 2020年成年人各年龄组腰臀比平均数

成年男性腰臀比平均数，20~34岁和40~49岁年龄组，乡村高于城镇体力，差异均具有统计学意义（$p<0.05$）；乡村高于城镇非体力，除40~44岁年龄组外，差异均具有统计学意义（$p<0.05$）；20~24岁年龄组城镇体力低于城镇非体力，35~39岁年龄组，城镇体力高于城镇非体力，差异具有统计学意义（$p<0.05$），其他各年龄组城镇体力与城镇非体力差异不具有统计学意义（$p>0.05$）（图2-2-20）。

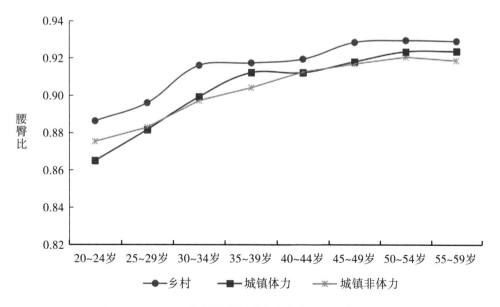

图2-2-20 2020年城乡男性成年人各年龄组腰臀比平均数

成年女性腰臀比平均数,除25~29岁年龄组城镇体力外,其他各年龄组乡村高于城镇体力和城镇非体力,差异均具有统计学意义($p<0.05$);20~29岁年龄组城镇体力高于城镇非体力,差异具有统计学意义($p<0.05$),其他各年龄组城镇体力与城镇非体力差异不具有统计学意义($p>0.05$)(图2-2-21)。

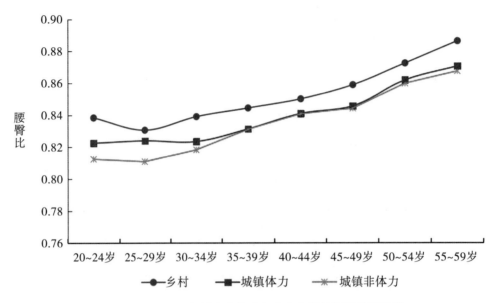

图2-2-21 2020年城乡女性成年人各年龄组腰臀比平均数

6. 身体机能

(1)安静脉搏:

35~59岁年龄组男、女性成年人安静脉搏平均数随年龄的增长呈下降趋势。20~29岁年龄组男性低于女性,30~59岁年龄组男性高于女性,其中30~34岁和45~59岁年龄组男、女性别差异具有统计学意义($p<0.05$)。变化范围男性为82.2~84.7次/分,女性为80.2~84.6次/分(图2-2-22)。

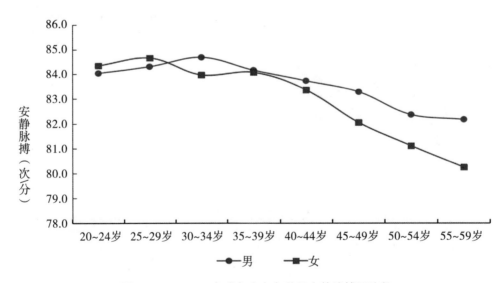

图2-2-22 2020年成年人各年龄组安静脉搏平均数

成年男性安静脉搏平均数，20~29岁和35~39岁年龄组，乡村高于城镇体力，差异具有统计学意义（$p<0.05$）；25~39岁年龄组，乡村高于城镇非体力，差异具有统计学意义（$p<0.05$）；20~24岁年龄组，城镇非体力高于城镇体力，差异具有统计学意义（$p<0.05$），其他各年龄组，城镇体力与城镇非体力差异不具有统计学意义（$p>0.05$）（图 2-2-23）。

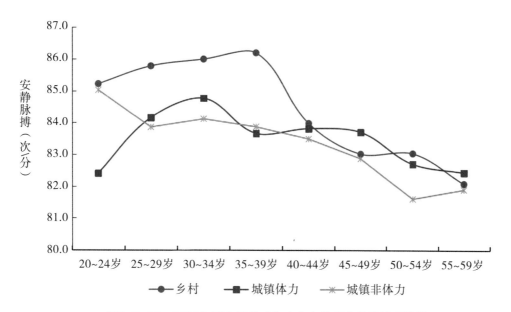

图2-2-23 2020年城乡男性成年人各年龄组安静脉搏平均数

成年女性安静脉搏平均数，25~29岁年龄组城镇体力高于乡村和城镇非体力，55~59岁年龄组城镇体力高于城镇非体力，20~24岁年龄组城镇非体力高于乡村，差异均具有统计学意义（$p<0.05$），除此之外，其他各年龄组，乡村、城镇体力和城镇非体力差异不具有统计学意义（$p>0.05$）（图 2-2-24）。

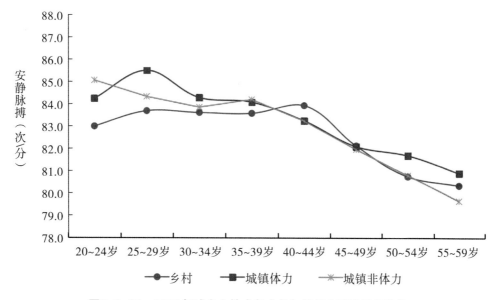

图2-2-24 2020年城乡女性成年人各年龄组安静脉搏平均数

（2）血压：

成年男性收缩压平均数随年龄的增长呈上升趋势，成年女性30~54岁年龄组收缩压平均数随年龄的增长呈上升趋势。各年龄组男性收缩压平均数均大于女性。变化范围男性为129.1~138.1毫米汞柱，女性为121.8~134.7毫米汞柱。各年龄组男、女性别差异具有统计学意义（$p<0.05$）（图2-2-25）。

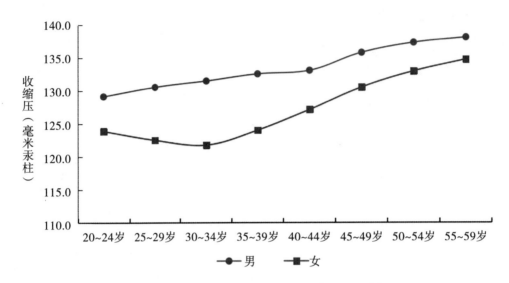

图2-2-25　2020年成年人各年龄组收缩压平均数

成年男性收缩压平均数，20~24岁年龄组乡村高于城镇体力，55~59岁年龄组乡村高于城镇非体力，差异均具有统计学意义（$p<0.05$）；20~24岁年龄组城镇体力低于城镇非体力，45~54岁年龄组，城镇体力高于城镇非体力，差异具有统计学意义（$p<0.05$）；除以上所述年龄组外，乡村、城镇体力和城镇非体力差异均不具有统计学意义（$p>0.05$）（图2-2-26）。

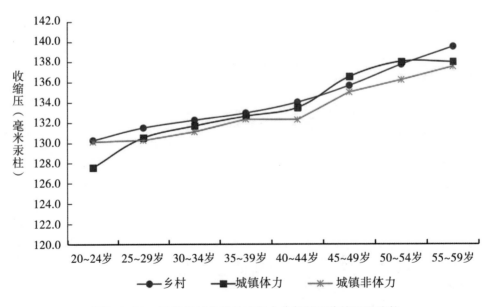

图2-2-26　2020年城乡男性成年人各年龄组收缩压平均数

成年女性收缩压平均数，45~59岁年龄组，乡村高于城镇体力，25~29岁和40~59岁年龄组，乡村高于城镇非体力，差异具有统计学意义（$p<0.05$）；25~29岁和40~44岁年龄组，城镇体力高于城镇非体力，差异具有统计学意义（$p<0.05$），其他各年龄组城镇体力与城镇非体力差异不具有统计学意义（$p>0.05$）（图2-2-27）。

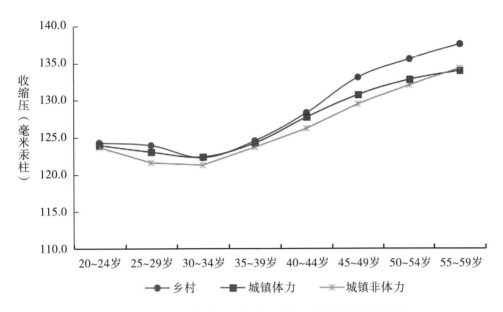

图2-2-27 2020年城乡女性成年人各年龄组收缩压平均数

成年男性20~54岁年龄组，舒张压平均数随年龄的增长呈上升趋势，成年女性30~54岁年龄组舒张压平均数随年龄的增长呈上升趋势。各年龄组男性舒张压平均数均大于女性。变化范围男性为76.8~85.8毫米汞柱，女性为74.3~80.5毫米汞柱。各年龄组男、女性别差异具有统计学意义（$p<0.05$）（图2-2-28）。

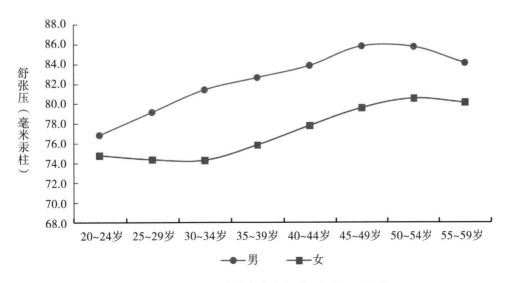

图2-2-28 2020年成年人各年龄组舒张压平均数

　　成年男性舒张压平均数，20~24岁和30~34岁年龄组，乡村高于城镇体力，30~34岁年龄组乡村高于城镇非体力，差异均具有统计学意义（$p<0.05$）；20~24岁年龄组城镇体力低于城镇非体力，45~49岁年龄组城镇体力高于城镇非体力，差异具有统计学意义（$p<0.05$）；除上述年龄组外，其他年龄组乡村、城镇体力和城镇非体力差异均不具有统计学意义（$p>0.05$）（图 2-2-29）。

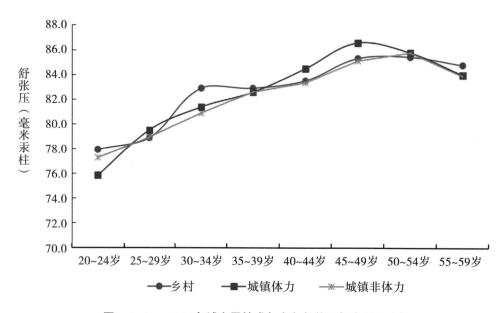

图2-2-29　2020年城乡男性成年人各年龄组舒张压平均数

　　成年女性舒张压平均数，25~29岁和50~54岁年龄组，乡村高于城镇体力，20~29岁年龄组、35~39岁年龄组、45~54岁年龄组，乡村高于城镇非体力，差异均具有统计学意义（$p<0.05$）；30~39岁年龄组城镇体力高于城镇非体力，差异具有统计学意义（$p<0.05$）；除上述年龄组外，其他年龄组乡村、城镇体力与城镇非体力差异均不具有统计学意义（$p>0.05$）（图 2-2-30）。

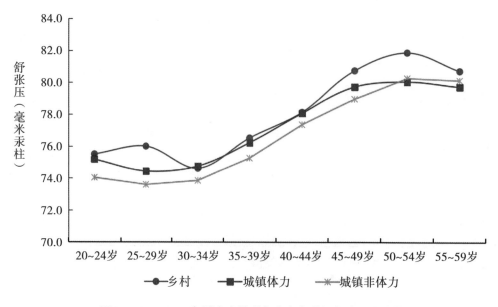

图2-2-30　2020年城乡女性成年人各年龄组舒张压平均数

（3）肺活量：

成年男、女性肺活量平均数随年龄的增长呈下降趋势。各年龄组男性肺活量平均数均高于女性。变化范围男性为2959.9~3918.0毫升，女性为2117.9~2744.9毫升。各年龄组男、女性别差异具有统计学意义（$p<0.05$）（图 2-2-31）。

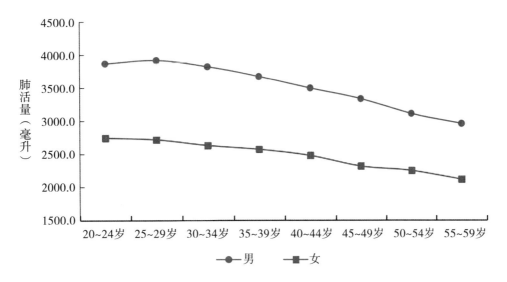

图2-2-31　2020年成年人各年龄组肺活量平均数

成年男性肺活量平均数，55~59岁年龄组乡村低于城镇体力，30~34岁和45~59岁年龄组乡村低于城市非体力，差异均具有统计学意义（$p<0.05$）；45~59岁年龄组城镇体力低于城镇非体力，差异具有统计学意义（$p<0.05$）；除上述年龄组外，其他各年龄组乡村、城镇体力和城镇非体力差异均不具有统计学意义（$p>0.05$）（图 2-2-32）。

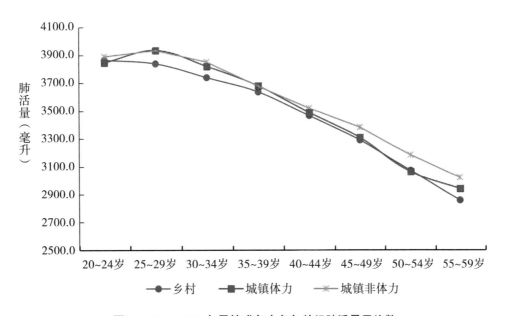

图2-2-32　2020年男性成年人各年龄组肺活量平均数

成年女性肺活量平均数，25~29岁和50~54岁年龄组乡村低于城镇体力，50~59岁年龄组乡村低于城镇非体力，差异均具有统计学意义（p<0.05）；25~29岁年龄组城镇体力高于城镇非体力，40~44岁和55~59岁年龄组城镇体力低于城镇非体力，差异具有统计学意义（p<0.05）；除上述年龄组外，其他年龄组乡村、城镇体力与城镇非体力差异均不具有统计学意义（p>0.05）（图2-2-33）。

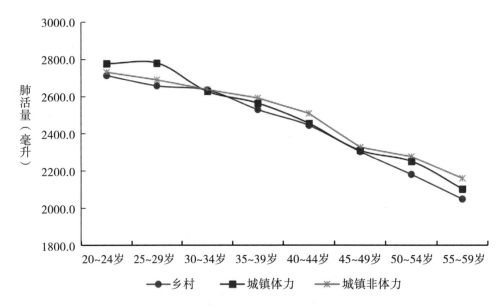

图2-2-33　2020年城乡女性成年人各年龄组肺活量平均数

（4）心肺耐力：

除35~44岁年龄组外，其他年龄组成年男性心肺耐力平均数随年龄的增长呈下降趋势，各年龄组成年女性心肺耐力平均数随年龄的增长呈下降趋势。20~39岁年龄组男性低于女性，其他年龄组男性高于女性。变化范围男性为34.0~46.3毫升/千克/分钟，女性为29.9~50.2毫升/千克/分钟。各年龄组男、女性别差异具有统计学意义（p<0.05）（图2-2-34）。

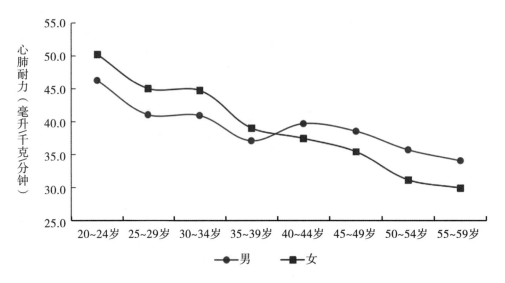

图2-2-34　2020年成年人各年龄组心肺耐力平均数

成年男性心肺耐力平均数，45~54岁年龄组乡村低于城镇体力，50~54岁年龄组乡村低于城镇非体力，差异均具有统计学意义（$p<0.05$）；20~24岁年龄组城镇体力高于城镇非体力，差异具有统计学意义（$p<0.05$）；除上述年龄组外，其他各年龄组乡村、城镇体力与城镇非体力差异不具有统计学意义（$p>0.05$）（图 2-2-35）。

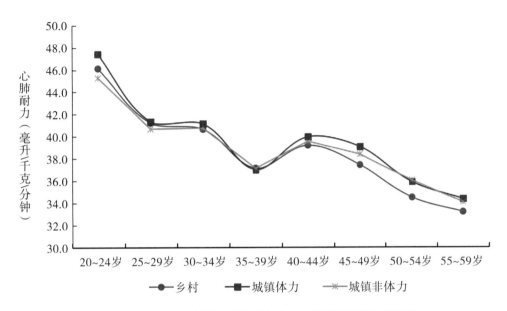

图2-2-35　2020年城乡男性成年人各年龄组心肺耐力平均数

成年女性心肺耐力平均数，30~59岁年龄组乡村低于城镇体力，40~59岁年龄组乡村低于城镇非体力，差异均具有统计学意义（$p<0.05$）；除上述年龄组外，其他各年龄组乡村、城镇体力和城镇非体力差异不具有统计学意义（$p>0.05$）（图 2-2-36）。

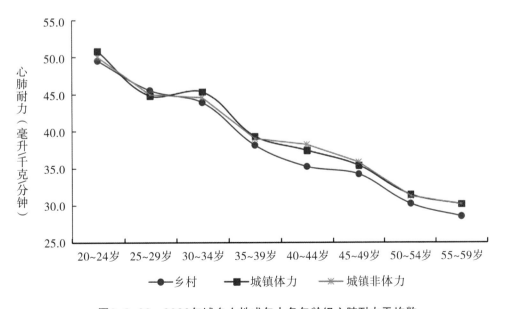

图2-2-36　2020年城乡女性成年人各年龄组心肺耐力平均数

7. 身体素质

（1）握力：

30~59岁年龄组成年男性握力平均数随年龄的增长呈下降趋势，40~59岁年龄组成年女性握力平均数随年龄的增长呈下降趋势。各年龄组男性高于女性。变化范围男性为42.4~46.2千克，女性为26.9~29.0千克。各年龄组男、女性别差异具有统计学意义（$p<0.05$）（图2-2-37）。

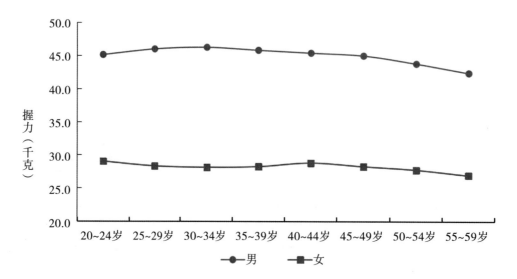

图2-2-37　2020年成年人各年龄组握力平均数

成年男性握力平均数，20~24岁、30~34岁和45~59岁年龄组，乡村高于城镇体力，20~24岁、30~39岁和45~59岁年龄组，乡村高于城镇非体力，差异均具有统计学意义（$p<0.05$）；25~39岁年龄组城镇体力高于城镇非体力，差异具有统计学意义（$p<0.05$）（图2-2-38）。

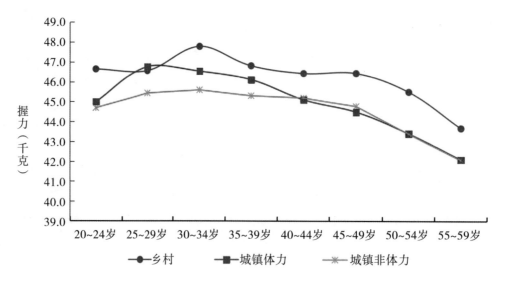

图2-2-38　2020年城乡男性成年人各年龄组握力平均数

　　成年女性握力平均数，25~49岁年龄组乡村高于城镇体力，20~49岁年龄组乡村高于城镇非体力，差异具有统计学意义（$p<0.05$）；25~29岁年龄组城镇体力高于城镇非体力，35~39岁年龄组，城镇体力低于城镇非体力，差异具有统计学意义（$p<0.05$）；其他各年龄组城镇体力和城镇非体力差异不具有统计学意义（$p>0.05$）（图 2-2-39）。

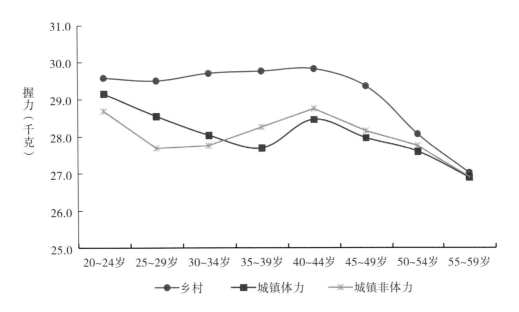

图2-2-39　2020年城乡女性成年人各年龄组握力平均数

（2）背力：

　　20~34岁年龄组成年男性背力平均数随年龄的增长呈上升趋势，35~59岁年龄组成年男性背力平均数随年龄的增长呈下降趋势。各年龄组男性高于女性。变化范围男性为105.5~116.2千克，女性为62.1~65.6千克。各年龄组男、女性别差异具有统计学意义（$p<0.05$）（图 2-2-40）。

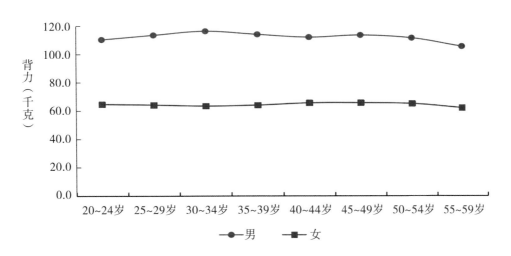

图2-2-40　2020年成年人各年龄组背力平均数

　　成年男性背力平均数，45~59岁年龄组乡村高于城镇体力和城镇非体力，35~39岁年龄组城镇体力高于城镇非体力，差异具有统计学意义（*p*<0.05）；除上述年龄组外，其他年龄组乡村、城镇体力和城镇非体力差异均不具有统计学意义（*p*>0.05）（图2-2-41）。

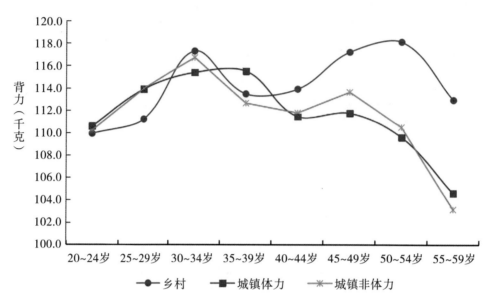

图2-2-41　2020年城乡男性成年人各年龄组背力平均数

　　成年女性背力平均数，除55~59岁年龄组城镇非体力外，其他各年龄组乡村高于城镇体力和城镇非体力，差异具有统计学意义（*p*<0.05）；25~29岁年龄组城镇体力高于城镇非体力，35~39岁和50~59岁年龄组，城镇体力低于城镇非体力，差异具有统计学意义（*p*<0.05）（图2-2-42）。

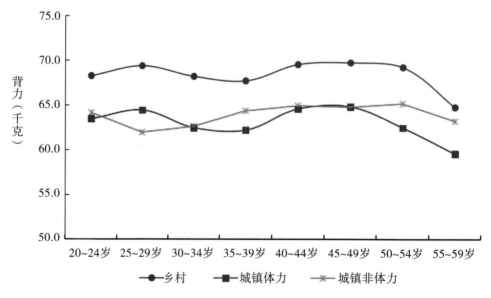

图2-2-42　2020年城乡女性成年人各年龄组背力平均数

（3）纵跳：

成年男、女性纵跳平均数随年龄的增长呈下降趋势。各年龄组男性高于女性。变化范围男性为25.2~35.2厘米，女性为18.5~25.3厘米。各年龄组男、女性别差异具有统计学意义（$p<0.05$）（图2-2-43）。

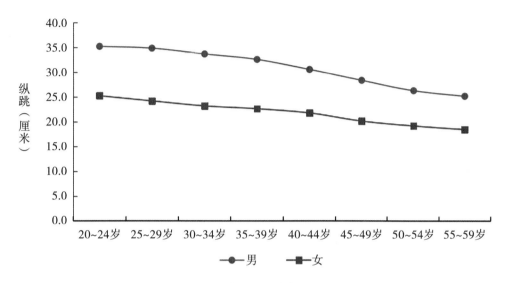

图2-2-43　2020年成年人各年龄组纵跳平均数

成年男性纵跳平均数，25~29岁和55~59岁年龄组，乡村低于城镇体力，所有年龄组，乡村低于城镇非体力，差异具有统计学意义（$p<0.05$）；30~59岁年龄组城镇体力低于城镇非体力，差异具有统计学意义（$p<0.05$）（图2-2-44）。

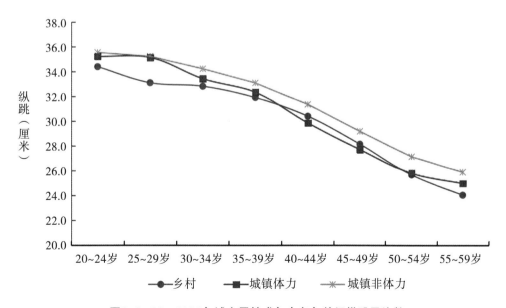

图2-2-44　2020年城乡男性成年人各年龄组纵跳平均数

　　成年女性纵跳平均数，25~29岁年龄组乡村低于城镇体力和城镇非体力，35~49岁和55~59岁年龄组，乡村低于城镇非体力，差异具有统计学意义（$p<0.05$）；35~39岁和55~59岁年龄组，城镇体力低于城镇非体力，差异具有统计学意义（$p<0.05$）；除上述年龄组外，其他各年龄组乡村、城镇体力和城镇非体力差异均不具有统计学意义（$p>0.05$）（图2-2-45）。

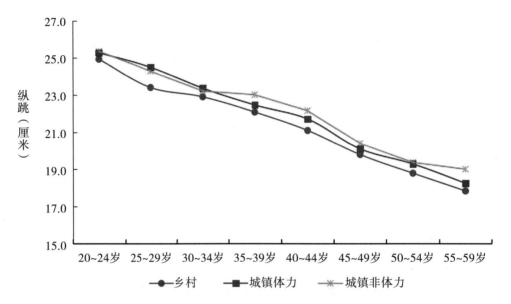

图2-2-45　2020年城乡女性成年人各年龄组纵跳平均数

（4）俯卧撑（男）/跪卧撑（女）：

　　除30~39岁年龄组外，其他年龄组成年男性俯卧撑平均数随年龄的增长呈下降趋势。20~44岁年龄组男性高于女性，45~59岁年龄组男性低于女性。变化范围男性为15.2~22.3次，女性为16.9~18.4次。除45~49岁年龄组外，其他年龄组男、女性别差异均具有统计学意义（$p<0.05$）（图2-2-46）。

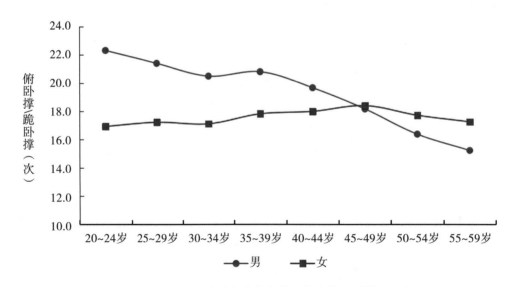

图2-2-46　2020年成年人各年龄组俯卧撑/跪卧撑平均数

成年男性俯卧撑平均数，45~59岁年龄组乡村高于城镇体力，45~49岁年龄组乡村高于城镇非体力，差异均具有统计学意义（$p<0.05$）；30~44岁和50~54岁年龄组，城镇体力低于城镇非体力，差异具有统计学意义（$p<0.05$）；除上述年龄组外，其他各年龄组乡村、城镇体力和城镇非体力差异均不具有统计学意义（$p>0.05$）（图2-2-47）。

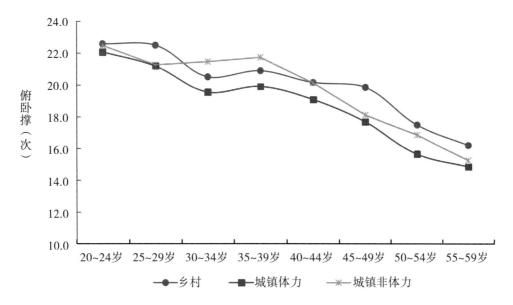

图2-2-47　2020年城乡男性成年人各年龄组俯卧撑平均数

成年女性跪卧撑平均数，25~29岁和40~44岁年龄组，乡村高于城镇体力，45~59岁年龄组，乡村低于城镇非体力，差异均具有统计学意义（$p<0.05$）；30~59岁年龄组城镇体力低于城镇非体力，差异具有统计学意义（$p<0.05$）（图2-2-48）。

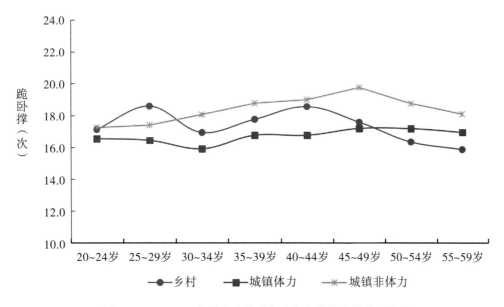

图2-2-48　2020年城乡女性成年人各年龄组跪卧撑平均数

（5）1分钟仰卧起坐：

成年男、女性1分钟仰卧起坐平均数随年龄的增长呈下降趋势。各年龄组男性高于女性，变化范围男性为16.8~25.7次/分，女性为13.1~23.0次/分。各年龄组男、女性别差异具有统计学意义（$p<0.05$）（图2-2-49）。

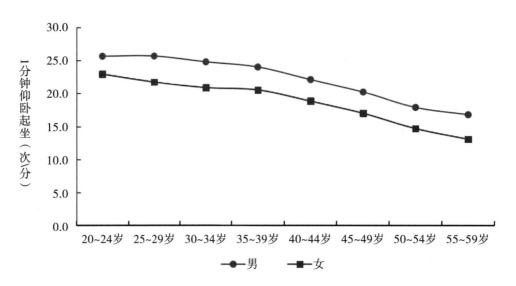

图2-2-49　2020年成年人各年龄组1分钟仰卧起坐平均数

成年男性1分钟仰卧起坐平均数，30~39岁年龄组乡村低于城镇体力，30~54岁年龄组，乡村低于城镇非体力，差异均具有统计学意义（$p<0.05$）；30~54岁年龄组城镇体力低于城镇非体力，差异具有统计学意义（$p<0.05$）；除上述年龄组外，其他各年龄组乡村、城镇体力和城镇非体力差异均不具有统计学意义（$p>0.05$）（图2-2-50）。

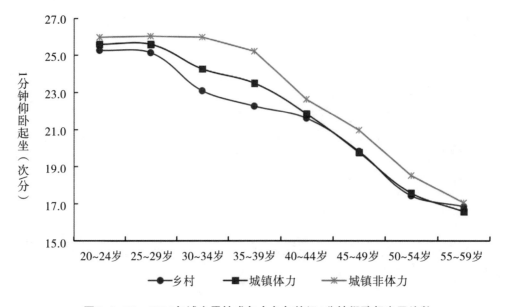

图2-2-50　2020年城乡男性成年人各年龄组1分钟仰卧起坐平均数

成年女性1分钟仰卧起坐平均数，35~39岁年龄组乡村低于城镇体力，30~49岁年龄组乡村低于城镇非体力，差异具有统计学意义（$p<0.05$）；30~49岁年龄组城镇体力低于城镇非体力，差异具有统计学意义（$p<0.05$）；除上述年龄组外，其他各年龄组乡村、城镇体力和城镇非体力差异均不具有统计学意义（$p>0.05$）（图2-2-51）。

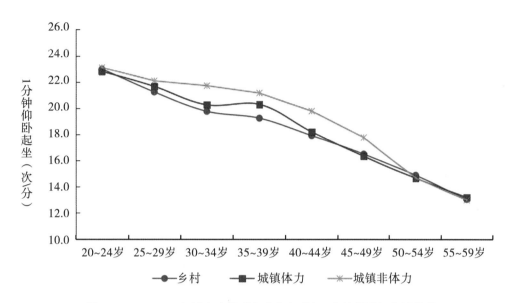

图2-2-51　2020年城乡女性成年人各年龄组1分钟仰卧起坐平均数

（6）坐位体前屈：

20~44岁年龄组成年男、女性坐位体前屈平均数随年龄的增长呈下降趋势。各年龄组男性低于女性，变化范围男性为6.0~9.4厘米，女性为9.4~12.4厘米。各年龄组男、女性别差异均具有统计学意义（$p<0.05$）（图2-2-52）。

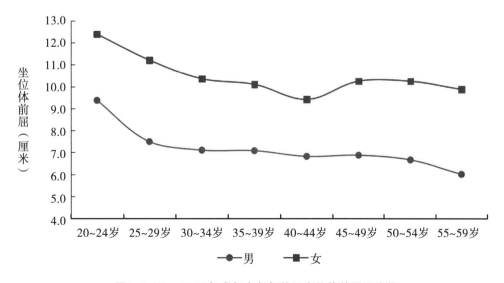

图2-2-52　2020年成年人各年龄组坐位体前屈平均数

　　成年男性坐位体前屈平均数，乡村高于城镇体力和城镇非体力；除50~54岁年龄组外，乡村和城镇体力之间差异有统计学意义，除45~54岁年龄组外，乡村和城镇非体力之间差异具有统计学意义（$p<0.05$）；20~24岁、35~44岁和55~59岁年龄组，城镇体力和城镇非体力之间差异具有统计学意义（$p<0.05$）（图2-2-53）。

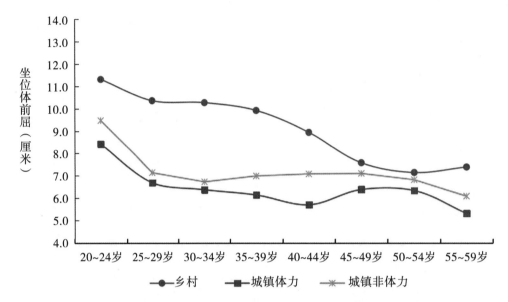

图2-2-53　2020年城乡男性成年人各年龄组坐位体前屈平均数

　　成年女性坐位体前屈平均数，乡村高于城镇体力和城镇非体力，除城镇非体力45~49岁和55~59岁年龄组外，差异具有统计学意义（$p<0.05$）；30~59岁年龄组城镇体力低于城镇非体力，差异具有统计学意义（$p<0.05$）（图2-2-54）。

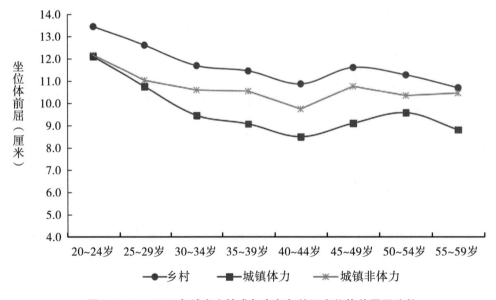

图2-2-54　2020年城乡女性成年人各年龄组坐位体前屈平均数

（7）闭眼单脚站立：

25~59岁年龄组成年男、女性闭眼单脚站立平均数随年龄的增长呈下降趋势。各年龄组男性低于女性，变化范围男性为13.3~25.4秒，女性为13.8~28.6秒。除20~24岁和55~59岁年龄组外，其他年龄组男、女性别差异具有统计学意义（$p<0.05$）（图 2-2-55）。

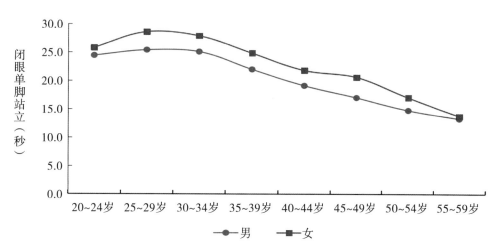

图2-2-55　2020年成年人各年龄组闭眼单脚站立平均数

成年男性闭眼单脚站立平均数，乡村低于城镇体力和城镇非体力，除城镇体力35~39岁年龄组和城镇非体力55~59岁年龄组外，差异具有统计学意义（$p<0.05$）；25~34岁和40~44岁年龄组，城镇体力低于城镇非体力，差异具有统计学意义（$p<0.05$），其他年龄组城镇体力和城镇非体力差异不具有统计学意义（$p>0.05$）（图 2-2-56）。

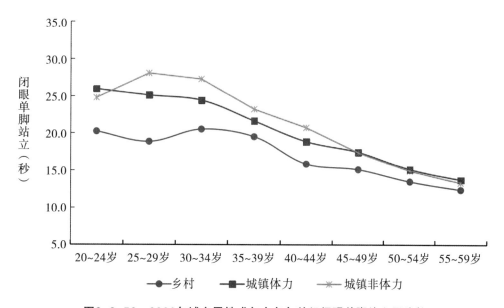

图2-2-56　2020年城乡男性成年人各年龄组闭眼单脚站立平均数

成年女性闭眼单脚站立平均数，20~34岁年龄组乡村低于城镇体力，各年龄组乡村均低于城镇非体力，差异具有统计学意义（$p<0.05$）；除20~24岁年龄组外，其他各年龄组城镇体力低于城镇非体力，差异具有统计学意义（$p<0.05$）（图2-2-57）。

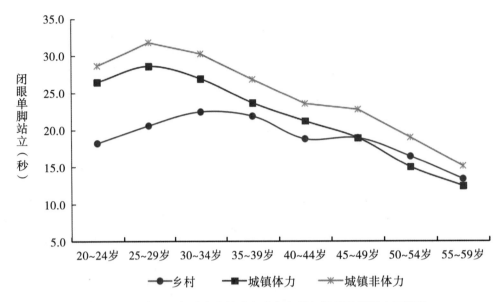

图2-2-57　2020年城乡女性成年人各年龄组闭眼单脚站立平均数

（8）选择反应时：

成年男、女性选择反应时平均数随年龄的增长呈上升趋势，表明反应素质随年龄增长呈现下降趋势。各年龄组男性低于女性，表明反应素质男性优于女性；变化范围男性为0.54~0.64秒，女性为0.56~0.65秒。各年龄组男、女性别差异具有统计学意义（$p<0.05$）（图2-2-58）。

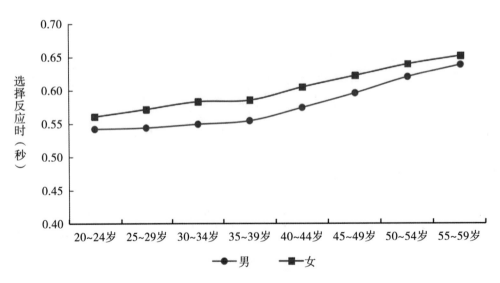

图2-2-58　2020年成年人各年龄组选择反应时平均数

成年男性选择反应时平均数，30~44岁年龄组和50~59岁年龄组乡村高于城镇体力，30~59岁年龄组乡村高于城镇非体力，差异具有统计学意义（$p<0.05$）；45~59岁年龄组城镇体力高于城镇非体力，差异具有统计学意义（$p<0.05$）；除上述年龄组外，其他年龄组乡村、城镇体力和城镇非体力差异均不具有统计学意义（$p>0.05$）（图 2-2-59）。

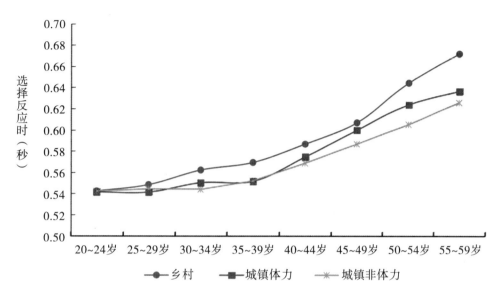

图2-2-59　2020年城乡男性成年人各年龄组选择反应时平均数

成年女性选择反应时平均数，除城镇非体力20~29岁年龄组外，其他各年龄组乡村高于城镇体力和城镇非体力，差异具有统计学意义（$p<0.05$）；20~29岁年龄组城镇体力低于城镇非体力，35~49岁年龄组城镇体力高于城镇非体力，差异具有统计学意义（$p<0.05$）（图 2-2-60）。

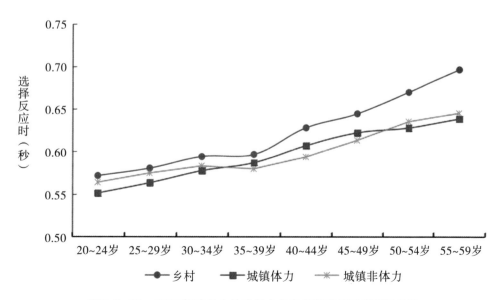

图2-2-60　2020年城乡女性成年人各年龄组选择反应时平均数

（二）2020年与2014年体质监测结果比较

1. 身体形态比较

（1）身高：

与 2014 年相比，成年男性身高平均数，30~44岁年龄组2020年高于2014年，其他年龄组2020年低于2014 年，两个年度身高差值绝对值范围为0.18~0.40厘米；20~24岁年龄组差值绝对值最小，35~39岁年龄组差值绝对值最大。成年男性35~54岁年龄组两年度身高差异均具有统计学意义（$p<0.05$）（图 2-2-61）。

与 2014 年相比，成年女性身高平均数，除45~54岁年龄组外，其他年龄组2020年高于2014年，两个年度身高差值绝对值范围为0.15 ~ 1.19厘米；45~49岁年龄组差值绝对值最小，20~24岁年龄组差值绝对值最大。除45~49岁年龄组外，成年女性其他各年龄组两年度身高差异均具有统计学意义（$p<0.05$）（图 2-2-61）。

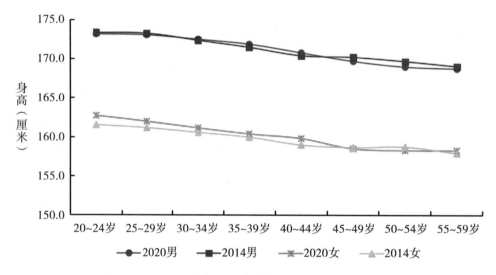

图2-2-61　2020年与2014年成年人各年龄组身高平均数

（2）体重：

与 2014 年相比，成年男性体重平均数，各年龄组2020年均高于2014年，两个年度体重差值绝对值范围为0.86~3.13千克；55~59岁年龄组差值绝对值最小，35~39岁年龄组差值绝对值最大。成年男性各年龄组两个年度体重差异均具有统计学意义（$p<0.05$）（图 2-2-62）。

与 2014 年相比，成年女性体重平均数，各年龄组2020年均大于2014 年，两个年度体重差值绝对值范围为1.11 ~ 3.13千克；50~54岁年龄组差值绝对值最小，25~29岁年龄组差值绝对值最大。成年女性各年龄组两个年度体重差异均具有统计学意义（$p<0.05$）（图 2-2-62）。

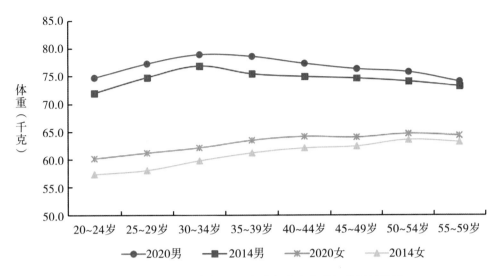

图2-2-62　2020年与2014年成年人各年龄组体重平均数

（3）BMI：

与 2014 年相比，成年男性BMI平均数，各年龄组2020年均高于2014年，两个年度BMI差值绝对值范围为0.40~0.97千克/米^2；55~59岁年龄组差值绝对值最小，20~24岁年龄组差值绝对值最大。成年男性各年龄组两年度BMI差异均具有统计学意义（$p<0.05$）（图 2-2-63）。

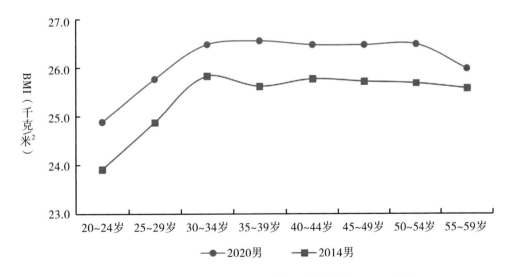

图2-2-63　2020年与2014年成年男性各年龄组BMI平均数

与 2014 年相比，成年女性BMI平均数，各年龄组2020年均高于2014 年，两个年度BMI差值绝对值范围为0.37~1.00千克/米²；55~59岁年龄组差值绝对值最小，25~29岁年龄组差值绝对值最大。成年女性各年龄组两年度BMI差异均具有统计学意义（$p<0.05$）（图 2-2-64）。

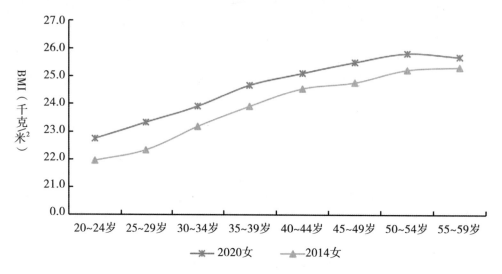

图2-2-64　2020年与2014年成年女性各年龄组BMI平均数

（4）腰围：

与 2014 年相比，成年男性腰围平均数，各年龄组2020年均高于2014年，两个年度腰围差值绝对值范围为0.91~2.48厘米；50~54岁年龄组差值绝对值最小，20~24岁年龄组差值绝对值最大。成年男性各年龄组两年度腰围差异均具有统计学意义（$p<0.05$）（图 2-2-65）。

与 2014 年相比，成年女性腰围平均数，各年龄组2020年均高于2014 年，两个年度腰围差值绝对值范围为0.11~3.11厘米；55~59岁年龄组差值最小，20~24岁年龄组差值绝对值最大。除45~49岁和55~59岁年龄组外，成年女性其他年龄组两年度腰围差异均具有统计学意义（$p<0.05$）（图 2-2-65）。

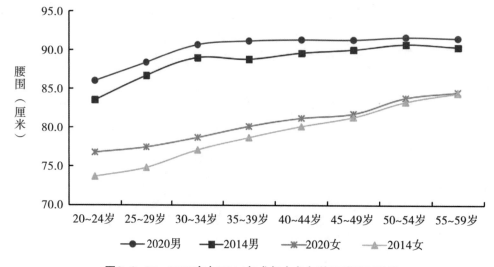

图2-2-65　2020年与2014年成年人各年龄组腰围平均数

（5）臀围：

与2014年相比，成年男性臀围平均数，各年龄组2020年均高于2014年，两个年度臀围差值绝对值范围为2.22~3.12厘米；55~59岁年龄组差值绝对值最小，40~44岁年龄组差值绝对值最大。成年男性各年龄组两年度臀围差异均具有统计学意义（$p<0.05$）（图2-2-66）。

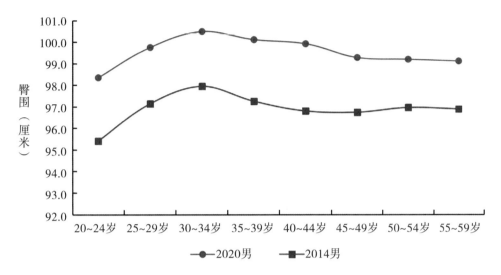

图2-2-66　2020年与2014年成年男性各年龄组臀围平均数

与 2014 年相比，成年女性臀围平均数，各年龄组2020年均高于2014 年，两个年度臀围差值绝对值范围为0.37 ~ 1.73厘米；50~54岁年龄组差值绝对值最小，25~29岁年龄组差值绝对值最大。除50~54岁年龄组外，成年女性其他年龄组两年度臀围差异均具有统计学意义（$p<0.05$）（图 2-2-67）。

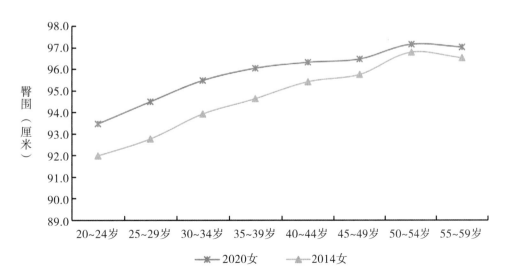

图2-2-67　2020年与2014年成年女性各年龄组臀围平均数

2. 身体机能

（1）安静脉搏：

与 2014 年相比，成年男性安静脉搏平均数，各年龄组2020年均高于2014年，两个年度安静脉搏差值绝对值范围为2.51~4.25次/分；20~24岁年龄组差值绝对值最小，40~44岁年龄组差值绝对值最大。成年男性各年龄组两个年度安静脉搏差异均具有统计学意义（$p<0.05$）（图 2-2-68）。

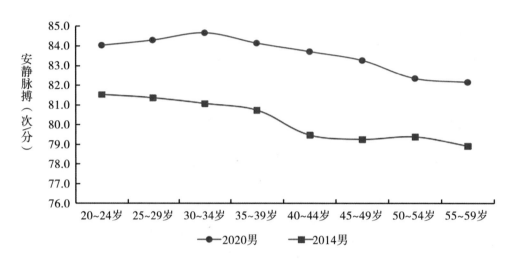

图2-2-68　2020年与2014年成年男性各年龄组安静脉搏平均数

与 2014 年相比，成年女性安静脉搏平均数，各年龄组2020年均高于2014 年，两个年度安静脉搏差值绝对值范围为2.37 ~ 4.33次/分；20~24岁年龄组差值绝对值最小，45~49岁年龄组差值绝对值最大。成年女性各年龄组两个年度安静脉搏差异均具有统计学意义（$p<0.05$）（图 2-2-69）。

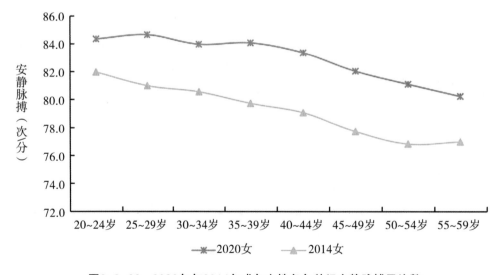

图2-2-69　2020年与2014年成年女性各年龄组安静脉搏平均数

（2）血压：

与 2014 年相比，成年男性收缩压平均数，各年龄组2020年均高于2014年，两个年度收缩压差值绝对值范围为2.75~7.43毫米汞柱；20~24岁年龄组差值绝对值最小，50~54岁年龄组差值绝对值最大。成年男性各年龄组两个年度收缩压差异均具有统计学意义（*p*<0.05）（图 2-2-70）。

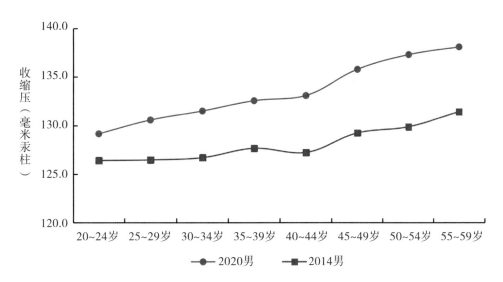

图2-2-70　2020年与2014年成年男性各年龄组收缩压平均数

与 2014 年相比，成年女性收缩压平均数，各年龄组2020年均高于2014 年，两个年度收缩压差值绝对值范围为7.61 ~ 10.16毫米汞柱；35~39岁年龄组差值绝对值最小，20~24岁年龄组差值绝对值最大。成年女性各年龄组两个年度收缩压差异均具有统计学意义（*p*<0.05）（图 2-2-71）。

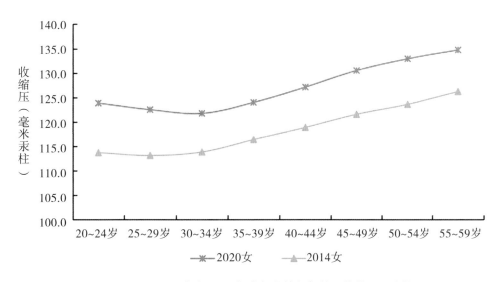

图2-2-71　2020年与2014年成年女性各年龄组收缩压平均数

与 2014 年相比，成年男性舒张压平均数，各年龄组2020年均高于2014年，两个年度舒张压差值绝对值范围为3.43~5.31毫米汞柱；20~24岁年龄组差值绝对值最小，50~54岁年龄组差值绝对值最大。成年男性各年龄组两个年度舒张压差异均具有统计学意义（$p<0.05$）（图 2-2-72）。

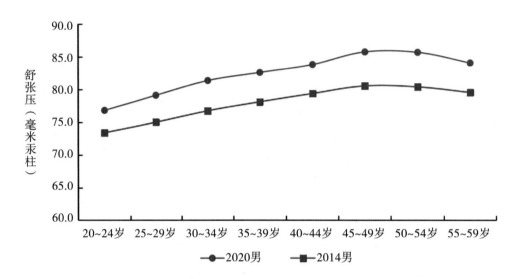

图2-2-72　2020年与2014年成年男性各年龄组舒张压平均数

与 2014 年相比，成年女性舒张压平均数，各年龄组2020年均高于2014 年，两个年度舒张压差值绝对值范围为3.76 ~ 5.44毫米汞柱；35~39岁年龄组差值绝对值 最小，50~54岁年龄组差值绝对值最大。成年女性各年龄组两个年度舒张压差异均具有统计学意义（$p<0.05$）（图 2-2-73）。

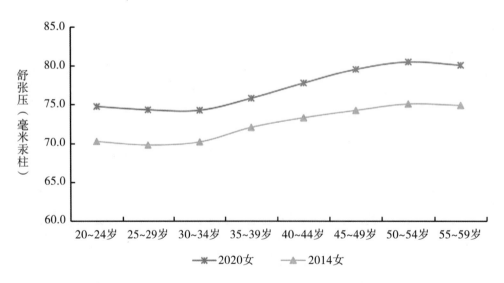

图2-2-73　2020年与2014年成年女性各年龄组舒张压平均数

（3）肺活量：

与 2014 年相比，成年男性肺活量平均数，各年龄组2020年均高于2014年，两个年度肺活量差值绝对值范围为19.38~164.48毫升；20~24岁年龄组差值绝对值最小，30~34岁年龄组差值绝对值最大。除20~29岁年龄组外，成年男性其他年龄组两个年度肺活量差异均具有统计学意义（$p<0.05$）（图 2-2-74）。

与2014年相比，成年女性肺活量平均数，各年龄组2020年均高于2014年，两个年度肺活量差值绝对值范围为0.45~1.18毫升；55~59岁年龄组差值绝对值最小，20~24岁年龄组差值绝对值最大。成年女性各年龄组两个年度肺活量差异均具有统计学意义（$p<0.05$）（图 2-2-74）。

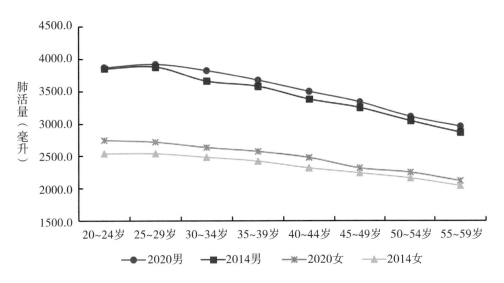

图2-2-74　2020年与2014年成年人各年龄组肺活量平均数

3. 身体素质

（1）握力：

与 2014 年相比，成年男性握力平均数，除20~24岁年龄组外，其他各年龄组2020年均高于2014年，两个年度握力差值绝对值范围为0.01~1.50千克；20~24岁年龄组差值绝对值最小，55~59岁年龄组差值绝对值最大。除20~24岁、35~44岁年龄组外，成年男性其他年龄组两个年度握力差异均具有统计学意义（$p<0.05$）（图 2-2-75）。

与 2014 年相比，成年女性握力平均数，各年龄组2020年均高于2014 年，两个年度握力差值绝对值范围为0.83 ~ 2.46千克；35~39岁年龄组差值绝对值最小，20~24岁年龄组差值绝对值最大。成年女性各年龄组两个年度握力差异均具有统计学意义（$p<0.05$）（图 2-2-75）。

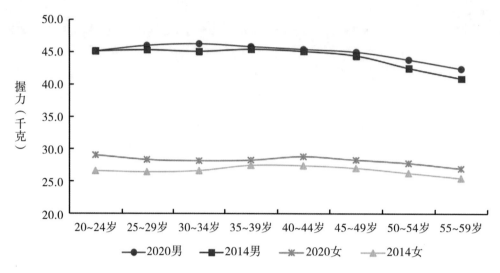

图2-2-75　2020年与2014年成年人各年龄组握力平均数

（2）背力：

与 2014 年相比，成年男性背力平均数，20~39岁年龄组均低于2014年，两个年度背力差值绝对值范围为10.0~11.7千克；25~29岁年龄组差值绝对值最小，20~24岁年龄组差值绝对值最大。成年男性20~39岁年龄组两个年度背力差异均具有统计学意义（$p<0.05$）（图 2-2-76）。

与 2014 年相比，成年女性背力平均数，20~39岁年龄组均低于2014年，两个年度背力差值绝对值范围为0.8 ~ 7.7千克；20~24岁年龄组差值绝对值最小，35~39岁年龄组差值绝对值最大。成年女性25~39岁年龄组两个年度背力差异具有统计学意义（$p<0.05$）（图 2-2-76）。

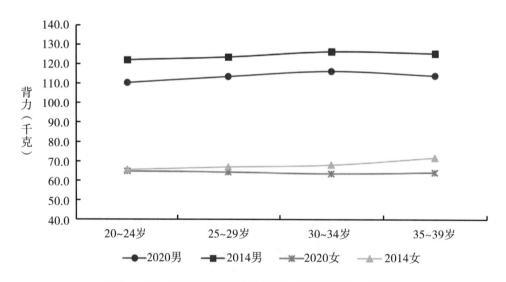

图2-2-76　2020年与2014年成年人各年龄组背力平均数

（3）纵跳：

与 2014 年相比，成年男性纵跳平均数，20~34岁年龄组2020年低于2014年，35~39岁年龄组2020年高于2014年，两个年度纵跳差值绝对值范围为0.2~0.9厘米；30~34岁年龄组差值绝对值最小，20~24岁年龄组差值绝对值最大。成年男性20~29岁年龄组两个年度纵跳差异均具有统计学意义（$p<0.05$）（图2-2-77）。

与 2014 年相比，成年女性纵跳平均数，除30~34岁年龄组外，其他各年龄组2020年均大于2014年，两个年度纵跳差值绝对值范围为0.1～1.7厘米；30~34岁年龄组差值绝对值最小，20~24岁年龄组差值绝对值最大。成年女性20~29岁、35~39岁年龄组两个年度纵跳差异均具有统计学意义（$p<0.05$）（图2-2-77）。

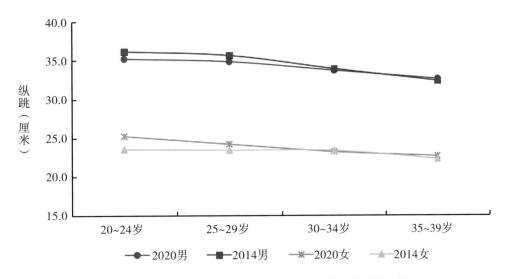

图2-2-77　2020年与2014年成年人各年龄组纵跳平均数

（4）俯卧撑（男）：

与 2014 年相比，成年男性俯卧撑平均数，各年龄组2020年均低于2014年，两个年度俯卧撑差值绝对值范围为1.9~5.8次；20~24岁年龄组差值绝对值最大，35~39岁年龄组差值绝对值最小。20~39岁年龄组内，两个年度成年男性俯卧撑平均数差值随着年龄的增长呈减小趋势。成年男性20~39岁年龄组两个年度俯卧撑差异均具有统计学意义（$p<0.05$）（图2-2-78）。

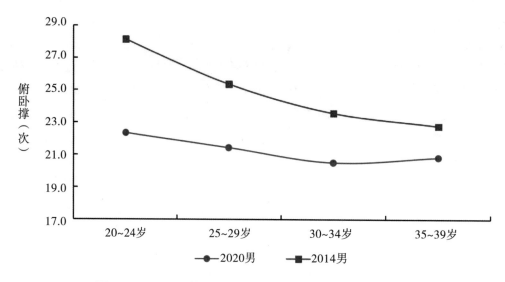

图2-2-78　2020年与2014年成年男性各年龄组俯卧撑平均数

（5）1分钟仰卧起坐（女）：

与 2014年相比，成年女性1分钟仰卧起坐平均数，各年龄组2020年均小于2014 年，两个年度1分钟仰卧起坐差值绝对值范围为0.6 ~ 2.3次/分；35~39岁年龄组差值绝对值最小，30~34岁年龄组差值绝对值最大。成年女性20~39岁年龄组两个年度1分钟仰卧起坐差异均具有统计学意义（$p<0.05$）（图 2-2-79）。

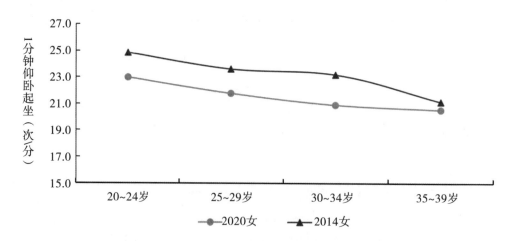

图2-2-79　2020年与2014年成年女性各年龄组1分钟仰卧起坐平均数

（6）坐位体前屈：

与 2014 年相比，成年男性坐位体前屈平均数，各年龄组2020年均高于2014年，两个年度坐位体前屈差值绝对值范围为0.07~1.57厘米；40~44岁年龄组差值绝对值最小，50~54岁年龄组差值绝对值最大。成年男性20~24岁、45~59岁年龄组两个年度坐位体前屈差异均具有统计学意义（$p<0.05$）（图 2-2-80）。

与 2014年相比，成年女性坐位体前屈平均数，除40~44岁年龄组外，其他各年龄组2020年均高于2014年，两个年度坐位体前屈差值绝对值范围为0.06 ~ 1.39厘米；40~44岁年龄组差值绝对值最小，20~24岁年龄组差值绝对值最大。除40~44岁年龄组外，成年女性其他各年龄组两个年度坐位体前屈差异均具有统计学意义（p<0.05）（图 2-2-80）。

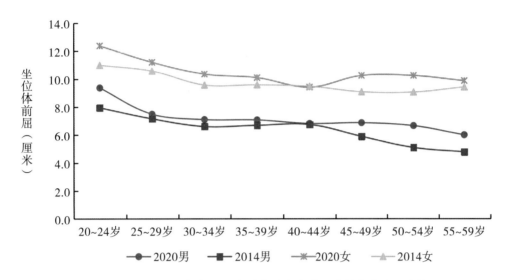

图2-2-80　2020年与2014年成年人各年龄组坐位体前屈平均数

（7）闭眼单脚站立：

与 2014年相比，成年男性闭眼单脚站立平均数，20~44岁年龄组2020年均低于2014年，45~59岁年龄组2020年均高于2014年，两个年度闭眼单脚站立差值绝对值范围为0.35~6.57秒；45~49岁年龄组差值绝对值最小，20~24岁年龄组差值绝对值最大。除45~49岁年龄组外，成年男性其他各年龄组两个年度闭眼单脚站立差异均具有统计学意义（p<0.05）（图 2-2-81）。

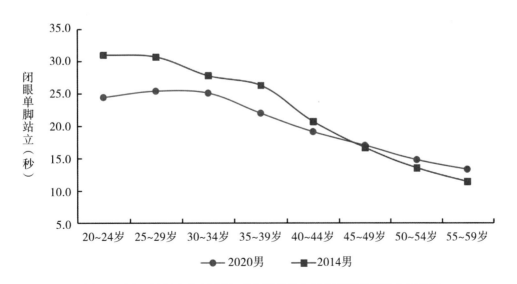

图2-2-81　2020年与2014年成年男性各年龄组闭眼单脚站立平均数

与 2014 年相比，成年女性闭眼单脚站立平均数，20~44岁年龄组2020年均低于2014年，45~59岁年龄组2020年均高于2014 年，两个年度闭眼单脚站立差值绝对值范围为0.60 ~ 7.31秒；45~49岁年龄组差值绝对值最小，20~24岁年龄组差值绝对值最大。除30~34岁和45~50岁年龄组外，成年女性其他各年龄组两个年度闭眼单脚站立差异均具有统计学意义（$p<0.05$）（图 2-2-82）。

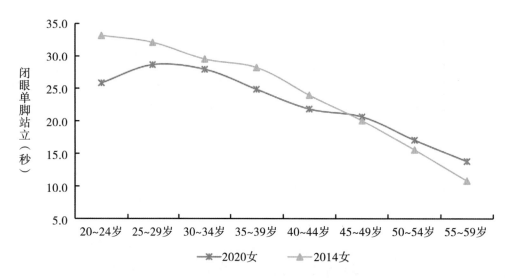

图2-2-82　2020年与2014年成年女性各年龄组闭眼单脚站立平均数

（8）选择反应时：

与 2014 年相比，成年男性选择反应时平均数，各年龄组2020年均高于2014年，两个年度选择反应时差值绝对值范围为0.07~0.10秒；40~44岁年龄组差值绝对值最小，20~24岁年龄组差值绝对值最大。成年男性各年龄组两个年度选择反应时差异均具有统计学意义（$p<0.05$）（图 2-2-83）。

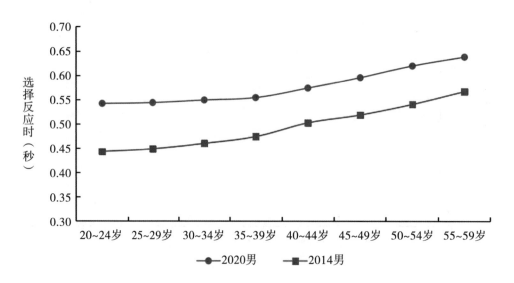

图2-2-83　2020年与2014年成年男性各年龄组选择反应时平均数

与 2014年相比，成年女性选择反应时平均数，各年龄组2020年均高于2014年，两个年度选择反应时差值绝对值范围为0.07～0.09秒；55~59岁年龄组差值绝对值最小，25~29岁年龄组差值绝对值最大。成年女性各年龄组两个年度选择反应时差异均具有统计学意义（$p<0.05$）（图 2-2-84）。

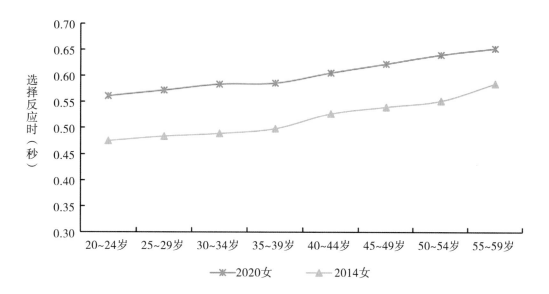

图2-2-84　2020年与2014年成年女性各年龄组选择反应时平均数

（三）小结

1. 2020年基本情况

（1）身体形态：

2020年成年人身高继续呈现增龄性降低，其中既有生理性自然降低，也有年代差异的存在。总体来看，女性成年人体型继续呈"充气式"变化，如体重、腰围、臀围和体脂率等指标呈现增龄性增长；男性成年人体型继续呈"纺锤式"变化，腰围呈现增龄性增长，体重和臀围在35岁之后呈现增龄性降低。这说明成年女性随着年龄的增长，身体肥胖程度增加，且表现为全身肥胖程度增加；成年男性35岁之前，身体肥胖程度增加，与成年女性一样，表现为全身肥胖程度增加，35岁之后，则表现为中心性肥胖程度增加。

（2）身体机能：

成年人的安静脉搏、肺活量和心肺耐力呈现增龄性降低，收缩压和舒张压呈现增龄性上升，体现出成年人身体机能随年龄增长而下降的特点。男性安静脉搏、收缩压、舒张压和肺活量等指标平均数均高于女性。心肺耐力平均数，男女呈"剪刀式"交叉，40岁之前，女性低于男性；40岁之后，男性高于女性。成年人肺功能，城镇非体力最好，城镇体力次之，乡村最差；心肺耐力，总体上城镇体力最好，城镇非体力次之，乡村最差。

（3）身体素质：

随着年龄的增长，成年人的握力、背力、纵跳、俯卧撑（男）/跪卧撑（女）、1分钟仰卧起坐、坐位体前屈、闭眼单脚站立等指标的平均数逐渐减小，选择反应时平均数逐渐增大，体现出成年人各项身体素质（最大力量、力量耐力、柔韧素质、平衡能力和反应能力）呈现增龄性下降的特点。男性各项力量素质和反应能力好于女性，女性柔韧素质和平衡能力好于男性。上肢力量，乡村最好，城镇体力次之，城镇非体力最差。背部力量和柔韧素质，乡村最好，城镇非体力次之，城镇体力最差。下肢爆发力、腹部力量、平衡能力和反应能力，城镇非体力最好，城镇体力次之，乡村最差。肌肉耐力男女性城乡差异不同，男性乡村最好，城镇非体力次之，城镇体力最差；女性城镇非体力最好，乡村次之，城镇体力最差。

2. 2020年与2014年的结果比较

与2014年相比，2020年成年人体重、腰围和臀围等形态指标平均数增高；男性身高平均数基本没有变化，女性身高平均数增高。

2020年成年人肺功能提高。安静脉搏、舒张压和收缩压平均数增高。

2020年成年人柔韧性有所增长；肌肉力量中上肢力量有所增长，背部力量、肌肉耐力有所下降，下肢爆发力男性下降，女性则有所增长；平衡能力和反应能力均减弱。

三、老年人（60~79岁）

（一）2020年体质基本状况

1. 监测对象

2020年北京市市民体质监测老年人群，分别按性别、城乡进行划分。60~79岁样本人群每5岁为一组，共计8个城乡性别年龄组。本次监测老年人群有效样本为18576人，男性占40.7%，女性占59.3%；60~64岁年龄组占总样本量的34.5%，65~69岁年龄组占32.3%，70~74岁年龄组占19.0%，75~79岁年龄组占14.2%；乡村居民占总样本量的16.1%，城镇居民占83.9%（表2-3-1）。

表2-3-1　2020年全市老年人有效监测样本量统计表（人）

性别	年龄组（岁）	乡村	城镇	合计
男	60~64	410	1880	2290
	65~69	388	1966	2354
	70~74	300	1308	1608
	75~79	288	1014	1302
	合计	1386	6168	7554
女	60~64	541	3574	4115
	65~69	450	3194	3644
	70~74	321	1597	1918
	75~79	291	1054	1345
	合计	1603	9419	11022
总计		2989	15587	18576

2. 个人基本情况

（1）受教育程度：

老年人调查人群中，受教育程度为初中的人数最多，占总样本量的34.8%；其次是高中/中专/技校，占总体的32.9%；受教育程度为研究生及以上的人数比例最低，仅占总样本量的0.4%（表2-3-2）。

表2-3-2　老年人受教育程度统计表（%）

性别	年龄组（岁）	未上过学	扫盲班	小学	初中	高中/中专/技校	大专	本科	研究生及以上
男	60~64	0.4	0.6	8.8	31.5	41.6	11.3	5.5	0.4
	65~69	1.1	0.8	11.3	42.0	26.5	13.0	4.5	0.8
	70~74	1.4	1.6	13.7	39.3	27.4	11.9	4.4	0.3
	75~79	3.8	2.5	16.6	32.4	26.4	13.3	4.8	0.1
	总体均值	1.4	1.2	11.9	36.5	31.4	12.3	4.8	0.5
女	60~64	1.2	0.5	10.0	27.5	45.3	9.8	5.5	0.2
	65~69	1.9	0.6	13.1	41.9	26.5	10.8	4.6	0.4
	70~74	2.2	2.0	18.5	34.0	27.7	11.7	3.6	0.3
	75~79	4.7	1.8	25.7	31.5	24.7	7.3	4.0	0.3
	总体均值	2.0	1.0	14.3	33.7	33.9	10.2	4.7	0.3
总计		1.8	1.0	13.4	34.8	32.9	11.0	4.7	0.4

（2）目前/退休前的职业：

老年人调查人群中，退休前职业中，负责人的比例最高，达24.3%，其次是其他以及无职业，比例分别是18.2%与16.8%，军人的比例最低，仅占总样本量的0.5%（表2-3-3）。

表2-3-3　老年人退休前职业类型统计表（%）

性别	年龄组（岁）	负责人	技术人员	办事人员	商服人员	农林牧渔	生产运输	军人	其他	无职业
男	60~64	20.6	11.9	8.5	9.6	6.8	6.2	0.7	22.1	13.5
	65~69	24.6	13.2	7.2	7.7	6.3	8.4	0.9	16.9	14.9
	70~74	24.6	11.9	6.5	6.4	7.2	7.5	1.2	14.4	20.3
	75~79	25.7	11.1	6.4	6.7	8.5	4.8	1.5	14.5	20.9
	总体均值	23.5	12.2	7.3	7.8	7.0	6.9	1.0	17.6	16.7
女	60~64	23.2	8.4	9.7	12.7	6.0	5.3	0.2	19.9	14.6
	65~69	26.8	9.8	9.6	8.8	4.5	6.3	0.2	19.0	14.9
	70~74	23.8	11.0	8.1	8.5	5.8	5.4	0.4	17.7	19.3
	75~79	27.2	8.8	5.9	6.7	5.3	4.5	0.1	14.8	26.8
	总体均值	24.9	9.3	9.0	10.0	5.4	5.6	0.2	18.7	16.9
总计		24.3	10.5	8.3	9.2	6.0	6.1	0.5	18.2	16.8

注：表中各类职业多为调查问卷中涉及的各类职业的缩写，具体为：负责人指"国家机关、党群组织、企业（含私营企业）、事业单位负责人"；技术人员指"专业技术人员"；办事人员指"办事人员和有关人员"；商服人员指"商业、服务业人员（个体工商户、自由择业人）"；农林牧渔指"农、林、牧、渔、水利业生产人员"；生产运输指"生产、运输设备操作人员及有关人员"；军人；其他指"其他从业人员"；无职业。

（3）所居住的小区（村）周边的体育场地设施：

老年人居住小区（村）周边有体育场地设施的比例更高，为77.3%，没有体育场地设施的比例为22.7%（表2-3-4）。

表2-3-4　老年人居住小区（村）周边体育场地设施统计表（%）

性别	年龄组（岁）	有	没有
男	60~64	78.9	21.1
	65~69	78.1	21.9
	70~74	80.8	19.2
	75~79	79.5	20.5
	总体均值	79.2	20.8

（续表）

性别	年龄组（岁）	有	没有
女	60~64	73.2	26.8
	65~69	78.2	21.8
	70~74	78.9	21.1
	75~79	75.7	24.3
	总体均值	76.1	23.9
总计		77.3	22.7

（4）患病情况：

调查数据显示，51.5%的老年人没有疾病，并且无疾病的人数总体随着年龄的增长比例降低。老年人所患疾病中，"高血压"比例最高，为19.2%；男性老年人患病比例较高的是"高血压""颈肩腰膝关节类疾病"以及"糖尿病"，女性老年人患病比例较高的是"高血压""颈肩腰膝关节类疾病"以及"血脂异常/高血脂/高胆固醇等"（表2-3-5）。

表2-3-5　老年人患病情况统计表（%）

性别	年龄组（岁）	高血压	血脂异常/高血脂/高胆固醇等	糖尿病	心脏病	消化系统疾病	颈肩腰膝关节类疾病	呼吸系统疾病	职业病	骨质疏松症	不知道	无
男	60~64	16.4	7.6	7.1	4.7	6.0	9.0	2.1	1.2	4.1	7.3	54.9
	65~69	19.4	7.8	8.2	7.3	5.0	11.3	2.6	0.7	7.1	6.3	53.1
	70~74	21.1	7.4	10.6	9.6	5.0	13.6	2.4	0.7	6.6	4.5	52.6
	75~79	23.6	8.6	9.2	9.6	4.2	14.9	4.4	1.8	8.0	3.5	50.4
	总体均值	19.6	7.8	8.5	7.4	5.2	11.7	2.7	1.0	6.2	5.7	53.1
女	60~64	14.1	10.7	5.8	4.0	6.2	15.5	2.1	0.7	7.5	7.0	54.7
	65~69	20.2	14.3	7.2	6.9	7.2	18.3	3.0	1.0	9.3	5.1	49.0
	70~74	23.7	15.0	9.8	9.6	4.8	19.1	2.8	0.7	13.3	4.0	46.1
	75~79	24.5	9.9	8.5	8.8	4.0	16.9	2.5	1.0	12.6	4.0	47.1
	总体均值	18.9	12.5	7.3	6.4	6.0	17.2	2.6	0.9	9.7	5.5	50.5
总计		19.2	10.7	7.8	6.8	5.7	15.0	2.6	0.9	8.3	5.6	51.5

3. 体力活动情况

（1）日常交通情况：

老年人调查人群中，日常采取"步行"的方式出行比例最高，达58.7%；其次是"乘车（船）"，比例为48.4%；比例最低的出行方式是"自驾车"，比例为4.5%。

老年人每周以"步行"的方式出行的人群中，每周7天步行出行的比例最高，达28.7%，其次是每周5天，比例为20.7%；每周"乘车（船）"出行的人群中，以每周5天的比例最高，为17.8%，且女性比例随年龄的增加不断减少；每周"骑自行车、共享单车"出行的比例为17.0%，其中每周5天的比例为5.3%，且每周"骑自行车、共享单车"出行的比例随年龄的增长而减少，各年龄组男性选择"骑自行车、共享单车"出行的比例均高于同年龄组女性；每周"骑摩托车、电动车、助动车"的比例为8.1%，各年龄组男性比例均高于女性，且男性每周"骑摩托车、电动车、助动车"的比例随年龄的增加不断减少；每周选择"老年代步车"出行的比例为5.6%，其中每周5天的比例为2.0%；每周选择"自驾车"的比例于各种交通方式中最低，在选择"自驾车"出行的人群中，每周2天的比例最高，为1.2%，且男性选择自驾车出行的比例总体高于女性。

老年人平均每日以"自驾车"与"步行"的交通方式出行的时间最长，均为61.3分钟，其次是"骑自行车、共享单车"，时间为48.9分钟，"老年代步车"出行的单日时间最短，为42.0分钟（表2-3-6~表2-3-8）。

表2-3-6　老年人各种交通方式出行情况统计表（%）

性别	样本量（人）	乘车（船）	自驾车	骑摩托车、电动车、助动车	骑自行车、共享单车	老年代步车	步行
男	4044	44.8	6.4	11.5	18.5	6.5	55.9
女	6257	50.8	3.3	5.9	16.0	5.1	60.5
总计	10301	48.4	4.5	8.1	17.0	5.6	58.7

表2-3-7　老年人不同交通方式出行每周天数统计表（%）

交通方式	性别	年龄组（岁）	1天	2天	3天	4天	5天	6天	7天	累计人数比
乘车（船）	男	60~64	3.6	7.5	6.7	2.8	18.6	0.8	6.5	46.4
		65~69	2.8	7.3	6.1	2.1	17.6	0.9	8.9	45.7
		70~74	3.1	5.6	5.3	3.0	14.4	0.6	8.9	40.7
		75~79	3.5	6.6	5.8	3.4	16.8	0.6	9.1	45.7
		总体均值	3.2	6.9	6.1	2.7	17.1	0.7	8.2	44.8
	女	60~64	3.6	7.8	7.3	2.7	21.4	0.9	9.2	52.9
		65~69	3.9	8.0	8.0	3.2	17.4	0.7	10.6	51.9
		70~74	3.7	9.1	7.6	2.2	15.3	0.6	8.8	47.2
		75~79	3.9	7.5	7.7	1.4	14.1	0.8	10.0	45.5
		总体均值	3.7	8.1	7.6	2.6	18.2	0.8	9.7	50.8
	总计		3.5	7.6	7.0	2.7	17.8	0.8	9.1	48.4

（续表）

交通方式	性别	年龄组（岁）	1天	2天	3天	4天	5天	6天	7天	累计人数比
自驾车	男	60~64	1.3	2.8	1.3	1.3	2.5	0.0	1.7	10.8
		65~69	0.7	1.7	0.7	0.4	1.9	0.1	1.5	7.0
		70~74	0.5	0.3	0.2	0.2	0.2	0.1	0.5	2.0
		75~79	0.3	1.2	0.3	0.1	0.6	0.0	0.4	2.9
		总体均值	0.7	1.7	0.7	0.6	1.5	0.0	1.1	6.4
	女	60~64	0.4	1.1	0.7	0.3	1.0	0.0	0.7	4.1
		65~69	0.3	0.8	0.4	0.0	0.7	0.1	0.5	3.1
		70~74	0.4	0.6	0.4	0.0	0.6	0.0	0.5	2.3
		75~79	0.3	1.3	0.1	0.0	0.3	0.0	0.4	2.4
		总体均值	0.4	0.9	0.5	0.1	0.8	0.0	0.6	3.3
	总计		0.5	1.2	0.6	0.3	1.0	0.0	0.8	4.5
骑摩托车、电动车、助动车	男	60~64	0.6	1.7	1.5	0.9	5.1	0.2	3.9	13.9
		65~69	0.2	0.7	1.2	0.5	5.0	0.1	4.8	12.4
		70~74	0.3	1.0	1.6	0.6	3.6	0.0	3.1	10.2
		75~79	0.3	0.6	2.0	0.4	2.2	0.4	1.3	7.3
		总体均值	0.4	1.0	1.5	0.6	4.3	0.2	3.5	11.5
	女	60~64	0.5	0.8	0.6	0.3	3.5	0.0	1.8	7.5
		65~69	0.1	0.4	0.3	0.2	2.3	0.0	1.8	5.4
		70~74	0.3	0.6	0.1	0.3	1.7	0.0	1.4	4.3
		75~79	0.3	0.8	0.7	0.1	2.0	0.0	0.7	4.6
		总体均值	0.3	0.6	0.4	0.3	2.7	0.0	1.6	5.9
	总计		0.3	0.8	0.9	0.4	3.3	0.1	2.4	8.1
骑自行车、共享单车	男	60~64	0.6	1.3	2.0	1.7	6.6	0.2	6.4	18.9
		65~69	0.6	1.6	2.1	1.6	7.1	0.7	7.0	20.7
		70~74	1.4	1.4	2.4	1.5	6.0	0.5	6.0	19.1
		75~79	0.4	2.3	1.8	0.9	3.5	0.1	4.1	13.1
		总体均值	0.7	1.6	2.1	1.5	6.1	0.4	6.1	18.5
	女	60~64	0.7	1.6	2.0	1.5	6.8	0.2	6.3	19.2
		65~69	0.8	1.6	2.8	1.0	5.3	0.5	5.5	17.6
		70~74	0.5	0.6	1.3	1.0	4.3	0.3	4.0	11.9
		75~79	0.4	0.7	1.1	1.0	1.4	0.1	2.0	6.7
		总体均值	0.7	1.3	2.0	1.2	5.3	0.3	5.1	16.0
	总计		0.7	1.4	2.1	1.3	5.6	0.3	5.5	17.0

（续表）

交通方式	性别	年龄组（岁）	1天	2天	3天	4天	5天	6天	7天	累计人数比
老年代步车	男	60~64	0.3	1.1	0.7	1.3	1.8	0.1	0.9	6.2
		65~69	0.2	0.5	1.1	1.2	1.7	0.0	1.1	5.9
		70~74	0.2	1.2	1.8	0.7	2.5	0.0	1.1	7.6
		75~79	0.6	0.9	0.4	0.1	2.9	0.1	1.5	6.6
		总体均值	0.3	0.9	1.0	1.0	2.1	0.0	1.1	6.5
	女	60~64	0.4	0.6	0.7	0.6	1.5	0.0	0.5	4.2
		65~69	0.0	0.7	0.5	1.1	1.7	0.1	0.4	4.8
		70~74	0.4	1.5	1.3	0.6	1.8	0.0	1.1	6.6
		75~79	0.3	0.7	0.7	0.0	3.8	0.0	1.1	6.6
		总体均值	0.3	0.8	0.7	0.7	1.9	0.0	0.7	5.1
	总计		0.3	0.8	0.8	0.8	2.0	0.0	0.8	5.6
步行	男	60~64	0.6	2.8	1.9	2.3	18.6	2.8	25.8	54.7
		65~69	0.1	3.0	2.0	1.4	18.3	1.7	28.1	54.6
		70~74	0.8	4.0	3.3	1.6	21.3	1.7	26.8	59.5
		75~79	0.6	3.4	3.4	1.6	19.0	1.2	26.6	55.6
		总体均值	0.5	3.2	2.5	1.8	19.2	2.0	26.8	55.9
	女	60~64	0.4	2.9	1.5	1.1	21.5	2.5	27.6	57.6
		65~69	0.6	2.6	1.9	1.9	21.8	2.1	30.9	61.9
		70~74	0.0	2.4	3.2	2.3	21.6	1.4	31.7	62.6
		75~79	0.7	3.3	3.8	1.1	21.9	0.8	31.8	63.5
		总体均值	0.4	2.8	2.2	1.6	21.7	2.0	29.8	60.5
	总计		0.5	2.9	2.3	1.7	20.7	2.0	28.7	58.7

表2-3-8　老年人不同交通方式出行的单日时间均值统计表（分钟）

性别	年龄组（岁）	乘车（船）	自驾车	骑摩托车、电动车、助动车	骑自行车、共享单车	老年代步车	步行
男	60~64	47.4	63.5	49.9	43.4	38.2	67.3
	65~69	47.1	60.6	53.3	56.8	41.0	65.0
	70~74	46.6	68.9	48.9	55.5	40.9	56.5
	75~79	43.3	55.8	48.5	50.0	38.1	56.0
	总体均值	46.5	62.4	50.7	51.4	39.6	62.2

（续表）

性别	年龄组（岁）	乘车（船）	自驾车	骑摩托车、电动车、助动车	骑自行车、共享单车	老年代步车	步行
女	60~64	50.6	64.6	42.4	47.4	40.8	62.7
	65~69	50.8	60.0	48.6	46.7	48.5	62.4
	70~74	48.8	60.8	50.4	51.0	47.3	59.8
	75~79	45.4	31.6	36.5	36.1	36.3	51.1
	总体均值	49.8	60.0	44.7	47.1	44.0	60.7
总计		48.6	61.3	48.0	48.9	42.0	61.3

（2）工作情况：

老年人目前的工作情况调查数据显示，目前老年人"没有工作"的比例更高，总体达81.3%，"有工作"的比例为18.7%；65~79岁年龄组中，"没有工作"的比例随着年龄的增长而增加，且65~79岁各年龄组男性"没有工作"的比例均高于女性（表2-3-9）。

表2-3-9 老年人工作情况统计表（％）

性别	年龄组（岁）	有工作	没有工作	累计人数比
男	60~64	19.6	80.4	100.0
	65~69	20.6	79.4	100.0
	70~74	17.5	82.5	100.0
	75~79	10.4	89.6	100.0
	总体均值	17.9	82.1	100.0
女	60~64	19.1	80.9	100.0
	65~69	20.4	79.6	100.0
	70~74	20.4	79.6	100.0
	75~79	13.9	86.1	100.0
	总体均值	19.2	80.8	100.0
总计		18.7	81.3	100.0

在有工作的老年人调查人群中，"以静坐伏案为主，用电脑书写等"工作状态的比例最高，达8.4%；其次是"以走为主，如护士、卖场销售等"与"静坐并伴有上肢活动"两种工作状态，比例分别为6.8%与5.3%。老年人中"体力付出大"的工作状态比例最低，仅占总数的1.3%，且男性体力付出大的比例随着年龄的增长而降低（表2-3-10）。

表2-3-10 老年人不同工作状态平均每周工作天数统计表（%）

工作状态	性别	年龄组（岁）	1天	2天	3天	4天	5天	6天	7天	累计人数比
以静坐伏案为主，用电脑书写等	男	60~64	1.2	0.9	0.4	0.4	4.3	0.1	2.1	9.3
		65~69	1.1	0.8	0.4	0.0	4.3	0.0	3.4	10.0
		70~74	1.1	0.9	0.2	0.1	3.5	0.0	1.8	7.7
		75~79	0.4	1.0	0.4	0.0	1.9	0.0	1.2	5.0
		总体均值	1.0	0.9	0.4	0.1	3.7	0.0	2.3	8.4
	女	60~64	1.2	0.7	0.7	0.1	4.3	0.1	1.5	8.7
		65~69	0.9	1.0	0.4	0.2	3.7	0.1	1.8	8.4
		70~74	1.4	1.1	0.6	0.1	4.0	0.0	2.0	9.2
		75~79	1.0	0.1	0.6	0.0	2.6	0.0	1.7	6.0
		总体均值	1.1	0.8	0.6	0.1	3.9	0.1	1.7	8.4
	总计		1.1	0.8	0.5	0.1	3.8	0.1	1.9	8.4
静坐并伴有上肢活动	男	60~64	0.5	1.2	0.7	0.1	1.2	0.1	0.9	4.7
		65~69	1.1	1.9	0.4	0.1	1.0	0.0	1.1	5.5
		70~74	0.8	1.9	0.8	0.1	1.0	0.1	1.5	6.2
		75~79	0.3	0.4	0.1	0.1	0.1	0.0	0.6	1.8
		总体均值	0.7	1.4	0.5	0.1	0.9	0.0	1.0	4.8
	女	60~64	0.9	1.8	0.7	0.2	1.2	0.1	0.8	5.6
		65~69	1.6	2.0	0.5	0.2	1.0	0.1	0.7	6.2
		70~74	1.5	1.3	0.5	0.0	0.9	0.0	1.0	5.2
		75~79	1.3	0.7	0.6	0.1	0.6	0.1	0.7	4.0
		总体均值	1.3	1.6	0.6	0.1	1.0	0.1	0.8	5.6
	总计		1.0	1.6	0.6	0.1	1.0	0.1	0.9	5.3
以走为主，如护士、卖场销售等	男	60~64	2.0	1.0	0.6	0.2	1.3	0.0	1.1	6.1
		65~69	2.1	1.6	1.2	0.2	2.0	0.2	1.0	8.1
		70~74	1.9	1.5	0.6	0.3	1.1	0.0	0.6	6.0
		75~79	1.0	1.3	0.3	0.0	0.4	0.0	0.6	3.6
		总体均值	1.8	1.3	0.7	0.2	1.3	0.0	0.9	6.3
	女	60~64	1.5	1.2	1.2	0.2	1.8	0.2	0.9	7.0
		65~69	2.3	2.1	0.6	0.4	1.2	0.1	0.8	7.7
		70~74	2.8	1.8	0.6	0.2	1.5	0.1	0.7	7.7
		75~79	1.1	1.1	0.7	0.1	1.0	0.0	1.1	5.2
		总体均值	1.9	1.6	0.9	0.3	1.5	0.1	0.9	7.2
	总计		1.9	1.5	0.8	0.2	1.4	0.1	0.9	6.8

（续表）

工作状态	性别	年龄组（岁）	1天	2天	3天	4天	5天	6天	7天	累计人数比
体力付出大	男	60~64	0.2	0.2	0.1	0.1	0.7	0.1	0.5	1.8
		65~69	0.1	0.5	0.2	0.0	0.2	0.0	0.6	1.6
		70~74	0.1	0.0	0.1	0.0	0.6	0.0	0.2	1.0
		75~79	0.0	0.3	0.1	0.0	0.3	0.0	0.3	1.0
		总体均值	0.1	0.3	0.1	0.0	0.4	0.0	0.4	1.4
	女	60~64	0.2	0.1	0.2	0.0	0.6	0.0	0.2	1.3
		65~69	0.2	0.0	0.2	0.0	0.3	0.0	0.2	1.1
		70~74	0.3	0.1	0.2	0.1	1.0	0.0	0.1	1.7
		75~79	0.0	0.3	0.0	0.0	0.1	0.0	0.3	0.7
		总体均值	0.2	0.1	0.2	0.0	0.5	0.0	0.2	1.2
总计			0.1	0.2	0.2	0.0	0.5	0.0	0.3	1.3

（3）闲暇活动情况：

老年人闲暇活动中，"看电视、电脑、手机、平板"的比例最高，占总数的94.2%，女性"看电视、电脑、手机、平板"的比例随着年龄的增加而减少，每周平均7天都看的比例最高，为47.5%。老年人调查人群中，"读书、看报、听广播"的人数占总体的25.6%，平均每周7天都进行的比例最高，其中，男性在闲暇时间"读书、看报、听广播"的比例随着年龄的增长而增加。老年人"下棋、打牌"的比例为19.2%，平均每周2天进行该项闲暇活动的比例最高，65~79岁年龄组中，该项闲暇活动的比例随着年龄的增长而减少（表2-3-11）。

表2-3-11　老年人不同闲暇活动每周平均天数统计表（%）

闲暇活动	性别	年龄组（岁）	1天	2天	3天	4天	5天	6天	7天	累计人数比
看电视、电脑、手机、平板	男	60~64	1.8	3.2	4.7	2.2	35.1	1.8	45.8	94.6
		65~69	1.5	2.8	3.9	2.1	35.0	1.2	47.7	94.1
		70~74	1.6	3.0	4.0	2.7	32.1	2.0	45.4	90.8
		75~79	2.3	3.9	3.9	1.8	30.5	1.3	47.2	90.9
		总体均值	1.8	3.1	4.2	2.2	33.6	1.6	46.5	93.0
	女	60~64	2.0	3.2	3.8	2.7	35.8	1.7	46.4	95.6
		65~69	1.3	2.3	3.7	3.5	32.5	1.5	50.3	95.3
		70~74	2.1	2.7	4.3	2.1	33.3	1.5	48.0	94.0
		75~79	2.1	4.7	3.8	1.0	32.4	1.5	48.4	93.9
		总体均值	1.8	3.0	3.9	2.7	33.9	1.6	48.2	95.0
总计			1.8	3.1	4.0	2.5	33.8	1.6	47.5	94.2

（续表）

闲暇活动	性别	年龄组（岁）	1天	2天	3天	4天	5天	6天	7天	累计人数比
下棋、打牌	男	60~64	1.4	6.8	3.5	1.3	4.6	0.1	3.4	21.0
		65~69	1.4	5.9	2.8	1.8	5.9	0.6	4.9	23.2
		70~74	1.2	5.4	3.0	1.1	4.7	0.1	4.4	20.0
		75~79	1.5	3.9	3.1	0.7	3.6	0.4	3.5	16.8
		总体均值	1.4	5.7	3.1	1.3	4.8	0.3	4.1	20.7
	女	60~64	1.3	6.2	2.7	1.3	4.0	0.4	2.1	18.0
		65~69	1.4	6.9	2.6	1.1	4.8	0.1	3.0	20.1
		70~74	1.2	5.2	2.4	1.1	4.7	0.3	2.9	17.7
		75~79	1.8	3.2	2.2	1.1	4.0	0.0	2.4	14.8
		总体均值	1.4	5.9	2.6	1.2	4.4	0.2	2.6	18.2
		总计	1.4	5.8	2.8	1.2	4.6	0.3	3.2	19.2
读书、看报、听广播	男	60~64	1.2	4.0	2.0	1.1	5.0	0.2	10.4	23.9
		65~69	1.0	3.5	1.6	1.0	4.5	0.2	12.8	24.6
		70~74	0.9	2.0	1.8	0.7	5.0	0.6	14.3	25.3
		75~79	0.3	3.2	2.5	1.3	6.4	0.4	13.9	28.0
		总体均值	0.9	3.3	1.9	1.0	5.1	0.3	12.6	25.1
	女	60~64	1.1	4.8	1.8	1.1	5.0	0.6	12.0	26.3
		65~69	0.7	3.2	2.4	0.6	4.4	0.1	14.2	25.7
		70~74	1.0	2.3	1.5	0.9	5.6	0.5	14.2	26.0
		75~79	1.0	2.9	2.6	0.4	3.9	0.7	13.4	25.0
		总体均值	1.0	3.6	2.0	0.8	4.8	0.4	13.2	25.9
		总计	0.9	3.5	2.0	0.9	4.9	0.4	13.0	25.6

　　老年人不同闲暇活动中，平均每周"看电视、电脑、手机、平板"的时间最多，平均时长达104.1分钟，其次是"下棋、打牌"，平均时长达78.4分钟，"读书、看报、听广播"的平均时长最低，为53.8分钟。不同闲暇活动中，男性老年人平均时长均低于女性老年人（表2-3-12）。

表2-3-12 老年人不同闲暇活动每周平均时间统计表（分钟）

性别	年龄组（岁）	看电视、电脑、手机、平版	下棋、打牌	读书、看报、听广播
男	60~64	100.5	79.6	44.8
	65~69	102.8	74.8	51.9
	70~74	99.7	73.0	56.4
	75~79	100.4	75.0	53.6
	总体均值	101.0	76.0	51.1
女	60~64	105.1	81.9	55.9
	65~69	109.6	81.6	56.7
	70~74	107.0	77.2	56.2
	75~79	97.7	72.6	50.0
	总体均值	106.0	80.1	55.5
总计		104.1	78.4	53.8

4. 体育锻炼情况

（1）每周进行力量练习的次数：

老年人平均每周进行力量练习为"0次"的比例最高，达85.6%，其次是"1次"，人数百分比为5.6%，每周进行"4次"的比例最低，为0.6%。男性每周进行力量练习1次至5次及以上的比例均高于女性，女性进行力量练习"0次"的比例高于男性，说明整体上女性较男性进行力量练习的次数更少，男性比女性更愿意选择力量练习（表2-3-13）。

表2-3-13 老年人每周进行力量练习的次数统计表（%）

性别	年龄组（岁）	0次	1次	2次	3次	4次	5次及以上
男	60~64	79.6	7.0	4.2	2.9	0.9	5.3
	65~69	79.7	5.6	3.8	3.0	0.8	7.2
	70~74	78.8	8.0	3.8	1.5	0.3	7.7
	75~79	88.0	4.0	1.2	0.8	1.2	4.8
	总体均值	80.7	6.3	3.5	2.3	0.8	6.3
女	60~64	86.7	6.4	2.3	1.2	0.4	3.0
	65~69	90.7	4.1	1.3	0.9	0.7	2.3
	70~74	88.6	4.6	1.7	1.1	0.4	3.6
	75~79	89.3	4.9	2.2	0.0	0.4	3.1
	总体均值	88.7	5.2	1.8	0.9	0.5	2.9
总计		85.6	5.6	2.5	1.5	0.6	4.2

（2）经常参加的体育锻炼项目：

老年人调查人群中，经常参加走的体育锻炼项目的比例最高，人数百分比达78.5%，并且老年人参加走的体育锻炼项目的比例随着年龄的增长而增加。老年人经常参加的体育锻炼项目排在第二位的是舞蹈，人数百分比为5.3%，女性各年龄组进行舞蹈锻炼的比例均高于同年龄组男性（表2-3-14）。

表2-3-14　老年人经常参加的体育锻炼项目统计表（%）

性别	年龄组（岁）	走	跑步	游泳	骑车	小球类	大球类	其他球类	健身路径	体操
男	60~64	79.9	3.8	0.9	2.0	4.0	0.5	0.2	2.6	0.4
	65~69	78.2	2.1	1.1	3.2	5.6	0.8	0.4	1.1	0.8
	70~74	80.2	1.2	2.1	3.6	2.7	0.3	0.0	1.2	1.8
	75~79	87.6	1.2	0.0	2.8	2.0	0.4	0.4	0.4	1.2
	总体均值	80.6	2.4	1.1	2.8	4.0	0.5	0.2	1.5	0.9
女	60~64	75.4	2.5	1.2	2.8	2.4	0.2	0.1	1.1	2.0
	65~69	76.4	1.4	1.5	1.9	2.1	0.1	0.1	1.2	1.9
	70~74	78.3	1.9	1.5	3.0	1.9	0.0	0.2	0.8	3.4
	75~79	85.9	0.4	0.0	1.3	1.8	0.0	0.0	0.4	0.9
	总体均值	77.2	1.8	1.3	2.4	2.1	0.1	0.1	1.0	2.1
总计		78.5	2.0	1.2	2.5	2.8	0.3	0.2	1.2	1.6

性别	年龄组（岁）	舞蹈	武术	格斗类	气功、瑜伽	力量练习	登山、攀岩等	跳绳、踢毽子	冰雪活动	其他
男	60~64	2.0	0.5	0.2	0.9	0.7	0.2	0.4	0.5	0.2
	65~69	1.3	2.3	0.2	1.7	0.8	0.2	0.0	0.0	0.4
	70~74	1.5	2.7	0.0	1.2	0.6	0.0	0.3	0.0	0.3
	75~79	1.6	1.2	0.0	0.0	0.8	0.0	0.0	0.4	0.0
	总体均值	1.6	1.6	0.1	1.1	0.7	0.1	0.2	0.2	0.2
女	60~64	8.5	2.2	0.0	0.5	0.3	0.0	0.2	0.3	0.3
	65~69	8.7	3.3	0.1	0.8	0.1	0.0	0.1	0.1	0.3
	70~74	4.6	2.7	0.0	1.3	0.2	0.0	0.0	0.0	0.4
	75~79	4.4	2.2	0.0	1.3	0.0	0.0	0.4	0.0	0.9
	总体均值	7.6	2.7	0.0	0.8	0.2	0.0	0.2	0.2	0.4
总计		5.3	2.3	0.1	0.9	0.4	0.0	0.2	0.2	0.3

注：走包括散步、健步走等；小球类包括乒乓球、羽毛球、网球、柔力球等球类活动；大球类包括足球、篮球、排球等球类活动；其他球类包括保龄球、地掷球、门球等；体操包括广播操、艺术体操、健美操等；舞蹈包括交际舞、体育舞蹈、民间舞蹈等；武术包括武术套路、太极拳、太极剑、木兰扇等；格斗包括跆拳道、空手道、拳击、击剑等；气功包括易筋经、八段锦等；力量练习包括徒手、器械等。

（3）参加体育锻炼的主要原因：

调查结果显示，老年人参加体育锻炼的主要原因中比例最高的是"增加身体活动"，其次是"消遣娱乐"，人数百分比分别是47.8%与24.2%，"防病治病"的比例排在第三位，人数百分比为14.1%，因"防病治病"进行体育锻炼的比例随着年龄的增长而增加，说明老年人随着年龄的增加更倾向于通过体育锻炼防病治病（表2-3-15）。

表2-3-15　老年人参加体育锻炼的主要原因统计表（%）

性别	年龄组（岁）	消遣娱乐	增加身体活动	减轻压力	减肥，保持健康体重	健美，保持身材	社交的方式	提高运动技能、技巧	防病治病	说不清楚	其他
男	60~64	20.5	53.9	3.8	2.2	0.5	1.3	2.2	13.0	2.4	0.2
	65~69	20.8	50.5	2.6	2.4	2.1	0.9	2.3	15.4	2.6	0.4
	70~74	22.6	45.1	4.0	3.4	0.6	0.6	1.5	19.8	1.5	0.9
	75~79	25.7	41.8	0.8	0.8	0.4	1.2	0.8	26.5	1.6	0.4
	总体均值	21.8	49.2	3.0	2.3	1.0	1.0	1.9	17.1	2.2	0.4
女	60~64	25.4	47.4	5.2	4.3	1.8	2.2	1.2	9.7	2.1	0.6
	65~69	26.4	49.2	3.1	3.5	2.8	1.2	1.2	10.5	2.0	0.2
	70~74	25.3	43.5	4.2	2.5	1.5	1.9	0.4	16.9	2.7	1.1
	75~79	25.1	43.2	1.8	3.1	1.3	0.9	0.9	21.1	1.8	0.9
	总体均值	25.7	47.0	4.0	3.6	2.1	1.7	1.1	12.2	2.1	0.6
总计		24.2	47.8	3.6	3.1	1.7	1.4	1.4	14.1	2.2	0.5

（4）影响参加体育锻炼的障碍：

调查结果显示，老年人参加体育锻炼"没有障碍"的比例为34.3%，女性"没有障碍"的比例略高于男性。影响老年人参加体育锻炼的障碍主要是老年人对体育锻炼"没兴趣"以及"身体弱"，人数百分比分别为17.6%与9.3%；其次是"家务忙"，人数百分比为7.9%，女性因"家务忙"不参加体育锻炼的比例随年龄的增加而减少，说明随着年龄的增加，家务活动对女性参加体育锻炼的障碍力逐渐减弱（表2-3-16）。

表2-3-16　影响老年人参加体育锻炼的障碍统计表（%）

性别	年龄组（岁）	没兴趣	惰性	身体弱	身体好	体力工作多	家务忙	工作忙	缺场地
男	60~64	18.5	6.7	6.3	5.9	2.8	4.5	1.9	2.1
	65~69	17.7	5.1	7.0	4.5	1.6	7.0	1.1	2.0
	70~74	20.3	4.9	11.8	4.3	3.1	5.1	0.7	2.0
	75~79	21.5	5.7	15.5	4.8	0.6	3.2	0.4	1.5
	总体均值	19.2	5.7	9.3	4.9	2.1	5.2	1.1	2.0
女	60~64	15.7	5.6	7.0	6.1	1.7	10.8	1.1	1.8
	65~69	16.5	4.7	8.4	5.1	1.4	10.5	0.8	2.0
	70~74	16.9	5.1	10.5	3.4	1.0	8.8	0.6	2.0
	75~79	18.8	6.0	17.9	3.3	0.8	5.2	0.8	1.0
	总体均值	16.5	5.3	9.3	5.0	1.4	9.7	0.9	1.8
总计		17.6	5.4	9.3	5.0	1.7	7.9	1.0	1.9

性别	年龄组（岁）	缺乏指导	缺组织	经济受限	怕被嘲笑	没必要	怕受伤	天气影响	没有障碍	其他
男	60~64	1.6	1.7	0.3	0.0	1.3	2.7	7.5	36.0	0.2
	65~69	2.1	1.2	0.3	0.0	1.1	2.4	10.3	36.4	0.2
	70~74	1.1	1.2	0.2	0.0	0.8	4.4	8.3	31.4	0.2
	75~79	0.7	0.9	0.3	0.3	0.7	6.4	9.8	27.6	0.1
	总体均值	1.5	1.3	0.3	0.0	1.0	3.6	8.9	33.7	0.2
女	60~64	1.1	1.8	0.1	0.2	1.2	2.6	6.7	36.6	0.0
	65~69	1.3	1.3	0.3	0.0	1.0	2.1	8.5	35.5	0.3
	70~74	1.7	0.9	0.3	0.0	0.7	5.2	8.6	33.9	0.4
	75~79	0.6	1.0	0.3	0.0	1.3	6.1	10.0	27.2	0.0
	总体均值	1.2	1.4	0.2	0.1	1.1	3.3	8.0	34.7	0.2
总计		1.3	1.4	0.2	0.1	1.0	3.4	8.3	34.3	0.2

注：身体弱指"身体弱，不宜参加"；身体好指"身体好，不用参加"；体力工作多指"体力工作多，不必参加"；家务忙指"家务忙，缺少时间"；工作忙指"工作忙，缺少时间"；缺场地指"缺乏场地设施"；缺指导指"缺乏锻炼知识或指导"；经济受限指"经济条件限制"；没必要指"认为没必要"；天气影响指"雨雪、雾霾等天气影响"。

5. 身体形态

（1）身高：

男性身高平均数随年龄的增长而降低，变化的范围是167.3~168.3厘米，女性为155.9~157.3厘米。男性各年龄组身高平均数均高于女性，其中，60~64岁与75~79岁年龄组男女身高差异具有统计学意义（$p<0.05$），65~69岁年龄组与70~74岁年龄组男女身高差异不具有统计学意义（图2-3-1）。

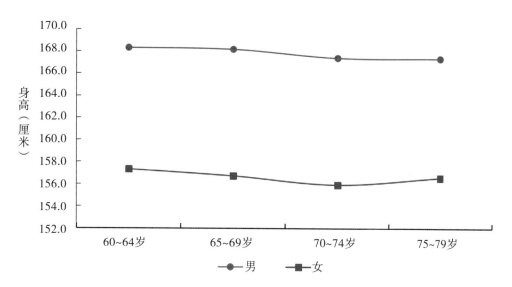

图2-3-1   2020年老年人各年龄组身高平均数

男性老年人身高平均数，城镇各年龄组身高均高于乡村，60~64岁、70~74岁年龄组城乡差异具有统计学意义（$p<0.05$），65~69岁与75~79岁年龄组城乡差异不具有统计学意义（图2-3-2）。

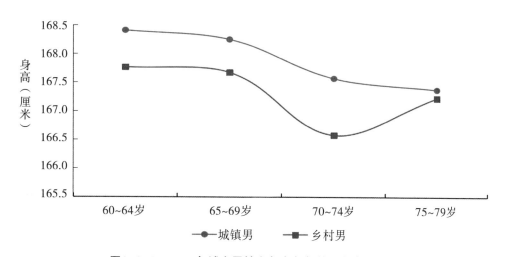

图2-3-2   2020年城乡男性老年人各年龄组身高平均数

女性老年人身高平均数，60~64岁与75~79岁年龄组城镇高于乡村，65~69岁与70~74岁年龄组城镇低于乡村，其中60~64岁年龄组女性老年人身高城乡差异具有统计学意义（$p<0.05$），其他年龄组差异不具有统计学意义（图2-3-3）。

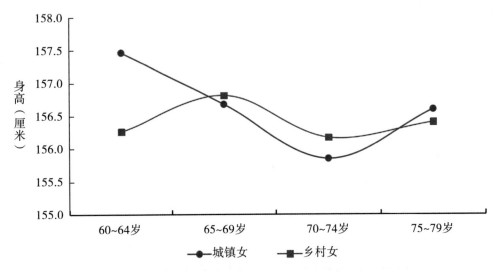

图2-3-3　2020年城乡女性老年人各年龄组身高平均数

（2）体重：

老年人的体重平均数呈现随年龄的增长而减小的趋势，男性变化的范围是70.6~73.4千克，女性为62.6~63.5千克。男性各年龄组体重平均数均高于女性，差异具有统计学意义（$p<0.05$）（图2-3-4）。

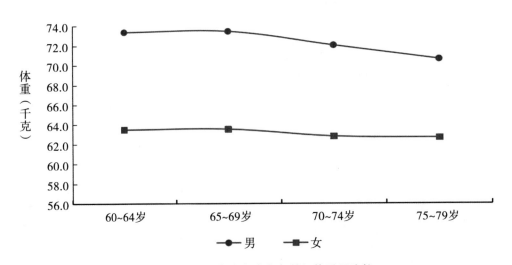

图2-3-4　2020年老年人各年龄组体重平均数

　　男性老年人体重平均数，75~79岁年龄组乡村高于城镇，但差异不具有统计学意义（$p>0.05$），其他年龄组均为城镇高于乡村，其中仅70~74年龄组差异具有统计学意义（$p<0.05$），其他年龄组差异不具有统计学意义（$p>0.05$）（图2-3-5）。

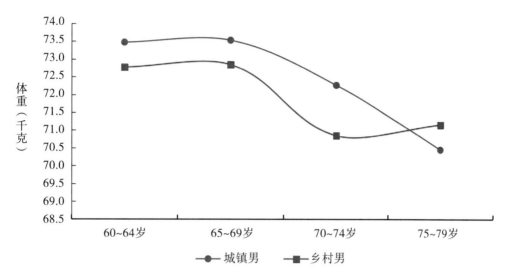

图2-3-5　2020年城乡男性老年人各年龄组体重平均数

　　女性老年人体重平均数，各年龄组乡村均高于城镇，但仅65~69岁年龄组差异具有统计学意义（$p<0.05$），其他年龄组差异均不具有统计学意义（$p>0.05$）（图2-3-6）。

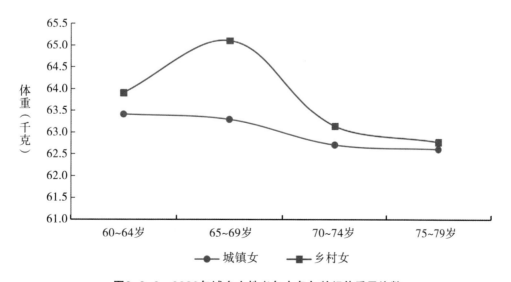

图2-3-6　2020年城乡女性老年人各年龄组体重平均数

（3）BMI：

老年人的BMI平均数随年龄的增长呈现"倒U型"曲线变化，男性BMI平均数变化的范围是25.2~26.0千克/米^2，女性为25.6~25.8千克/米^2。60~64岁与65~69岁年龄组男性BMI平均数大于女性，70~74岁与75~79岁年龄组女性BMI平均数大于男性。其中，60~64岁与75~79岁年龄组BMI性别差异具有统计学意义（$p<0.05$），其他年龄组BMI性别差异不具有统计学意义（$p>0.05$）（图2-3-7）。

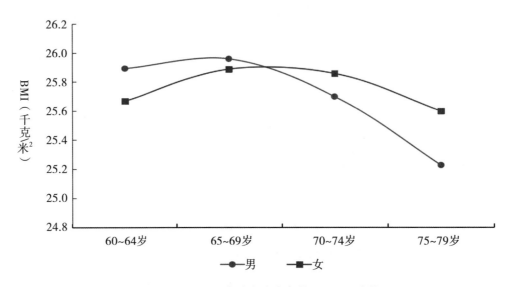

图2-3-7　2020年老年人各年龄组BMI平均数

男性老年人中，60~64岁年龄组城乡BMI平均数持平，65~69岁与70~74岁年龄组城镇BMI平均数均大于乡村，75~79岁年龄组乡村BMI平均数大于城镇，但差异不具有统计学意义（$p>0.05$）（图2-3-8）。

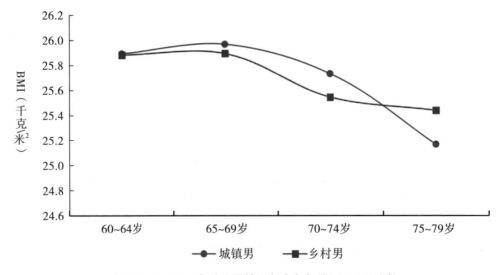

图2-3-8　2020年城乡男性老年人各年龄组BMI平均数

女性老年人中，各年龄组城镇老年人BMI平均数均大于乡村，其中，60~64岁与65~69岁年龄组城乡差异具有统计学意义（$p<0.05$），70~74岁与75~79岁年龄组城乡差异不具有统计学意义（$p>0.05$）（图2-3-9）。

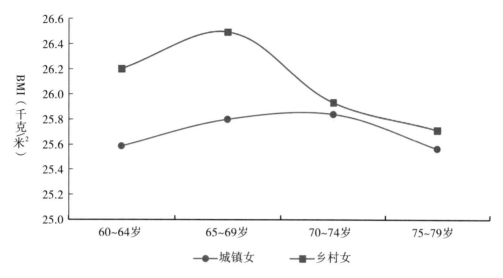

图2-3-9　2020年城乡女性老年人各年龄组BMI平均数

（4）体脂率：

老年人调查人群中，男女体脂率随年龄变化不明显，女性体脂率变化范围为33.5%~34.2%，男性体脂率变化范围为25.3%~25.6%。各年龄组女性体脂率均高于男性，性别差异具有统计学意义（$p<0.05$）（图2-3-10）。

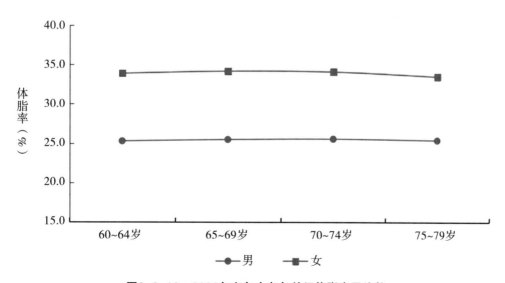

图2-3-10　2020年老年人各年龄组体脂率平均数

男性老年人中，各年龄组城镇老年人体脂率均高于乡村，但差异并不具有统计学意义（*p*>0.05）（图2-3-11）。

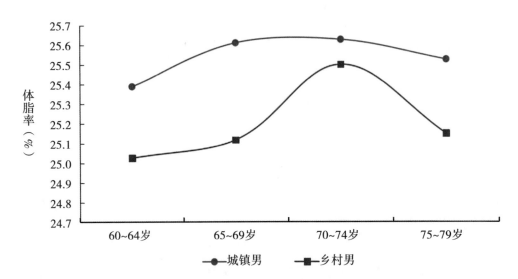

图2-3-11　2020年城乡男性老年人各年龄组体脂率平均数

女性老年人中，60~64岁与65~69岁年龄组乡村体脂率均高于城镇，70~74岁年龄组体脂率差异不大，75~79岁年龄组城镇体脂率高于乡村，其中，60~64岁与65~69岁年龄组城乡差异具有统计学意义（*p*<0.05），70~74岁与75~79岁年龄组城乡差异不具有统计学意义（*p*>0.05）（图2-3-12）。

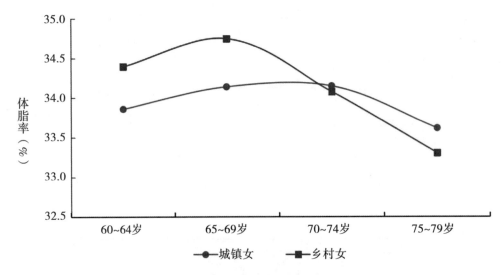

图2-3-12　2020年城乡女性老年人各年龄组体脂率平均数

（5）腰围：

女性老年人腰围随年龄的增长而增加，变化范围为85.6~88.4厘米，男性老年人腰围变化范围为90.6~91.7厘米。各年龄组男性腰围均大于女性，差异具有统计学意义（$p<0.05$）（图2-3-13）。城乡视角下，男性老年人各年龄组乡村腰围均高于城镇，但差异不具有统计学意义（$p>0.05$）（图2-3-14）。女性老年人各年龄组乡村腰围均高于城镇，其中，60~64岁、65~69岁及70~74岁年龄组城乡差异具有统计学意义（$p<0.05$），75~79岁年龄组城乡差异不具有统计学意义（$p>0.05$）（图2-3-15）。

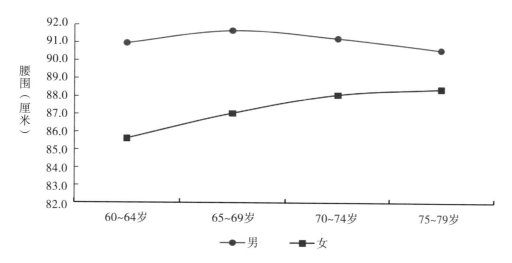

图2-3-13　2020年老年人各年龄组腰围平均数

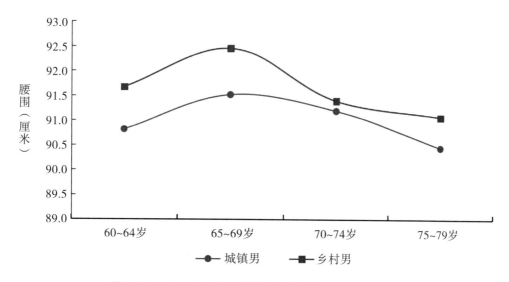

图2-3-14　2020年城乡男性老年人各年龄组腰围平均数

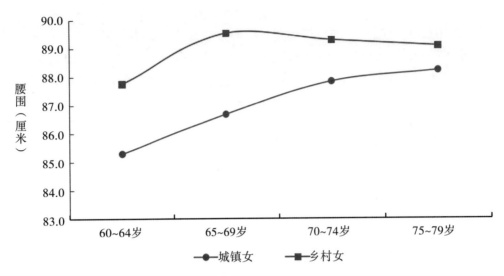

图2-3-15　2020年城乡女性老年人各年龄组腰围平均数

（6）臀围：

老年人调查人群中，男女性臀围均呈现随年龄的增长而增加的趋势，男性臀围变化范围为98.8~99.5厘米，女性臀围变化为97.1~98.6厘米。各年龄组男性臀围均高于女性，差异具有统计学意义（$p<0.05$）（图2-3-16）。城乡视角下，男性老年人各年龄组乡村臀围均高于城镇，差异具有统计学意义（$p<0.05$）（图2-3-17）。女性老年人各年龄组乡村臀围均高于城镇，其中60~64岁、65~69岁及70~74岁年龄组城乡差异具有统计学意义（$p<0.05$），75~79岁年龄组城乡差异不具有统计学意义（$p>0.05$）（图2-3-18）。

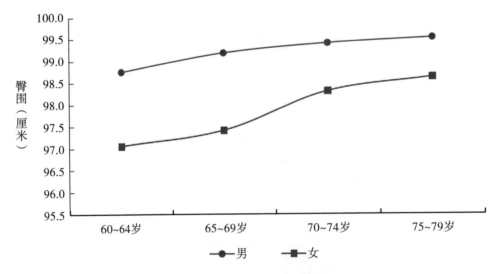

图2-3-16　2020年老年人各年龄组臀围平均数

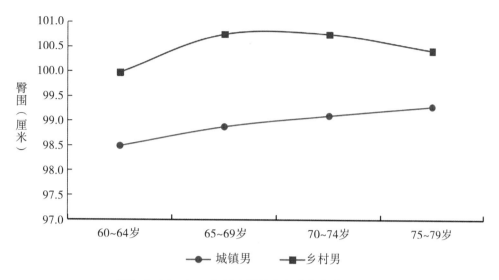

图2-3-17 2020年城乡男性老年人各年龄组臀围平均数

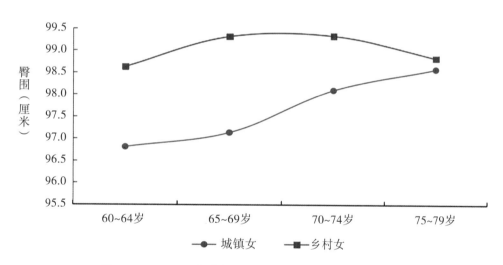

图2-3-18 2020年城乡女性老年人各年龄组臀围平均数

（7）**腰臀比**：

女性腰臀比随年龄的增长而增大，变化范围为0.88~0.90，男性腰臀比变化范围为0.91~0.92。各年龄组男性腰臀比均大于女性，差异具有统计学意义（$p<0.05$）（图2-3-19）。城乡视角下，男性老年人各年龄组城镇腰臀比均大于乡村，其中，65~69岁与70~74岁年龄组城乡差异具有统计学意义（$p<0.05$），60~64岁与75~79岁年龄组城乡差异不具有统计学意义（$p>0.05$）（图2-3-20）。女性老年人各年龄组乡村腰臀比均大于城镇，其中，60~64岁与65~69岁年龄组城乡差异具有统计学意义（$p<0.05$），70~74岁与75~79岁年龄组城乡差异不具有统计学意义（$p>0.05$）（图2-3-21）。

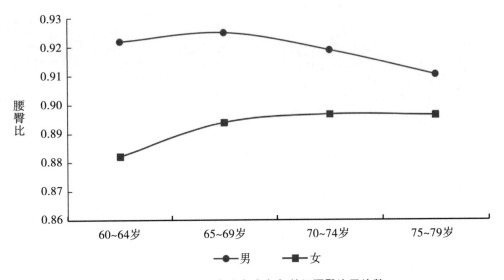

图2-3-19　2020年老年人各年龄组腰臀比平均数

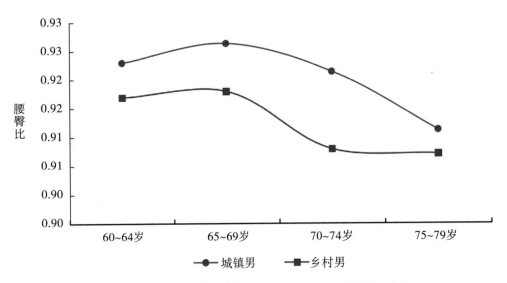

图2-3-20　2020年城乡男性老年人各年龄组腰臀比平均数

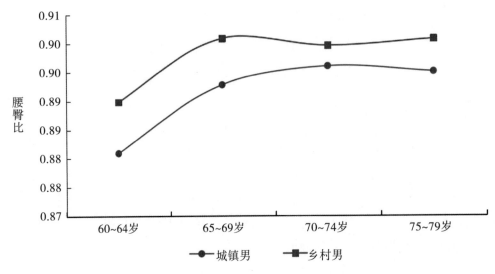

图2-3-21　2020年城乡女性老年人各年龄组腰臀比平均数

6. 身体机能

（1）安静脉搏：

女性老年人安静脉搏随年龄的增长而增加，变化范围为79~80次/分，男性安静脉搏变化范围为78~79次/分，60~64岁年龄组中男性安静脉搏高于女性，65~69岁、70~74岁及75~79岁年龄组中女性安静脉搏高于男性，其中，65~69岁年龄组性别差异具有统计学意义（$p<0.05$），其他年龄组性别差异不具有统计学意义（$p>0.05$）（图2-3-22）。

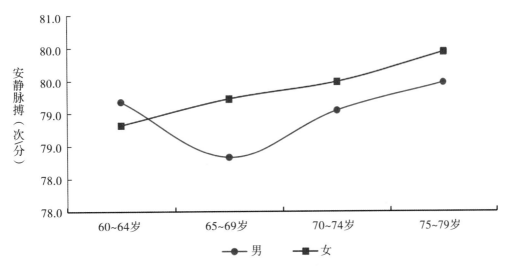

图2-3-22　2020年老年人各年龄组安静脉搏平均数

男性老年人中，60~64岁、65~69岁及70~74岁年龄组乡村安静脉搏高于城镇，差异不具有统计学意义（$p>0.05$），75~79岁年龄组城镇安静脉搏高于乡村，差异具有统计学意义（$p<0.05$）（图2-3-23）。

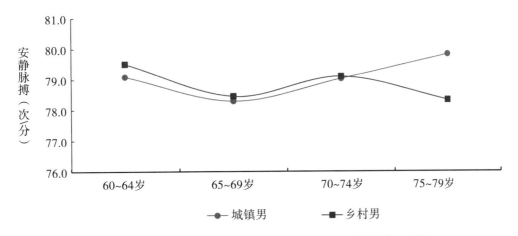

图2-3-23　2020年城乡男性老年人各年龄组安静脉搏平均数

女性老年人中，60~64岁与75~79岁年龄组城镇安静脉搏高于乡村，75~79岁年龄组城乡差异具有统计学意义（$p<0.05$）；60~64岁、65~69岁及70~74岁年龄组乡村安静脉搏高于城镇，但差异不具有统计学意义（$p>0.05$）（图2-3-24）。

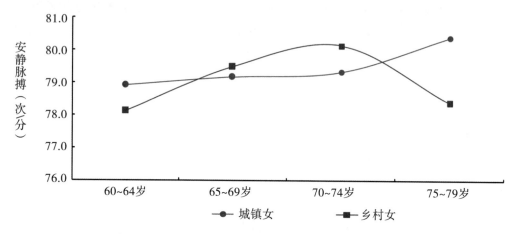

图2-3-24 2020年城乡女性老年人各年龄组安静脉搏平均数

（2）血压：

男女性收缩压随年龄的增长呈现"倒U型"曲线变化，男性收缩压变化范围为138~142毫米汞柱，女性收缩压变化范围为137~142毫米汞柱。60~64岁与65~69岁年龄组男性收缩压大于女性，70~74岁与75~79岁年龄组女性收缩压大于男性，60~64岁与75~79岁年龄组收缩压性别差异具有统计学意义（$p<0.05$），65~69岁与70~74岁年龄组收缩压性别差异不具有统计学意义（$p>0.05$）（图2-3-25）。

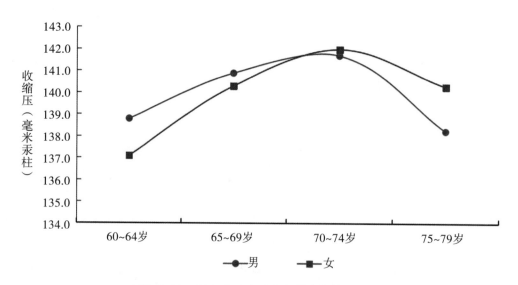

图2-3-25 2020年老年人各年龄组收缩压平均数

　　男性老年人中，各年龄组城镇收缩压均大于乡村，但差异不具有统计学意义（*p*>0.05）（图2-3-26）。女性老年人中，60~64岁与65~69岁年龄组乡村收缩压大于城镇，70~74岁与75~79岁年龄组城镇收缩压大于乡村，其中，60~64岁、70~74岁与75~79岁年龄组女性收缩压城乡差异具有统计学意义（*p*<0.05），65~69岁年龄组女性收缩压城乡差异不具有统计学意义（*p*>0.05）（图2-3-27）。

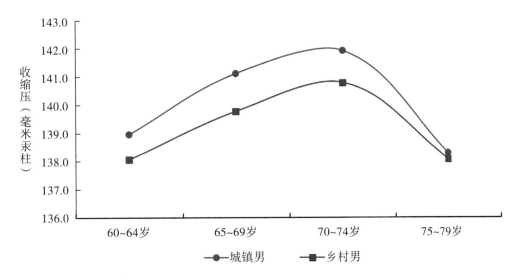

图2-3-26　2020年城乡男性老年人各年龄组收缩压平均数

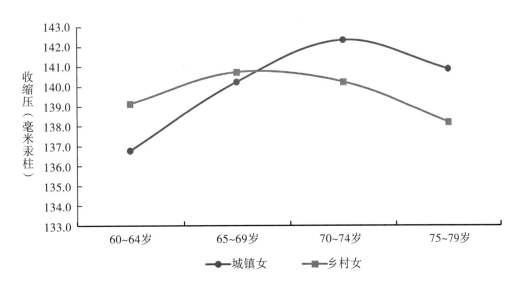

图2-3-27　2020年城乡女性老年人各年龄组收缩压平均数

　　男性舒张压随年龄的增长而增加，变化范围为79~83毫米汞柱，女性舒张压变化范围为78~79毫米汞柱。各年龄组男性舒张压均大于女性，其中，60~64岁、65~69岁及70~74岁年龄组舒张压性别差异具有统计学意义（*p*<0.05），75~79岁年龄组舒张压性别差异不具有统计学意义（*p*>0.05）（图2-3-28）。

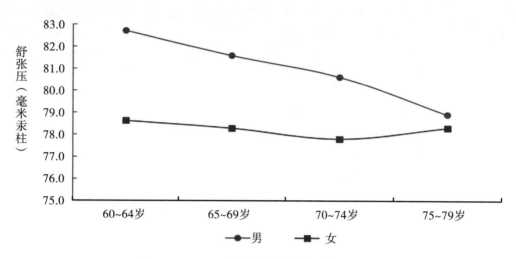

图2-3-28　2020年老年人各年龄组舒张压平均数

　　男性老年人中，60~64岁、70~74岁以及75~79岁年龄组城镇舒张压大于乡村，65~69岁年龄组乡村舒张压大于城镇，但男性舒张压城乡差异不具有统计学意义（$p>0.05$）（图2-3-29）。女性老年人中，60~64岁、65~69岁以及70~74岁年龄组乡村舒张压大于城镇，75~79岁年龄组城镇舒张压大于乡村，其中，60~64岁与65~69岁年龄组女性舒张压城乡差异具有统计学意义（$p<0.05$），70~74岁与75~79岁年龄组女性舒张压城乡差异不具有统计学意义（$p>0.05$）（图2-3-30）。

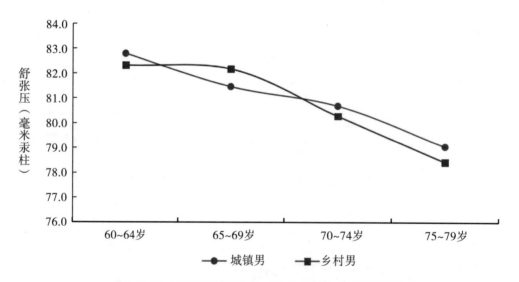

图2-3-29　2020年城乡男性老年人各年龄组舒张压平均数

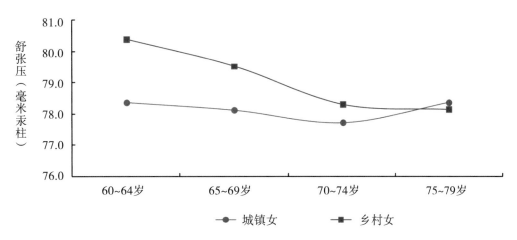

图2-3-30　2020年城乡女性老年人各年龄组舒张压平均数

（3）肺活量：

男性肺活量随年龄的增长而下降，变化范围为2297.7~2714.0毫升，女性肺活量变化范围为1693.6~1887.0毫升。各年龄组男性肺活量均大于女性，性别差异具有统计学意义（$p<0.05$）（图2-3-31）。男性老年人中，各年龄组乡村肺活量均大于城镇，但差异不具有统计学意义（$p>0.05$）（图2-3-32）。女性老年人中，60~64岁年龄组城镇肺活量大于乡村，65~69岁、70~74岁及75~79岁年龄组乡村肺活量大于城镇，各年龄组女性老年人肺活量城乡差异均具有统计学意义（$p<0.05$）（图2-3-33）。

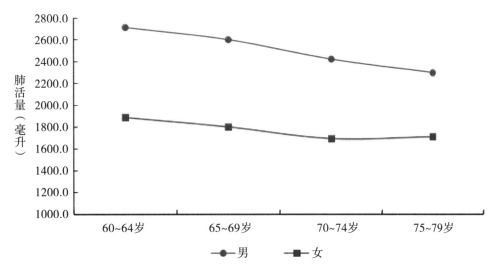

图2-3-31　2020年老年人各年龄组肺活量平均数

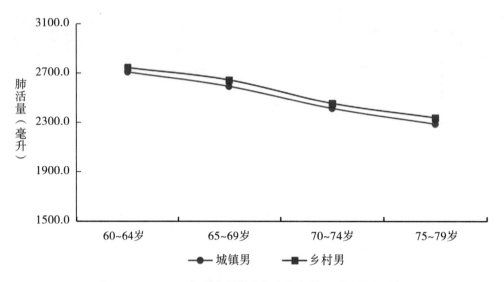

图2-3-32　2020年城乡男性老年人各年龄组肺活量平均数

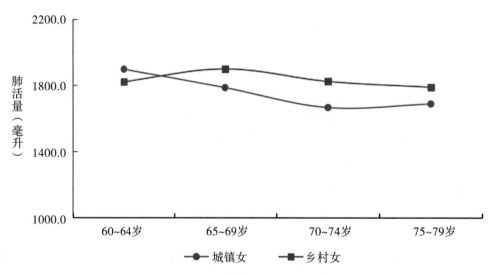

图2-3-33　2020年城乡女性老年人各年龄组肺活量平均数

（4）2分钟原地高抬腿：

男、女性2分钟原地高抬腿次数均随着年龄的增长而减少，男性2分钟原地高抬腿次数变化范围为40.0~44.8次，女性2分钟原地高抬腿次数变化范围为39.5~50.6次。60~64岁、65~69岁以及70~74岁年龄组女性2分钟原地高抬腿次数均大于男性，差异具有统计学意义（$p<0.05$）。75~79岁年龄组男性2分钟原地高抬腿次数大于女性，差异不具有统计学意义（$p>0.05$）（图2-3-34）。城乡视角下，男性老年人各年龄组2分钟原地高抬腿次数均为城镇大于乡村，差异具有统计学意义（$p<0.05$）（图2-3-35），女性老年人各年龄组2分钟原地高抬腿次数均为城镇大于乡村，差异具有统计学意义（$p<0.05$）（图2-3-36）。

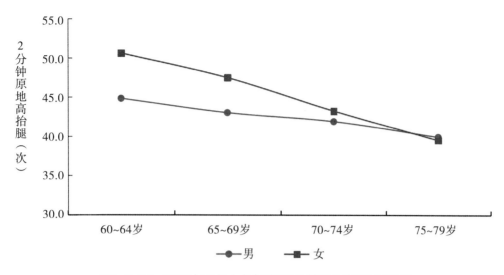

图2-3-34　2020年老年人各年龄组2分钟原地高抬腿平均数

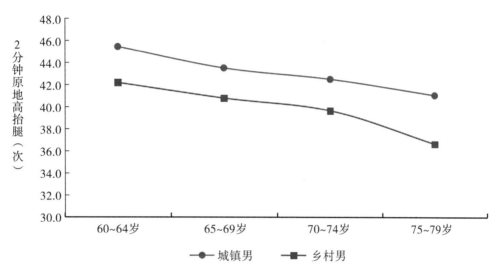

图2-3-35　2020年城乡男性老年人各年龄组2分钟原地高抬腿平均数

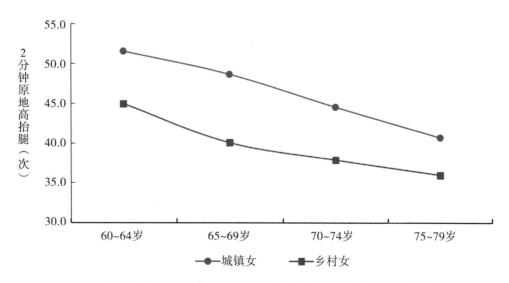

图2-3-36　2020年城乡女性老年人各年龄组2分钟原地高抬腿平均数

7. 身体素质

（1）握力：

男性握力随着年龄的增长而降低，变化范围为33.9~39.1千克，女性握力变化范围为23.6~25.2千克。各年龄组男性握力均大于女性，差异具有统计学意义（$p<0.05$）（图2-3-37）。

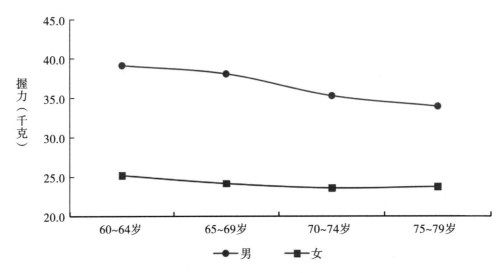

图2-3-37　2020年老年人各年龄组握力平均数

城乡视角下，男性老年人各年龄组握力均为乡村大于城镇，差异具有统计学意义（$p<0.05$）（图2-3-38）；女性老年人各年龄组握力均为乡村大于城镇，60~64岁、65~69岁以及70~74岁年龄组城乡差异具有统计学差异（$p<0.05$），75~79岁年龄组城乡差异不具有统计学差异（$p>0.05$）（图2-3-39）。

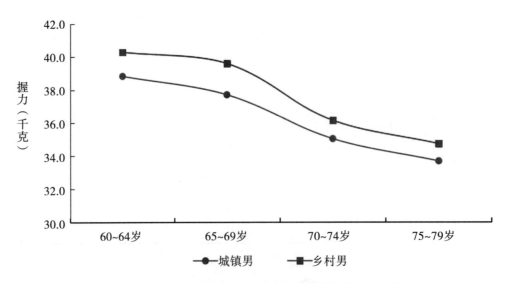

图2-3-38　2020年城乡男性老年人各年龄组握力平均数

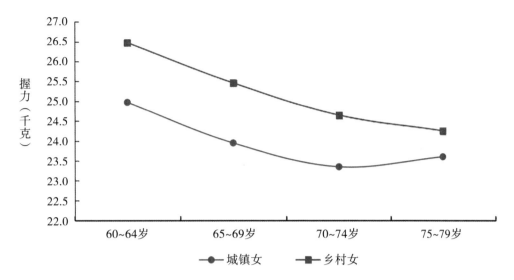

图2-3-39　2020年城乡女性老年人各年龄组握力平均数

（2）坐位体前屈：

老年人坐位体前屈均呈现随年龄的增长而降低的趋势，其中，女性坐位体前屈变化范围为3.8~8.9厘米，男性坐位体前屈变化范围为1.6~4.7厘米。女性各年龄组坐位体前屈均大于男性，差异具有统计学意义（$p<0.05$）（图2-3-40）。

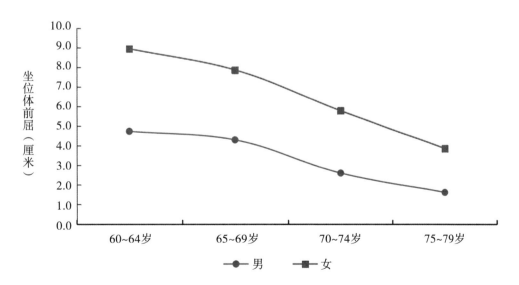

图2-3-40　2020年老年人各年龄组坐位体前屈平均数

男性老年人中，各年龄组乡村老年人坐位体前屈均大于城镇，差异均具有统计学意义（$p<0.05$）（图2-3-41）。女性老年人中，60~64岁、65~69岁与75~79岁年龄组乡村老年人坐位体前屈大于城镇，70~74岁年龄组城镇老年人坐位体前屈大于乡村，65~69岁年龄组女性老年人坐位体前屈城乡差异具有统计学意义（$p<0.05$），60~64岁、70~74岁以及75~79岁年龄组女性老年人坐位体前屈城乡差异不具有统计学意义（$p>0.05$）（图2-3-42）。

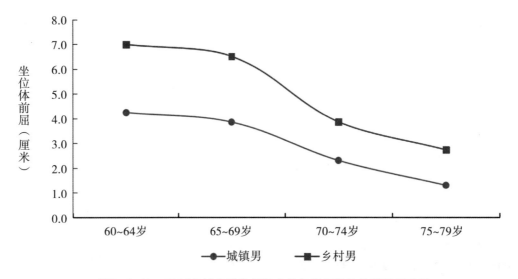

图2-3-41　2020年城乡男性老年人各年龄组坐位体前屈平均数

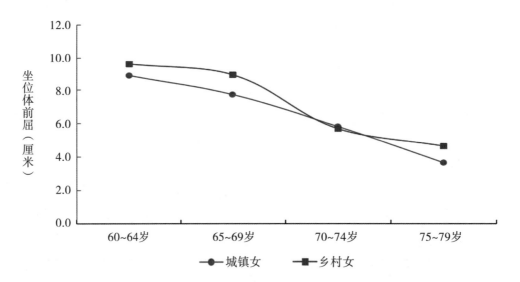

图2-3-42　2020年城乡女性老年人各年龄组坐位体前屈平均数

（3）闭眼单脚站立：

老年人闭眼单脚站立时长均呈现随年龄的增长而降低的趋势，其中，男性闭眼单脚站立时长变化范围为8.6~11.2秒，女性闭眼单脚站立时长变化范围为8.0~12.1秒。60~64岁与65~69岁年龄组女性闭眼单脚站立时长大于男性，70~74岁与75~79岁年龄组男性闭眼单脚站立时长大于女性，其中，70~74岁与75~79岁年龄组闭眼单脚站立时长性别差异具有统计学意义（$p<0.05$），60~64岁与65~69岁年龄组闭眼单脚站立时长性别差异不具有统计学意义（$p>0.05$）（图2-3-43）。

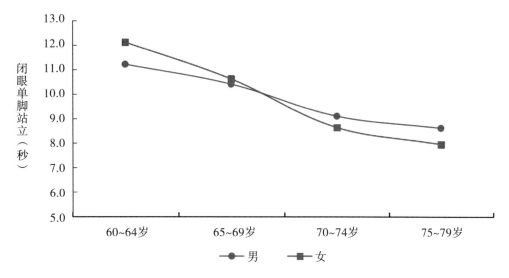

图2-3-43 2020年老年人各年龄组闭眼单脚站立平均数

男性老年人中，60~64岁、70~74岁以及75~79岁年龄组城镇老年人闭眼单脚站立时长大于乡村，65~69岁年龄组乡村老年人闭眼单脚站立时长大于城镇，其中70~74岁与75~79岁年龄组男性闭眼单脚站立时长城乡差异具有统计学差异（$p<0.05$），60~64岁与65~69岁年龄组男性闭眼单脚站立时长城乡差异不具有统计学意义（$p>0.05$）（图2-3-44）。女性老年人中，各年龄组城镇老年人闭眼单脚站立时长均大于乡村老年人，其中，60~64岁女性老年人闭眼单腿站立时长城乡差异不具有统计学意义（$p>0.05$），65~69岁、70~74岁以及75~79岁年龄组女性老年人闭眼单腿站立时长城乡差异具有统计学意义（$p<0.05$）（图2-3-45）。

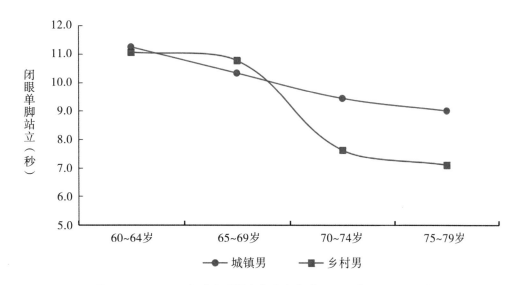

图2-3-44 2020年城乡男性老年人各年龄组闭眼单腿站立平均数

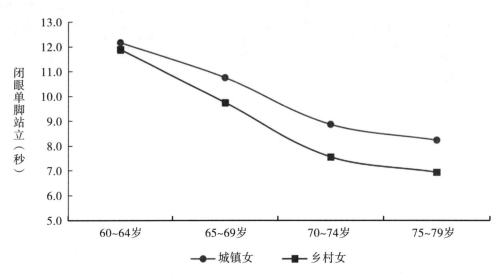

图2-3-45 2020年城乡女性老年人各年龄组闭眼单腿站立平均数

（4）选择反应时：

男性选择反应时随年龄的增长而增加，变化范围为0.67~0.71秒，女性选择反应时变化范围为0.68~0.73秒。各年龄组女性选择反应时均高于男性，65~69岁、70~74岁与75~79岁年龄组性别差异具有统计学意义（$p<0.05$），60~64岁年龄组性别差异不具有统计学意义（$p>0.05$）（图2-3-46）。

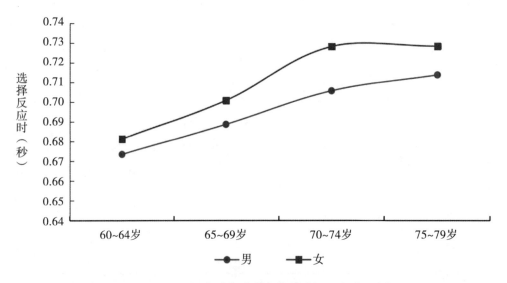

图2-3-46 2020年老年人各年龄组选择反应时平均数

男性老年人中，60~64岁年龄组乡村选择反应时大于城镇，65~69岁、70~74岁以及75~79岁年龄组城镇选择反应时大于乡村，60~64岁与70~74岁年龄组男性老年人选择反应时城乡差异具有统计学意义（$p<0.05$），65~69岁与75~79岁年龄组男性老年人选择反应时城乡差异不具有统计学意义（$p>0.05$）（图2-3-47）。女性老年人中，60~64岁与65~69岁年龄组乡村老年人选择反应时大于城镇，70~74岁与75~79岁年龄组城镇老年人选择反应时大于乡村，其中，60~64岁与70~74岁年龄组女性老年人选择反应时城乡差异具有统计学意义（$p<0.05$），65~69岁与75~79岁年龄组女性老年人选择反应时城乡差异不具有统计学意义（$p>0.05$）（图2-3-48）。

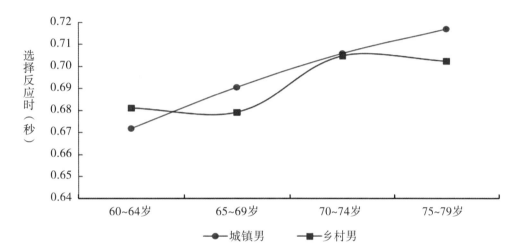

图2-3-47　2020年城乡男性老年人各年龄组选择反应时平均数

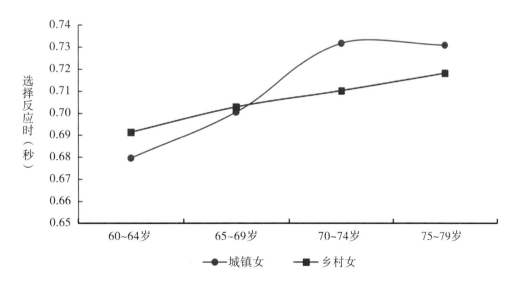

图2-3-48　2020年城乡女性老年人各年龄组选择反应时平均数

（5）30秒坐站：

男女性老年人30秒坐站次数随年龄的增长而降低，男性老年人变化范围为11.0~12.3次，女性老年人变化范围为10.6~12.3次。60~64岁年龄组女性老年人30秒坐站次数大于男性，65~69岁、70~74岁与75~79岁年龄组男性老年人30秒坐站次数大于女性。其中60~64岁年龄组30秒坐站次数性别差异不具有统计学意义（$p>0.05$），65~69岁、70~74岁与75~79岁年龄组30秒坐站次数性别差异具有统计学意义（$p<0.05$）（图2-3-49）。

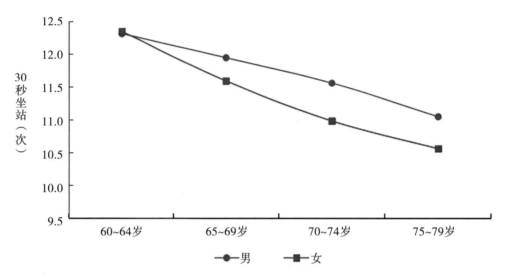

图2-3-49　2020年老年人各年龄组30秒坐站平均数

各年龄组男女性城镇老年人30秒坐站次数均大于同年龄组同性别乡村老年人，城乡差异具有统计学意义（$p<0.05$）（图2-3-50、图2-3-51）。

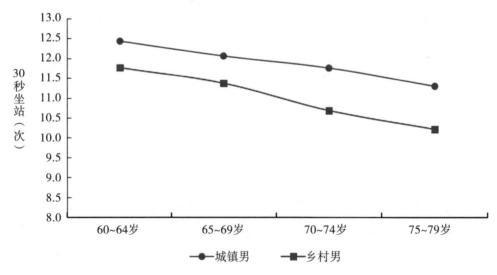

图2-3-50　2020年城乡男性老年人各年龄组30秒坐站平均数

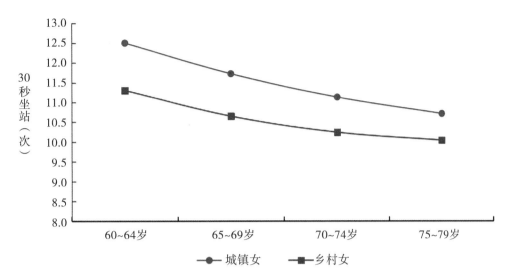

图2-3-51 2020年城乡女性老年人各年龄组30秒坐站平均数

（二）2020年与2014年体质监测结果比较

1. 身体形态比较

（1）身高：

与2014年相比，2020年男性老年人各年龄组身高平均数均高于2014年，差值绝对值范围为0.55~0.99厘米，差异不具有统计学意义（$p>0.05$）；2020年女性老年人各年龄组身高平均数均高于2014年，差值绝对值范围为0.50~0.98厘米，差异不具有统计学意义（$p>0.05$）（图2-3-52）。

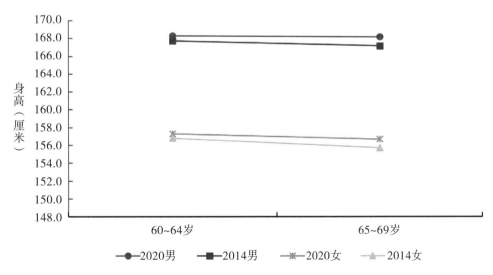

图2-3-52 2020年与2014年老年人各年龄组身高平均数

（2）体重：

与2014年相比，2020年男性老年人各年龄组体重均高于2014年，差值绝对值范围为1.76~2.58千克，差异不具有统计学意义（*p*>0.05）。2020年女性老年人中，60~64岁年龄组体重平均数略低于2014年，65~69岁年龄组体重平均数高于2014年，差值绝对值范围为0.10~0.79千克，差异不具有统计学意义（*p*>0.05）（图2-3-53）。

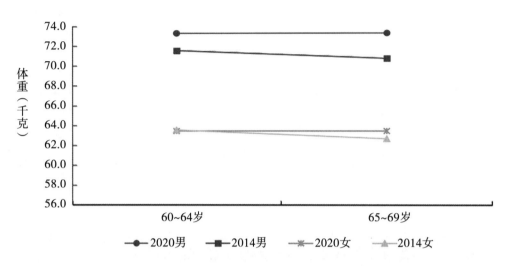

图2-3-53　2020年与2014年老年人各年龄组体重平均数

（3）BMI：

与2014年相比，2020年男性老年人各年龄组BMI均高于2014年，差值绝对值范围为0.46~0.63千克/米^2，差异具有统计学意义（*p*<0.05）（图2-3-54）。2020年女性老年人中，60~64岁年龄组BMI平均数低于2014年，差异不具有统计学意义（*p*>0.05），65~69岁年龄组2020年BMI平均数高于2014年，差异具有统计学意义（*p*<0.05），差值绝对值范围为0.02~0.20千克/米^2（图2-3-55）。

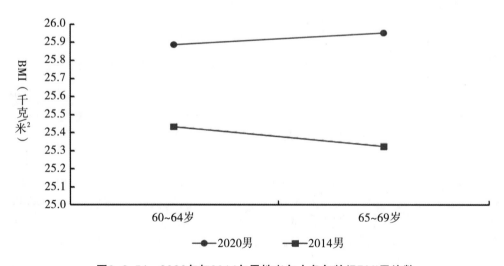

图2-3-54　2020年与2014年男性老年人各年龄组BMI平均数

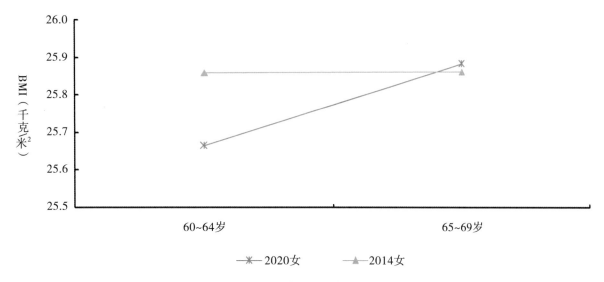

图2-3-55　2020年与2014年女性老年人各年龄组BMI平均数

（4）腰围：

2020年男性老年人各年龄组腰围均高于2014年，差值绝对值范围为0.93~1.35厘米。60~64岁年龄组男性老年人2020年与2014年腰围差异具有统计学意义（$p<0.05$），65~69岁年龄组男性老年人2020年与2014年腰围差异不具有统计学意义（$p>0.05$）。2020年女性老年人各年龄组腰围均低于2014年，差值绝对值范围为0.23~1.50厘米，差异不具有统计学意义（$p>0.05$）（图2-3-56）。

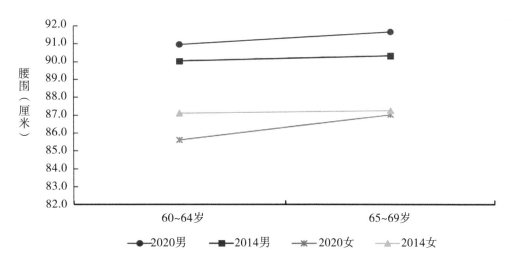

图2-3-56　2020年与2014年老年人各年龄组腰围平均数

（5）臀围：

2020年男性老年人各年龄组臀围均高于2014年，差值绝对值范围为2.44~2.86厘米，差异具有统计学意义（$p<0.05$）（图2-3-57）。女性老年人中，60~64岁女性老年人2020年臀围低于2014年，差异不具有统计学意义（$p>0.05$），65~69岁女性老年人2020年臀围高于2014年，差异不具有统计学意义（$p>0.05$），差值绝对值范围为0.01~0.83厘米（图2-3-58）。

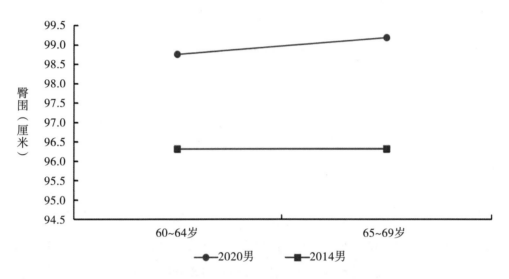

图2-3-57　2020年与2014年男性老年人各年龄组臀围平均数

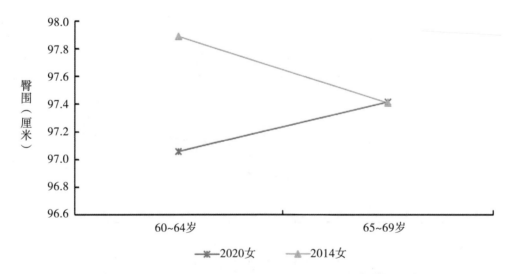

图2-3-58　2020年与2014年女性老年人各年龄组臀围平均数

（6）腰臀比：

2020年男性老年人各年龄组腰臀比均低于2014年，差值绝对值范围为0.01~0.01，差异不具有统计学意义（$p>0.05$）。2020年女性老年人各年龄组腰臀比均低于2014年，差值绝对值范围为0.00~0.01，差异具有统计学意义（$p<0.05$）（图2-3-59）。

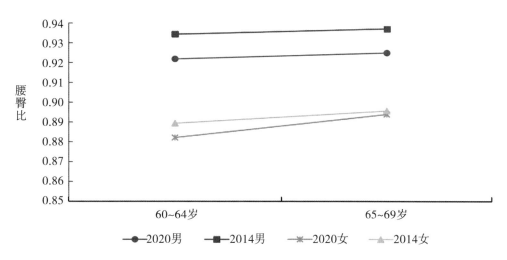

图2-3-59　2020年与2014年老年人各年龄组腰臀比平均数

2. 身体机能比较

（1）安静脉搏：

2020年男性老年人各年龄组安静脉搏均高于2014年，差值绝对值范围为0.69~1.16次/分，60~64岁年龄组男性老年人差异不具有统计学意义（$p>0.05$），65~69岁年龄组男性老年人差异具有统计学意义（$p<0.05$）（图2-3-60）。2020年女性老年人各年龄组安静脉搏均高于2014年，差值绝对值范围为0.84~1.84次/分，60~64岁年龄组女性老年人差异不具有统计学意义（$p>0.05$），65~69岁年龄组女性老年人差异具有统计学意义（$p<0.05$）（图2-3-61）。

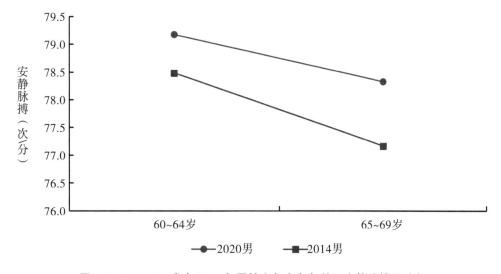

图2-3-60　2020年与2014年男性老年人各年龄组安静脉搏平均数

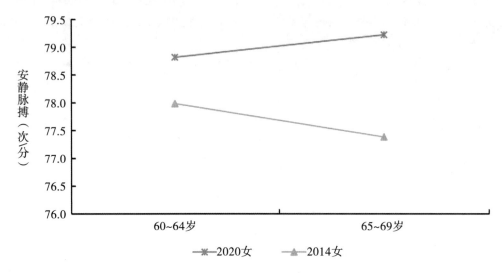

图2-3-61　2020年与2014年女性老年人各年龄组安静脉搏平均数

（2）血压：

2020年男性老年人各年龄组收缩压均高于2014年，差值绝对值范围为5.30~6.23毫米汞柱，差异具有统计学意义（$p<0.05$）（图2-3-62）。2020年女性老年人各年龄组收缩压均高于2014年，差值绝对值范围为7.20~7.47毫米汞柱，差异不具有统计学意义（$p>0.05$）（图2-3-63）。

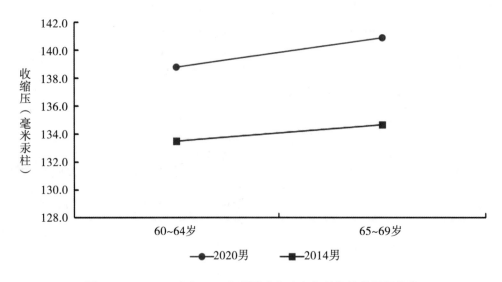

图2-3-62　2020年与2014年男性老年人各年龄组收缩压平均数

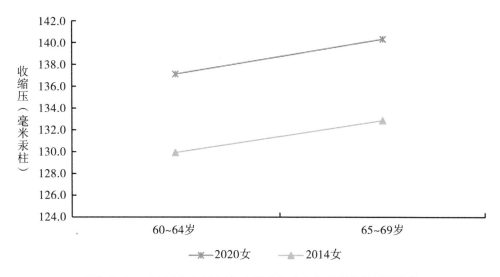

图2-3-63 2020年与2014年女性老年人各年龄组收缩压平均数

2020年男性老年人各年龄组舒张压均高于2014年，差值绝对值范围为3.67~4.38毫米汞柱，差异具有统计学意义（$p<0.05$）（图2-3-64）。2020年女性老年人各年龄组舒张压均高于2014年，差值绝对值范围为4.19~5.16毫米汞柱，60~64岁年龄组女性老年人舒张压差异具有统计学意义（$p<0.05$），65~69岁年龄组女性老年人舒张压差异不具有统计学意义（$p>0.05$）（图2-3-65）。

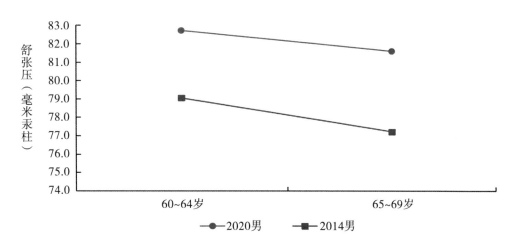

图2-3-64 2020年与2014年男性老年人各年龄组舒张压平均数

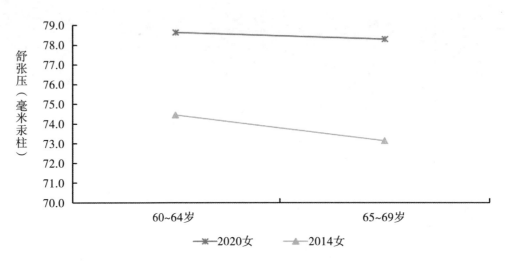

图2-3-65　2020年与2014年女性老年人各年龄组舒张压平均数

（3）肺活量：

2020年男性老年人肺活量均高于2014年，差值绝对值范围为48.71~98.46毫升，差异具有统计学意义（$p<0.05$）。2020年女性老年人肺活量均高于2014年，差值绝对值范围为40.18~54.01毫升，差异具有统计学意义（$p<0.05$）（图2-3-66）。

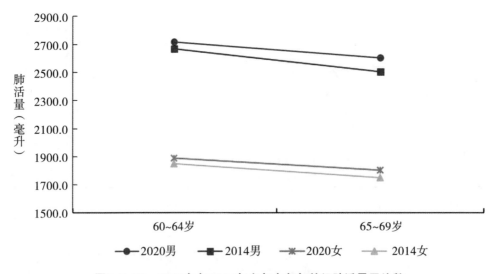

图2-3-66　2020年与2014年老年人各年龄组肺活量平均数

3. 身体素质比较

（1）握力：

2020年男性老年人各年龄组握力均高于2014年，差值绝对值范围为0.74~1.85千克，差异不具有统计学意义（$p>0.05$）。2020年女性老年人各年龄组握力均高于2014年，差值绝对值范围为0.68~1.01千克，差异不具有统计学意义（$p>0.05$）（图2-3-67）。

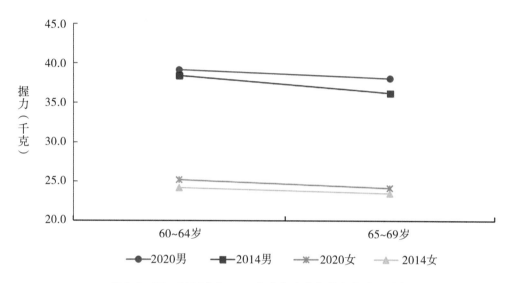

图2-3-67　2020年与2014年老年人各年龄组握力平均数

（2）坐位体前屈：

2020年男性老年人各年龄组坐位体前屈均高于2014年，差值绝对值范围为0.98~1.14厘米，差异具有统计学意义（$p<0.05$）。与2014年相比，60~64岁年龄组女性老年人坐位体前屈高于2014年，差异具有统计学意义（$p<0.05$），65~69岁年龄组女性老年人坐位体前屈低于2014年，差异具有统计学意义（$p<0.05$），差值绝对值范围为0.41~0.42厘米（图2-3-68）。

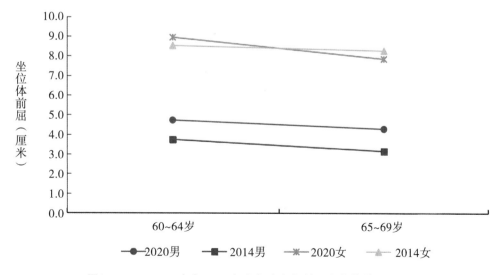

图2-3-68　2020年与2014年老年人各年龄组坐位体前屈平均数

（3）闭眼单脚站立：

2020年男性老年人各年龄组闭眼单脚站立时间均高于2014年，差值绝对值范围为2.35~2.43秒，差异不具有统计学意义（$p>0.05$）。2020年女性老年人各年龄组闭眼单脚站立时间均高于2014年，差异绝对值范围为3.31~4.21秒，差异具有统计学意义（$p<0.05$）（图2-3-69）。

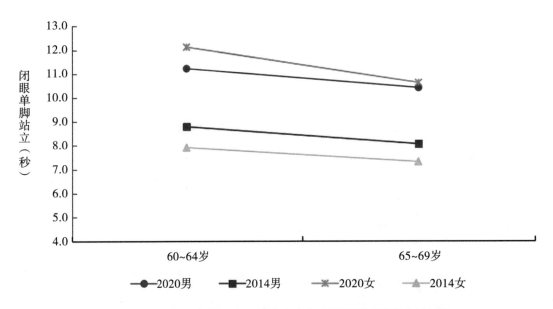

图2-3-69 2020年与2014年老年人各年龄组闭眼单脚站立平均数

（4）选择反应时：

2020年男性老年人各年龄组选择反应时均高于2014年，差值绝对值范围为0.05~0.06秒，差异具有统计学意义（$p<0.05$）（图2-3-70）。2020年女性老年人各年龄组选择反应时均高于2014年，差值绝对值范围为0.03~0.05秒，差异具有统计学意义（$p<0.05$）（图2-3-71）。

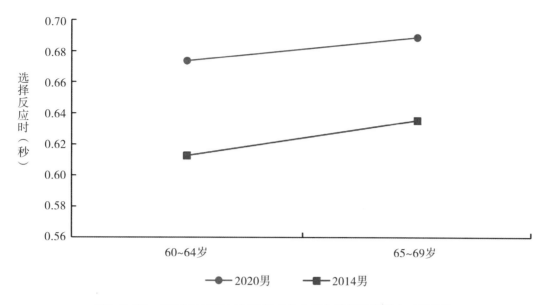

图2-3-70　2020年与2014年男性老年人各年龄组选择反应时平均数

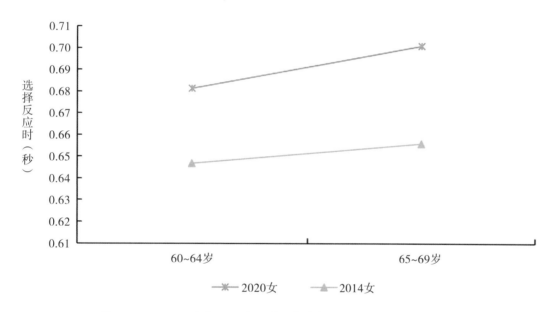

图2-3-71　2020年与2014年女性老年人各年龄组选择反应时平均数

（三）小结

1. 2020年基本情况

　　男、女性老年人的身高继续呈现增龄性降低，其中即由生理性自然降低，也有年代差异的存在。老年女性的体形继续呈现纺锤式变化，如体重、腰围、臀围随年龄增长而增长；而老年男性的体形变化不大。肥胖程度上，老年男性低于女性，如体脂率平均数，男性低于女性。男、女性乡村老年人，中心肥胖程度高于城镇，如腰围和臀围等形态指标，乡村高于城镇，女性体脂率平均数城乡差异不大，男性体脂率平均数，乡村低于城镇。

老年女性心血管机能好于男性，如2分钟原地高抬腿平均数女性高于男性。男、女性老年人肺活量呈现增龄性降低，安静心率和收缩压呈现增龄性上升。男性肺功能好于女性，心血管机能比女性差；乡村老年人肺功能好于城镇，心血管机能比城镇差。

男、女性老年人身体素质呈现增龄性下降，如上肢力量、下肢肌肉耐力、柔韧性、平衡能力、和反应能力均随着年龄的增长而下降。上肢力量、下肢肌肉耐力和反应能力，男性比女性好；柔韧性，女性好于男性。上肢力量、下肢肌肉耐力、柔韧性和平衡能力，乡村老年人比城镇好；平衡能力，城镇老年人好于乡村。

2. 2020年与2014年的结果比较

与2014年相比，2020年老年男性的肥胖程度增大，如身高、体重、腰围和臀围等形态指标平均数增大；老年女性的肥胖程度变化不大，如身高和体重的平均数增大，腰围和臀围指标平均数减小。

男、女性老年人肺功能有所提升，如肺活量平均数增大。

男、女性老年人上肢力量、柔韧性和平衡能力均有所增长，反应能力减弱。

第三部分

统计数据

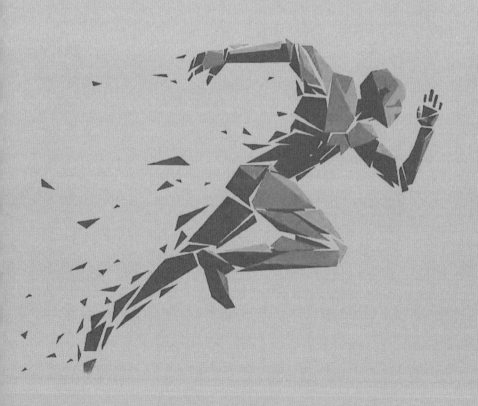

一、幼儿（3~6岁）

（一）北京市幼儿监测指标统计结果

表3-1-1　北京市幼儿身高样本量、平均数、标准差、百分位数

（厘米）

性别	年龄组（岁）	n	Mean	SD	P3	P10	P25	P50	P75	P90	P97
男	3	1545	102.7	4.3	95.0	97.3	99.9	102.7	105.5	108.0	110.7
	4	1626	108.6	4.6	100.2	103.0	105.5	108.5	111.7	114.4	117.5
	5	1547	116.2	5.0	107.2	109.9	112.8	116.2	119.5	122.5	126.4
	6	264	119.9	5.6	110.4	114.1	116.4	119.5	122.9	126.6	132.8
女	3	1542	101.5	4.2	94.0	96.1	98.7	101.5	104.3	106.9	109.6
	4	1628	107.5	4.5	99.3	101.7	104.4	107.3	110.4	113.0	116.3
	5	1539	115.5	5.0	106.5	109.2	112.3	115.2	118.5	122.0	125.8
	6	244	118.3	4.5	111.1	113.1	115.5	117.8	121.3	124.5	127.3

表3-1-2　北京市幼儿坐高样本量、平均数、标准差、百分位数

（厘米）

性别	年龄组（岁）	n	Mean	SD	P3	P10	P25	P50	P75	P90	P97
男	3	1545	59.5	2.5	54.9	56.3	57.9	59.5	61.1	62.5	64.0
	4	1626	62.0	2.7	56.9	58.7	60.2	62.0	63.7	65.5	67.0
	5	1547	65.2	2.8	60.3	61.9	63.4	65.2	66.9	68.7	70.6
	6	264	66.8	3.0	61.8	63.3	64.9	66.6	68.4	70.6	73.3
女	3	1542	58.6	2.4	54.1	55.6	57.0	58.6	60.2	61.6	63.1
	4	1628	61.2	2.6	56.5	58.1	59.5	61.1	62.8	64.6	66.0
	5	1539	64.8	2.7	59.7	61.3	63.0	64.8	66.5	68.2	69.9
	6	244	65.8	2.4	61.2	62.9	64.2	65.7	67.6	68.9	70.2

表3-1-3　北京市幼儿坐高/身高×100样本量、平均数、标准差、百分位数

性别	年龄组（岁）	n	Mean	SD	P3	P10	P25	P50	P75	P90	P97
男	3	1545	57.9	1.2	55.6	56.5	57.2	58.0	58.7	59.3	60.0
	4	1626	57.1	1.2	54.8	55.7	56.3	57.1	57.8	58.5	59.2
	5	1547	56.1	1.2	53.8	54.6	55.4	56.1	56.9	57.6	58.3
	6	264	55.8	1.3	53.5	54.2	55.1	55.8	56.5	57.3	58.4
女	3	1542	57.7	1.1	55.6	56.4	57.1	57.8	58.5	59.1	59.7
	4	1628	57.0	1.2	54.7	55.5	56.3	57.0	57.7	58.4	58.9
	5	1539	56.1	1.2	54.0	54.7	55.4	56.1	56.8	57.6	58.3
	6	244	55.7	1.1	53.8	54.3	55.0	55.7	56.4	57.0	57.6

表3-1-4　北京市幼儿体重样本量、平均数、标准差、百分位数

（千克）

性别	年龄组（岁）	n	Mean	SD	P3	P10	P25	P50	P75	P90	P97
男	3	1545	16.97	2.46	13.40	14.30	15.40	16.60	18.05	19.95	22.50
	4	1626	18.95	2.95	14.80	15.95	16.95	18.45	20.25	22.65	26.35
	5	1547	21.95	4.01	16.90	18.05	19.30	21.05	23.60	26.90	32.00
	6	264	23.65	4.89	17.55	18.90	20.55	22.30	25.45	29.60	37.15
女	3	1542	16.22	2.29	13.05	13.75	14.75	15.85	17.25	18.95	21.50
	4	1628	18.13	2.71	14.35	15.25	16.35	17.80	19.30	21.50	24.15
	5	1539	21.16	3.69	16.20	17.45	18.75	20.40	22.70	25.95	29.80
	6	244	22.09	3.84	17.10	18.25	19.60	21.10	23.83	27.00	30.35

表3-1-5　北京市幼儿BMI样本量、平均数、标准差、百分位数

性别	年龄组（岁）	n	Mean	SD	P3	P10	P25	P50	P75	P90	P97
男	3	1545	16.0	1.6	13.9	14.4	15.0	15.8	16.6	17.9	19.8
	4	1626	16.0	1.7	13.6	14.3	14.9	15.7	16.7	18.0	20.3
	5	1547	16.2	2.2	13.4	14.1	14.8	15.7	17.0	18.8	21.8
	6	264	16.3	2.4	13.4	14.2	14.8	15.7	17.3	19.0	22.9
女	3	1542	15.7	1.5	13.4	14.1	14.7	15.5	16.4	17.4	19.2
	4	1628	15.7	1.6	13.4	13.9	14.6	15.4	16.4	17.5	19.5
	5	1539	15.8	2.0	13.2	13.8	14.5	15.4	16.6	18.4	20.6
	6	244	15.7	2.1	13.2	13.6	14.4	15.4	16.7	18.3	20.8

表3-1-6　北京市幼儿体重/身高×1000样本量、平均数、标准差、百分位数

性别	年龄组（岁）	n	Mean	SD	P3	P10	P25	P50	P75	P90	P97
男	3	1545	164.8	19.1	138.3	144.9	152.8	162.0	172.7	187.4	210.7
	4	1626	173.9	22.0	144.7	152.2	159.7	170.0	182.5	201.0	230.6
	5	1547	188.3	29.1	152.9	160.9	169.6	181.5	198.7	223.2	266.8
	6	264	196.3	34.1	156.2	163.5	174.4	187.2	209.5	236.1	285.0
女	3	1542	159.3	18.0	134.5	140.8	148.1	156.5	166.7	179.8	202.8
	4	1628	168.3	20.5	140.4	147.2	155.0	165.3	176.8	193.7	215.0
	5	1539	182.7	26.8	149.1	156.5	165.0	177.1	193.1	218.5	246.6
	6	244	186.2	27.6	151.7	157.8	169.4	178.1	197.4	222.2	250.6

表3-1-7　北京市幼儿胸围样本量、平均数、标准差、百分位数

（厘米）

性别	年龄组（岁）	n	Mean	SD	P3	P10	P25	P50	P75	P90	P97
男	3	1545	51.7	3.3	46.0	48.0	49.6	51.4	53.4	55.6	58.7
	4	1626	53.5	3.8	47.7	49.4	51.1	53.1	55.3	58.0	62.1
	5	1547	56.2	4.6	49.3	51.4	53.3	55.5	58.3	61.4	67.5
	6	264	57.6	5.3	49.9	52.4	54.0	56.5	60.5	63.7	69.8
女	3	1542	50.5	3.2	45.3	47.1	48.5	50.2	52.0	54.2	57.2
	4	1628	52.0	3.6	45.8	47.9	49.8	51.7	53.9	56.2	59.3
	5	1539	54.4	4.2	48.3	50.0	51.7	53.7	56.2	59.6	63.9
	6	244	55.2	4.5	48.9	50.7	52.3	54.3	57.4	60.9	65.7

表3-1-8　北京市幼儿胸围/身高×100样本量、平均数、标准差、百分位数

性别	年龄组（岁）	n	Mean	SD	P3	P10	P25	P50	P75	P90	P97
男	3	1545	50.3	2.8	45.0	46.9	48.7	50.2	52.0	53.7	55.8
	4	1626	49.2	2.9	43.9	45.7	47.4	49.2	51.0	52.7	55.3
	5	1547	48.3	3.4	42.4	44.8	46.1	47.9	50.0	52.3	56.2
	6	264	48.0	3.7	41.5	44.3	45.9	47.7	50.0	51.9	57.0
女	3	1542	49.7	2.8	45.0	46.6	48.0	49.5	51.3	53.2	55.3
	4	1628	48.4	3.1	42.6	44.8	46.5	48.3	50.2	52.0	54.5
	5	1539	47.1	3.2	41.7	43.5	45.2	46.8	48.7	50.9	54.5
	6	244	46.7	3.2	42.0	43.0	44.6	46.0	48.3	50.9	54.3

表3-1-9 北京市幼儿安静心率样本量、平均数、标准差、百分位数

（次/分）

性别	年龄组（岁）	n	Mean	SD	P3	P10	P25	P50	P75	P90	P97
男	3	1545	98.6	10.6	80.0	85.0	91.0	98.0	106.0	113.0	118.0
	4	1626	97.4	10.2	79.0	85.0	90.0	97.0	105.0	111.0	117.0
	5	1547	95.5	10.2	78.0	82.0	88.0	95.0	102.0	110.0	116.0
	6	264	94.6	10.6	76.0	81.0	87.0	94.0	102.0	108.0	117.0
女	3	1542	99.8	10.5	81.0	86.0	92.0	99.0	108.0	114.0	119.0
	4	1628	98.6	10.4	80.0	85.0	91.0	99.0	106.0	113.0	118.0
	5	1539	96.7	10.2	80.0	84.0	89.0	96.0	104.0	111.0	117.0
	6	244	94.5	10.3	78.0	82.0	87.0	93.0	101.0	108.0	118.0

表3-1-10 北京市幼儿握力样本量、平均数、标准差、百分位数

（千克）

性别	年龄组（岁）	n	Mean	SD	P3	P10	P25	P50	P75	P90	P97
男	3	1545	4.4	1.9	1.6	2.2	3.1	4.2	5.5	6.9	8.5
	4	1626	5.7	2.1	2.0	3.0	4.1	5.6	7.0	8.5	9.9
	5	1547	7.2	2.5	2.5	4.0	5.5	7.1	8.8	10.5	12.0
	6	264	7.7	2.8	2.7	4.0	5.5	7.7	10.0	11.2	12.7
女	3	1542	4.0	1.7	1.6	2.1	2.8	3.7	4.9	6.0	7.6
	4	1628	4.9	1.9	1.9	2.6	3.5	4.8	6.1	7.4	8.7
	5	1539	6.3	2.3	2.5	3.5	4.6	6.2	7.8	9.3	11.0
	6	244	6.8	2.5	2.3	3.2	5.0	7.0	8.6	10.1	11.4

表3-1-11 北京市幼儿立定跳远样本量、平均数、标准差、百分位数

（厘米）

性别	年龄组（岁）	n	Mean	SD	P3	P10	P25	P50	P75	P90	P97
男	3	1545	62.3	17.2	29.0	39.0	50.0	63.0	75.0	84.0	93.0
	4	1626	81.9	16.6	48.0	61.0	71.0	83.0	93.0	103.0	111.0
	5	1547	98.7	15.8	69.0	77.0	88.0	99.0	110.0	119.0	129.0
	6	264	104.1	15.2	74.0	84.0	95.0	104.0	114.0	124.0	133.0
女	3	1542	61.3	15.1	32.0	40.0	52.0	62.0	72.0	80.0	88.0
	4	1628	78.9	14.3	52.0	61.0	70.0	79.0	88.0	98.0	105.0
	5	1539	94.9	14.2	68.0	77.0	86.0	95.0	104.0	113.0	122.0
	6	244	97.6	14.5	71.0	79.0	88.0	97.0	108.0	116.0	125.0

表3-1-12　北京市幼儿坐位体前屈样本量、平均数、标准差、百分位数

（厘米）

性别	年龄组（岁）	n	Mean	SD	P3	P10	P25	P50	P75	P90	P97
男	3	1545	11.3	4.2	3.1	5.9	8.6	11.6	14.2	16.6	18.6
	4	1626	10.6	4.7	1.4	4.8	7.6	10.7	13.6	16.6	18.9
	5	1547	9.5	5.1	−0.5	2.7	6.2	9.6	13.0	16.1	18.8
	6	264	8.8	5.3	−1.5	2.1	5.2	8.7	12.2	15.8	20.0
女	3	1542	12.6	4.1	4.2	7.4	10.1	12.8	15.4	17.5	19.6
	4	1628	12.7	4.4	3.5	7.3	9.8	12.7	15.6	18.2	20.5
	5	1539	12.8	4.9	2.8	6.0	9.6	13.1	16.4	18.9	21.0
	6	244	12.1	5.3	1.8	5.7	8.6	12.4	16.0	18.9	21.0

表3-1-13　北京市幼儿双脚连续跳样本量、平均数、标准差、百分位数

（秒）

性别	年龄组（岁）	n	Mean	SD	P3	P10	P25	P50	P75	P90	P97
男	3	1545	9.9	4.8	4.6	5.3	6.5	8.4	12.0	16.7	21.9
	4	1626	6.4	2.4	4.0	4.4	4.9	5.7	7.1	9.4	12.4
	5	1547	5.0	1.2	3.7	4.0	4.3	4.7	5.4	6.3	7.9
	6	264	4.8	1.1	3.4	3.9	4.2	4.6	5.1	5.8	7.0
女	3	1542	9.4	4.3	4.7	5.3	6.2	8.2	11.3	15.4	19.8
	4	1628	6.2	1.8	4.1	4.5	5.0	5.7	6.8	8.3	11.1
	5	1539	5.0	1.0	3.8	4.1	4.4	4.8	5.4	6.2	7.4
	6	244	4.9	.9	3.8	4.1	4.3	4.7	5.2	5.8	6.9

表3-1-14　北京市幼儿15米障碍跑样本量、平均数、标准差、百分位数

（秒）

性别	年龄组（岁）	n	Mean	SD	P3	P10	P25	P50	P75	P90	P97
男	3	1545	9.0	1.5	7.0	7.5	8.0	8.7	9.6	10.7	12.4
	4	1626	7.8	1.0	6.3	6.7	7.1	7.6	8.2	9.0	9.9
	5	1547	7.0	0.8	5.7	6.1	6.4	6.8	7.4	8.0	8.7
	6	264	6.8	0.7	5.6	5.9	6.3	6.7	7.2	7.7	8.2
女	3	1542	9.2	1.4	7.3	7.7	8.3	9.0	9.9	10.9	12.7
	4	1628	8.0	1.0	6.6	6.9	7.3	7.8	8.5	9.2	10.4
	5	1539	7.1	0.7	6.0	6.3	6.7	7.1	7.6	8.1	8.7
	6	244	7.0	0.8	5.8	6.0	6.4	6.8	7.4	8.0	8.7

表3-1-15 北京市幼儿体脂率样本量、平均数、标准差、百分位数

（%）

性别	年龄组（岁）	n	Mean	SD	P3	P10	P25	P50	P75	P90	P97
男	3	1545	20.3	4.4	12.5	15.1	17.4	20.2	22.7	25.7	29.5
	4	1626	19.6	4.8	11.7	14.1	16.4	19.2	22.3	25.5	30.5
	5	1547	20.4	5.4	11.8	14.1	16.6	19.7	23.4	27.6	32.9
	6	264	19.5	6.3	9.3	12.1	15.3	18.5	23.3	28.0	34.4
女	3	1542	24.0	3.9	17.2	19.5	21.7	23.7	26.3	28.9	32.0
	4	1628	22.9	4.3	15.3	17.9	20.1	22.7	25.3	28.4	31.9
	5	1539	23.5	5.0	15.0	17.9	20.1	23.0	26.3	30.4	34.1
	6	244	21.7	5.4	13.0	15.5	18.1	21.0	24.8	28.5	33.2

表3-1-16 北京市幼儿平衡木样本量、平均数、标准差、百分位数

（秒）

性别	年龄组（岁）	完成方式	n	Mean	SD	P3	P10	P25	P50	P75	P90	P97
男	3	正常完成	1444	10.1	6.0	3.8	4.7	6.0	8.4	12.1	17.5	25.7
		挪步横走	101	28.2	14.2	9.8	12.8	18.2	27.4	34.4	43.4	52.2
		不能完成	0	—	—	—	—	—	—	—	—	—
	4	正常完成	1606	7.4	3.7	3.4	4.0	4.9	6.4	8.7	12.1	16.3
		挪步横走	20	28.6	13.9	12.5	16.2	21.1	25.2	29.7	47.7	72.4
		不能完成	0	—	—	—	—	—	—	—	—	—
	5	正常完成	1546	5.6	2.8	2.8	3.2	3.8	4.9	6.4	8.6	12.8
		挪步横走	1	16.7	—	16.7	16.7	16.7	16.7	16.7	16.7	16.7
		不能完成	0	—	—	—	—	—	—	—	—	—
	6	正常完成	264	4.9	2.1	2.6	3.1	3.7	4.3	5.6	7.7	10.1
		挪步横走	0	—	—	—	—	—	—	—	—	—
		不能完成	0	—	—	—	—	—	—	—	—	—
女	3	正常完成	1472	10.3	6.0	3.9	4.9	6.1	8.6	12.5	17.8	26.2
		挪步横走	70	32.2	17.7	7.6	14.7	22.2	28.1	38.7	53.3	78.4
		不能完成	0	—	—	—	—	—	—	—	—	—
	4	正常完成	1621	7.4	3.8	3.3	4.0	4.9	6.5	8.7	12.0	16.9
		挪步横走	7	28.7	13.5	9.8	9.8	17.3	27.0	35.7	51.2	51.2
		不能完成	0	—	—	—	—	—	—	—	—	—
	5	正常完成	1536	5.5	2.5	2.8	3.3	3.9	4.9	6.3	8.4	11.6
		挪步横走	2	20.5	19.2	6.9	6.9	6.9	20.5	34.0	34.0	34.0
		不能完成	1	—	—	—	—	—	—	—	—	—
	6	正常完成	244	5.3	2.2	2.9	3.3	3.8	4.8	6.2	8.1	10.2
		挪步横走	0	—	—	—	—	—	—	—	—	—
		不能完成	0	—	—	—	—	—	—	—	—	—

（二）北京市城镇、乡村幼儿监测指标统计结果

表3-1-17　北京市城乡幼儿身高样本量、平均数、标准差、百分位数

（厘米）

性别	城乡	年龄组（岁）	n	Mean	SD	P3	P10	P25	P50	P75	P90	P97
男	城镇	3	760	102.5	4.3	94.1	97.2	99.7	102.7	105.2	107.5	111.2
		4	783	108.4	4.6	100.1	102.7	105.1	108.2	111.5	114.3	117.0
		5	765	116.4	5.2	107.1	109.7	112.8	116.4	119.6	123.0	126.9
		6	153	120.0	6.2	109.6	113.1	115.8	119.3	122.6	127.5	136.5
	乡村	3	785	102.9	4.2	95.5	97.5	100.0	102.8	105.7	108.3	110.4
		4	843	108.8	4.5	100.6	103.2	105.8	108.7	111.8	114.5	117.7
		5	782	116.1	4.8	107.5	110.1	112.7	116.0	119.3	122.1	125.1
		6	111	119.8	4.7	110.6	114.6	116.5	119.6	123.3	125.6	127.5
女	城镇	3	753	101.4	4.2	93.8	95.8	98.7	101.5	104.3	106.8	109.6
		4	814	107.3	4.4	98.9	101.5	104.4	107.3	110.3	112.9	115.3
		5	762	115.7	5.1	106.5	109.3	112.4	115.4	118.8	122.5	126.2
		6	127	118.3	4.5	111.4	113.3	115.3	117.4	121.7	124.3	128.3
	乡村	3	789	101.6	4.2	94.2	96.5	98.7	101.4	104.5	107.0	109.6
		4	814	107.6	4.6	99.6	102.0	104.6	107.3	110.5	113.2	116.9
		5	777	115.3	4.9	106.5	108.9	112.2	115.0	118.3	121.6	124.9
		6	117	118.3	4.5	110.7	112.0	115.5	118.0	121.1	124.5	126.2

表3-1-18　北京市城乡幼儿体重样本量、平均数、标准差、百分位数

（千克）

性别	城乡	年龄组（岁）	n	Mean	SD	P3	P10	P25	P50	P75	P90	P97
男	城镇	3	760	16.78	2.36	13.15	14.20	15.35	16.45	17.90	19.45	21.90
		4	783	18.70	2.79	14.80	15.80	16.80	18.25	20.05	22.00	25.90
		5	765	21.65	3.80	16.75	18.00	19.20	20.80	23.05	26.40	30.65
		6	153	23.24	4.38	17.60	18.90	20.45	22.05	25.15	28.70	35.55
	乡村	3	785	17.15	2.54	13.50	14.40	15.50	16.75	18.30	20.40	22.85
		4	843	19.18	3.08	15.05	16.10	17.20	18.55	20.45	23.00	26.70
		5	782	22.25	4.18	16.90	18.10	19.40	21.40	23.95	27.70	32.90
		6	111	24.21	5.50	17.25	18.95	20.80	22.55	25.55	30.70	39.25
女	城镇	3	753	16.03	2.07	12.90	13.70	14.70	15.65	17.10	18.65	20.65
		4	814	17.96	2.51	14.25	15.20	16.30	17.75	19.15	21.05	23.05
		5	762	21.01	3.58	16.15	17.40	18.70	20.23	22.65	25.58	29.95
		6	127	21.95	3.86	17.30	18.00	19.65	21.10	23.40	26.30	33.25
	乡村	3	789	16.40	2.47	13.15	13.80	14.75	16.00	17.45	19.10	22.30
		4	814	18.31	2.88	14.45	15.30	16.40	17.90	19.35	21.90	24.80
		5	777	21.31	3.79	16.20	17.45	18.75	20.60	22.85	26.30	29.80
		6	117	22.25	3.84	16.90	18.30	19.50	21.50	24.00	27.55	30.35

表3-1-19　北京市城乡幼儿坐高样本量、平均数、标准差、百分位数

（厘米）

性别	城乡	年龄组（岁）	n	Mean	SD	P3	P10	P25	P50	P75	P90	P97
男	城镇	3	760	59.3	2.6	54.6	56.2	57.8	59.3	60.9	62.3	64.0
		4	783	61.8	2.7	56.2	58.5	60.0	61.8	63.5	65.6	66.8
		5	765	65.1	2.9	59.7	61.6	63.4	65.2	66.8	68.8	70.6
		6	153	66.8	3.2	61.8	63.3	64.9	66.4	68.2	71.0	74.2
	乡村	3	785	59.6	2.4	55.3	56.5	58.0	59.5	61.3	62.7	64.2
		4	843	62.2	2.6	57.6	59.0	60.3	62.2	63.9	65.5	67.4
		5	782	65.2	2.6	60.7	62.1	63.5	65.2	66.9	68.7	70.6
		6	111	66.9	2.6	61.8	63.8	65.2	66.8	68.9	70.2	71.2

（续表）

性别	城乡	年龄组（岁）	n	Mean	SD	P3	P10	P25	P50	P75	P90	P97
女	城镇	3	753	58.4	2.4	53.6	55.3	57.0	58.6	60.1	61.4	62.8
		4	814	61.0	2.6	56.2	57.8	59.4	61.0	62.7	64.3	65.8
		5	762	64.7	2.8	59.6	61.2	62.9	64.8	66.5	68.3	70.0
		6	127	65.8	2.5	60.9	62.8	64.2	65.6	67.6	69.1	71.0
	乡村	3	789	58.8	2.3	54.8	55.9	57.1	58.8	60.4	61.8	63.4
		4	814	61.4	2.5	57.0	58.3	59.6	61.2	63.1	64.8	66.5
		5	777	64.8	2.6	60.0	61.5	63.1	64.7	66.6	68.2	69.8
		6	117	65.9	2.3	61.7	62.9	64.4	65.9	67.4	68.9	70.2

表3-1-20　北京市城乡幼儿坐高指数样本量、平均数、标准差、百分位数

性别	城乡	年龄组（岁）	n	Mean	SD	P3	P10	P25	P50	P75	P90	P97
男	城镇	3	760	57.9	1.3	55.4	56.4	57.2	57.9	58.7	59.4	60.0
		4	783	57.0	1.3	54.5	55.6	56.2	57.0	57.8	58.6	59.1
		5	765	56.0	1.3	53.4	54.5	55.3	56.0	56.8	57.5	58.1
		6	153	55.8	1.3	53.5	54.2	55.1	55.8	56.6	57.4	58.4
	乡村	3	785	58.0	1.1	55.8	56.6	57.3	58.0	58.7	59.3	60.0
		4	843	57.1	1.1	55.1	55.8	56.4	57.2	57.9	58.5	59.2
		5	782	56.2	1.2	54.0	54.8	55.5	56.2	57.0	57.6	58.4
		6	111	55.8	1.2	53.6	54.1	55.1	55.9	56.5	57.3	58.4
女	城镇	3	753	57.6	1.2	55.4	56.1	56.9	57.7	58.4	59.0	59.5
		4	814	56.9	1.2	54.5	55.3	56.1	56.9	57.7	58.3	58.9
		5	762	56.0	1.2	53.7	54.5	55.3	56.0	56.7	57.5	58.2
		6	127	55.6	1.0	53.8	54.3	55.0	55.7	56.3	56.9	57.6
	乡村	3	789	57.9	1.1	55.8	56.6	57.2	57.9	58.6	59.2	59.9
		4	814	57.1	1.2	55.1	55.8	56.4	57.1	57.8	58.4	59.0
		5	777	56.2	1.1	54.2	54.8	55.5	56.2	57.0	57.6	58.3
		6	117	55.7	1.1	53.6	54.3	55.0	55.7	56.5	57.1	57.7

表3-1-21　北京市城乡幼儿坐位体前屈样本量、平均数、标准差、百分位数

（厘米）

性别	城乡	年龄组（岁）	n	Mean	SD	P3	P10	P25	P50	P75	P90	P97
男	城镇	3	760	11.1	4.5	2.6	5.4	7.8	11.1	14.2	16.8	18.9
		4	783	10.7	5.1	0.6	4.5	7.5	10.6	14.1	17.1	19.6
		5	765	9.2	5.4	−1.2	2.2	5.4	9.1	12.9	16.1	19.1
		6	153	8.7	5.2	−1.5	2.1	5.2	8.6	12.1	15.6	20.0
	乡村	3	785	11.6	3.9	4.0	6.5	9.1	11.8	14.2	16.5	18.4
		4	843	10.5	4.3	2.0	4.8	7.7	10.8	13.3	15.8	18.4
		5	782	9.8	4.8	0.4	3.7	6.7	9.9	13.1	16.1	18.6
		6	111	8.8	5.3	−1.3	2.4	5.1	8.8	12.2	16.0	18.9
女	城镇	3	753	12.2	4.3	3.9	6.4	9.4	12.3	15.1	17.4	19.6
		4	814	12.1	4.6	2.9	6.4	9.2	12.3	15.2	17.7	20.3
		5	762	12.3	5.1	2.7	5.4	9.0	12.5	16.1	18.8	21.3
		6	127	11.4	5.8	−1.1	3.4	7.2	11.3	15.8	18.9	21.0
	乡村	3	789	13.0	3.8	5.1	8.3	10.7	13.3	15.6	17.8	19.5
		4	814	13.2	4.1	4.7	7.9	10.4	13.3	16.2	18.6	20.6
		5	777	13.2	4.7	3.2	6.5	10.3	13.7	16.6	18.9	20.7
		6	117	12.9	4.5	3.8	7.3	9.7	13.3	16.0	18.9	21.2

表3-1-22　北京市城乡幼儿BMI样本量、平均数、标准差、百分位数

性别	城乡	年龄组（岁）	n	Mean	SD	P3	P10	P25	P50	P75	P90	P97
男	城镇	3	760	15.9	1.5	13.7	14.3	15.0	15.7	16.5	17.5	19.6
		4	783	15.9	1.6	13.6	14.3	14.8	15.6	16.6	17.8	19.9
		5	765	15.9	2.0	13.4	14.1	14.6	15.5	16.6	18.1	21.1
		6	153	16.0	2.0	13.4	14.2	14.8	15.6	16.9	18.5	21.7
	乡村	3	785	16.1	1.6	14.0	14.5	15.1	15.9	16.8	18.2	20.1
		4	843	16.1	1.8	13.6	14.3	15.0	15.8	16.7	18.4	20.6
		5	782	16.4	2.3	13.5	14.2	14.9	15.9	17.3	19.2	22.5
		6	111	16.7	2.9	13.7	14.0	14.8	15.9	17.8	19.7	26.5

（续表）

性别	城乡	年龄组（岁）	n	Mean	SD	P3	P10	P25	P50	P75	P90	P97
女	城镇	3	753	15.5	1.4	13.3	14.0	14.7	15.4	16.2	17.3	19.1
		4	814	15.6	1.6	13.3	13.9	14.6	15.3	16.4	17.4	18.9
		5	762	15.6	2.0	13.1	13.7	14.3	15.2	16.5	18.1	20.2
		6	127	15.6	1.9	13.3	13.6	14.3	15.2	16.4	17.7	20.4
	乡村	3	789	15.8	1.6	13.7	14.2	14.8	15.6	16.4	17.7	19.5
		4	814	15.8	1.7	13.5	14.1	14.6	15.5	16.4	17.7	19.9
		5	777	16.0	2.1	13.3	13.9	14.6	15.5	16.9	18.8	21.0
		6	117	15.9	2.2	13.2	13.6	14.5	15.4	16.8	18.6	20.8

表3-1-23　北京市城乡幼儿体重/身高×1000样本量、平均数、标准差、百分位数

性别	城乡	年龄组（岁）	n	Mean	SD	P3	P10	P25	P50	P75	P90	P97
男	城镇	3	760	163.3	18.3	136.3	144.7	152.2	160.8	170.8	183.3	206.3
		4	783	172.0	20.6	144.2	151.1	158.3	168.8	180.7	194.8	225.5
		5	765	185.4	27.1	152.4	160.2	168.4	179.5	194.0	216.8	253.4
		6	153	192.8	29.0	157.8	163.5	172.7	183.9	205.5	229.7	278.8
	乡村	3	785	166.3	19.8	139.0	145.0	153.7	162.8	174.0	192.0	212.2
		4	843	175.7	23.0	145.1	152.8	161.5	171.6	184.4	205.0	233.9
		5	782	191.0	30.7	153.4	161.1	170.5	183.4	202.8	229.7	274.5
		6	111	201.1	39.7	154.6	163.6	177.3	191.0	213.3	245.2	322.5
女	城镇	3	753	157.7	16.3	133.0	140.8	147.6	155.3	164.8	177.6	197.1
		4	814	167.0	19.0	138.7	146.6	154.8	164.7	175.8	190.8	211.7
		5	762	181.1	25.8	148.9	156.0	164.2	175.1	191.5	215.0	243.5
		6	127	184.9	26.9	152.8	158.8	169.1	177.7	196.5	217.2	264.9
	乡村	3	789	160.9	19.4	135.1	140.9	148.9	157.8	168.4	182.3	206.7
		4	814	169.7	21.8	141.9	147.9	155.4	166.3	177.7	195.9	220.7
		5	777	184.2	27.6	149.1	156.7	166.0	178.4	196.1	220.8	247.9
		6	117	187.7	28.5	149.4	156.8	169.9	178.7	201.1	228.0	250.6

表3-1-24 北京市城乡幼儿胸围样本量、平均数、标准差、百分位数

（厘米）

性别	城乡	年龄组 （岁）	n	Mean	SD	P3	P10	P25	P50	P75	P90	P97
男	城镇	3	760	51.3	3.1	46.0	47.7	49.4	51.2	52.9	54.9	58.2
		4	783	53.1	3.7	47.1	49.0	50.7	52.8	55.0	57.3	61.1
		5	765	55.7	4.3	48.9	51.3	53.1	55.2	57.8	60.4	65.7
		6	153	57.0	4.8	50.0	52.4	53.4	56.1	59.8	63.0	68.8
	乡村	3	785	52.0	3.4	46.2	48.3	49.8	51.7	53.9	56.0	59.1
		4	843	53.8	3.7	48.1	49.7	51.4	53.5	55.5	58.4	62.8
		5	782	56.6	4.9	49.4	51.4	53.4	56.0	58.8	62.2	68.8
		6	111	58.5	5.9	49.4	53.2	55.0	57.1	60.9	63.8	73.5
女	城镇	3	753	50.1	2.9	45.3	46.9	48.3	50.0	51.6	53.4	56.2
		4	814	51.8	3.3	45.9	47.8	49.9	51.6	53.6	55.7	58.4
		5	762	54.0	3.9	48.3	49.8	51.5	53.4	55.9	58.9	62.9
		6	127	54.9	4.3	48.8	50.5	51.8	54.1	56.5	59.8	65.9
	乡村	3	789	50.8	3.4	45.4	47.2	48.8	50.5	52.3	54.9	58.5
		4	814	52.2	3.9	45.7	48.1	49.7	51.9	54.1	56.6	60.6
		5	777	54.8	4.4	48.3	50.0	51.9	54.1	56.7	60.2	65.6
		6	117	55.6	4.7	49.0	50.8	52.4	55.0	58.0	61.5	65.7

表3-1-25 北京市城乡幼儿胸围/身高×100样本量、平均数、标准差、百分位数

性别	城乡	年龄组 （岁）	n	Mean	SD	P3	P10	P25	P50	P75	P90	P97
男	城镇	3	760	50.1	2.8	44.6	46.8	48.5	50.0	51.8	53.4	55.5
		4	783	49.0	3.0	43.5	45.3	47.1	49.0	50.8	52.6	55.0
		5	765	47.8	3.1	42.3	44.5	46.0	47.6	49.3	51.5	54.8
		6	153	47.5	3.4	41.5	43.9	45.3	47.3	49.6	51.6	53.7
	乡村	3	785	50.6	2.8	45.3	47.0	48.9	50.4	52.1	54.2	56.2
		4	843	49.5	2.8	44.5	46.1	47.7	49.3	51.1	52.8	55.4
		5	782	48.8	3.6	42.7	45.0	46.3	48.5	50.6	52.7	56.9
		6	111	48.7	4.0	42.5	45.3	46.5	48.1	50.4	52.5	60.4

（续表）

性别	城乡	年龄组（岁）	n	Mean	SD	P3	P10	P25	P50	P75	P90	P97
女	城镇	3	753	49.4	2.6	45.0	46.4	47.8	49.3	50.9	52.8	54.7
		4	814	48.3	2.9	42.9	44.7	46.4	48.1	50.1	51.8	54.0
		5	762	46.7	3.0	41.3	43.1	44.8	46.4	48.3	50.3	52.6
		6	127	46.4	2.9	42.0	42.9	44.5	45.9	48.1	50.2	53.2
	乡村	3	789	50.0	2.9	44.8	46.8	48.2	49.7	51.6	53.6	55.9
		4	814	48.5	3.2	42.5	45.0	46.5	48.4	50.3	52.4	54.6
		5	777	47.5	3.3	42.2	43.9	45.5	47.1	49.0	51.6	55.4
		6	117	47.0	3.5	41.9	43.2	44.7	46.8	48.8	51.6	54.7

表3-1-26　北京市城乡幼儿安静心率样本量、平均数、标准差、百分位数

（次/分）

性别	城乡	年龄组（岁）	n	Mean	SD	P3	P10	P25	P50	P75	P90	P97
男	城镇	3	760	100.7	9.9	83.0	88.0	93.0	100.0	107.0	114.0	119.0
		4	783	99.3	9.7	81.0	87.0	92.0	99.0	106.0	112.0	117.0
		5	765	97.1	10.2	79.0	84.0	90.0	97.0	104.0	111.0	117.0
		6	153	95.3	10.3	77.0	82.0	89.0	95.0	102.0	107.0	116.0
	乡村	3	785	96.5	10.8	78.0	83.0	88.0	96.0	104.0	111.0	117.0
		4	843	95.7	10.4	78.0	83.0	88.0	94.0	102.0	109.0	118.0
		5	782	93.9	9.9	78.0	81.0	87.0	93.0	100.0	108.0	115.0
		6	111	93.7	11.0	75.0	80.0	86.0	94.0	99.0	108.0	118.0
女	城镇	3	753	102.1	10.1	84.0	89.0	95.0	101.0	110.0	116.0	121.0
		4	814	100.6	9.7	82.0	88.0	94.0	100.5	108.0	113.0	119.0
		5	762	98.6	10.1	81.0	86.0	91.0	98.0	105.0	112.0	118.0
		6	127	96.1	11.1	76.0	83.0	87.0	94.5	102.0	111.0	121.0
	乡村	3	789	97.6	10.4	80.0	84.0	90.0	97.0	105.0	111.0	116.0
		4	814	96.5	10.7	78.0	83.0	89.0	96.0	104.0	111.5	117.0
		5	777	94.9	9.9	79.0	83.0	88.0	94.0	101.0	108.0	115.0
		6	117	92.8	9.0	78.0	81.0	86.0	93.0	97.0	105.0	110.0

表3-1-27　北京市城乡幼儿握力样本量、平均数、标准差、百分位数

（千克）

性别	城乡	年龄组（岁）	n	Mean	SD	P3	P10	P25	P50	P75	P90	P97
男	城镇	3	760	3.8	1.6	1.4	1.8	2.7	3.6	4.8	5.8	7.0
		4	783	4.9	1.9	1.8	2.6	3.5	4.7	6.3	7.5	8.9
		5	765	6.3	2.4	2.0	3.1	4.6	6.3	7.8	9.5	11.0
		6	153	6.8	2.7	2.2	3.4	4.8	6.5	8.5	10.6	12.5
	乡村	3	785	5.0	2.0	2.0	2.7	3.6	4.8	6.1	7.5	9.2
		4	843	6.4	2.1	2.7	3.7	5.0	6.2	7.6	9.2	10.5
		5	782	8.0	2.4	3.8	5.1	6.4	7.9	9.5	11.1	12.6
		6	111	8.9	2.4	3.4	6.0	7.4	9.2	10.7	11.4	13.2
女	城镇	3	753	3.4	1.3	1.4	1.8	2.4	3.3	4.3	5.1	6.2
		4	814	4.3	1.7	1.6	2.2	3.0	4.0	5.4	6.7	7.9
		5	762	5.5	2.1	2.1	2.9	4.0	5.4	6.9	8.2	9.7
		6	127	5.6	2.3	2.1	2.9	3.7	5.4	7.1	8.6	10.3
	乡村	3	789	4.5	1.9	1.9	2.4	3.3	4.2	5.4	6.8	8.6
		4	814	5.5	1.8	2.5	3.4	4.3	5.4	6.7	8.0	9.4
		5	777	7.1	2.2	3.4	4.4	5.5	7.0	8.5	9.9	11.9
		6	117	8.0	2.1	3.2	5.3	7.0	8.0	9.2	10.9	11.7

表3-1-28　北京市城乡幼儿立定跳远样本量、平均数、标准差、百分位数

（厘米）

性别	城乡	年龄组（岁）	n	Mean	SD	P3	P10	P25	P50	P75	P90	P97
男	城镇	3	760	58.3	16.8	29.0	35.0	46.0	59.0	70.0	80.0	91.0
		4	783	79.6	16.9	47.0	58.0	68.0	79.0	91.0	102.0	110.0
		5	765	97.9	16.1	69.0	76.0	88.0	98.0	109.0	118.0	129.0
		6	153	104.3	14.9	74.0	85.0	95.5	104.5	113.5	124.0	133.0
	乡村	3	785	66.0	16.7	31.0	44.0	55.0	67.0	77.0	86.0	95.0
		4	843	84.1	16.0	48.0	65.0	74.0	85.0	95.0	103.5	113.0
		5	782	99.5	15.6	70.0	79.0	88.0	100.0	110.0	120.0	128.0
		6	111	103.9	15.7	73.0	84.0	92.0	104.0	115.0	123.0	131.0

（续表）

性别	城乡	年龄组（岁）	n	Mean	SD	P3	P10	P25	P50	P75	P90	P97
女	城镇	3	753	58.8	15.5	29.0	37.0	48.0	60.0	70.0	78.0	86.0
		4	814	77.0	14.6	51.0	60.0	67.0	76.0	87.0	97.0	105.0
		5	762	93.9	14.1	67.0	76.0	85.0	94.0	103.0	111.0	120.0
		6	127	96.2	14.1	71.0	77.0	86.0	96.0	107.0	114.0	123.0
	乡村	3	789	63.7	14.4	36.0	43.0	54.0	64.0	74.0	81.0	90.0
		4	814	80.9	13.8	54.0	62.0	73.0	81.0	90.0	98.0	105.0
		5	777	95.8	14.3	68.0	77.0	86.0	96.0	106.0	114.0	123.0
		6	117	99.1	14.8	71.0	81.0	89.0	98.0	111.0	119.0	127.0

表3-1-29　北京市城乡幼儿双脚连续跳样本量、平均数、标准差、百分位数

（秒）

性别	城乡	年龄组（岁）	n	Mean	SD	P3	P10	P25	P50	P75	P90	P97
男	城镇	3	760	10.9	5.1	4.9	5.9	7.1	9.4	13.7	18.1	22.7
		4	783	6.8	2.6	4.2	4.6	5.1	6.0	7.6	10.1	12.9
		5	765	5.2	1.3	3.8	4.1	4.4	4.9	5.5	6.5	8.1
		6	153	4.9	1.2	3.8	4.0	4.2	4.8	5.2	6.0	7.0
	乡村	3	785	8.9	4.2	4.5	5.1	6.0	7.5	10.4	14.8	19.2
		4	843	6.1	2.1	3.9	4.3	4.8	5.5	6.8	8.8	11.2
		5	782	4.9	1.2	3.7	3.9	4.2	4.6	5.1	6.1	7.7
		6	111	4.6	0.9	3.3	3.7	4.0	4.4	4.9	5.6	6.8
女	城镇	3	753	10.2	4.6	4.9	5.7	6.6	8.9	12.4	16.9	20.7
		4	814	6.5	2.0	4.2	4.6	5.2	6.0	7.2	9.2	11.5
		5	762	5.1	1.0	3.9	4.2	4.5	4.9	5.5	6.3	7.5
		6	127	5.1	1.0	3.9	4.2	4.4	4.9	5.4	6.1	7.2
	乡村	3	789	8.7	3.9	4.6	5.0	5.8	7.5	10.4	14.1	18.5
		4	814	5.8	1.6	4.1	4.4	4.8	5.4	6.4	7.5	10.5
		5	777	4.9	1.0	3.7	4.0	4.3	4.7	5.3	6.1	7.4
		6	117	4.6	0.7	3.7	4.0	4.2	4.5	5.0	5.4	6.2

表3-1-30 北京市城乡幼儿15米障碍跑样本量、平均数、标准差、百分位数

（秒）

性别	城乡	年龄组（岁）	n	Mean	SD	P3	P10	P25	P50	P75	P90	P97
男	城镇	3	760	9.3	1.7	7.0	7.6	8.2	9.0	10.0	11.3	13.1
		4	783	7.9	1.0	6.3	6.7	7.1	7.8	8.5	9.3	10.1
		5	765	7.1	0.9	5.9	6.2	6.5	6.9	7.5	8.2	9.4
		6	153	6.9	0.7	5.9	6.1	6.4	6.8	7.3	7.9	8.2
	乡村	3	785	8.7	1.2	6.9	7.4	7.9	8.5	9.3	10.1	11.7
		4	843	7.6	0.9	6.3	6.7	7.0	7.5	8.0	8.8	9.5
		5	782	6.9	0.7	5.7	6.0	6.4	6.8	7.3	7.8	8.4
		6	111	6.6	0.8	5.6	5.8	6.1	6.6	7.1	7.4	8.2
女	城镇	3	753	9.5	1.5	7.4	7.8	8.5	9.3	10.1	11.5	13.4
		4	814	8.2	1.2	6.6	7.0	7.4	8.1	8.8	9.7	10.6
		5	762	7.2	0.7	6.1	6.4	6.7	7.2	7.6	8.2	8.9
		6	127	7.2	0.8	5.9	6.2	6.6	7.0	7.6	8.2	9.0
	乡村	3	789	8.9	1.2	7.3	7.7	8.1	8.8	9.5	10.5	11.5
		4	814	7.8	0.8	6.6	6.9	7.2	7.7	8.2	8.8	9.5
		5	777	7.1	0.7	5.9	6.2	6.6	7.0	7.5	8.0	8.5
		6	117	6.7	0.6	5.8	5.9	6.3	6.7	7.1	7.6	8.0

表3-1-31 北京市城乡幼儿体脂率样本量、平均数、标准差、百分位数

（%）

性别	城乡	年龄组（岁）	n	Mean	SD	P3	P10	P25	P50	P75	P90	P97
男	城镇	3	760	19.9	4.3	12.2	14.9	17.2	19.7	22.4	24.7	28.8
		4	783	19.2	4.6	11.3	13.6	16.1	18.7	22.1	25.1	29.7
		5	765	19.8	5.2	11.5	14.1	16.2	19.0	22.6	27.0	32.0
		6	153	18.9	6.0	9.2	12.1	14.9	17.8	22.7	27.1	33.1
	乡村	3	785	20.7	4.4	12.7	15.3	17.9	20.5	23.2	26.6	30.2
		4	843	20.0	4.8	11.9	14.6	16.8	19.4	22.6	26.0	31.1
		5	782	20.9	5.6	11.9	14.2	17.1	20.3	24.0	28.4	33.7
		6	111	20.4	6.7	10.1	12.5	15.9	19.0	24.2	28.7	36.2

（续表）

性别	城乡	年龄组（岁）	n	Mean	SD	P3	P10	P25	P50	P75	P90	P97
女	城镇	3	753	23.7	3.7	17.0	19.4	21.4	23.6	25.6	28.5	31.6
		4	814	22.6	4.2	15.2	17.7	20.0	22.6	25.0	28.0	31.0
		5	762	23.1	4.9	14.8	17.6	19.7	22.6	25.9	29.8	33.4
		6	127	21.6	5.2	13.2	15.5	18.0	21.0	24.2	28.0	32.2
	乡村	3	789	24.4	4.0	17.3	19.5	21.9	24.0	26.7	29.2	32.9
		4	814	23.2	4.4	15.5	17.9	20.2	23.0	25.5	28.7	32.3
		5	777	23.9	5.1	15.5	18.0	20.4	23.3	26.7	31.1	34.5
		6	117	21.9	5.5	12.5	15.3	18.1	21.1	25.8	29.2	33.2

表3-1-32　北京市城乡幼儿平衡木样本量、平均数、标准差、百分位数

（秒）

性别	城乡	年龄组（岁）	完成方式	n	Mean	SD	P3	P10	P25	P50	P75	P90	P97
男	城镇	3	正常完成	679	11.5	6.2	4.5	5.7	7.1	9.9	14.3	19.8	27.1
			挪步横走	81	28.9	14.9	9.8	12.8	19.1	27.5	35.0	44.2	53.8
			不能完成	0	—	—	—	—	—	—	—	—	—
		4	正常完成	768	8.4	4.3	3.6	4.3	5.4	7.3	10.3	14.0	18.4
			挪步横走	15	31.6	14.7	16.7	20.5	22.2	27.3	37.7	53.0	72.4
			不能完成	0	—	—	—	—	—	—	—	—	—
		5	正常完成	764	6.2	3.3	2.9	3.5	4.2	5.4	7.1	9.7	15.4
			挪步横走	1	16.7	—	16.7	16.7	16.7	16.7	16.7	16.7	16.7
			不能完成	0	—	—	—	—	—	—	—	—	—
		6	正常完成	153	5.3	2.4	2.8	3.2	3.8	4.6	6.2	8.6	11.2
			挪步横走	0	—	—	—	—	—	—	—	—	—
			不能完成	0	—	—	—	—	—	—	—	—	—

（续表）

性别	城乡	年龄组（岁）	完成方式	n	Mean	SD	P3	P10	P25	P50	P75	P90	P97
男	乡村	3	正常完成	765	8.9	5.6	3.5	4.2	5.4	7.3	10.4	15.3	22.5
			挪步横走	20	25.3	10.8	9.4	12.5	16.3	24.5	30.3	42.3	44.7
			不能完成	0	—	—	—	—	—	—	—	—	—
		4	正常完成	838	6.5	2.9	3.2	3.8	4.6	5.7	7.5	9.9	13.6
			挪步横走	5	19.7	6.0	12.5	12.5	15.7	20.8	21.4	28.1	28.1
			不能完成	0	—	—	—	—	—	—	—	—	—
		5	正常完成	782	5.1	2.2	2.7	3.1	3.6	4.5	5.9	7.6	10.5
			挪步横走	0	—	—	—	—	—	—	—	—	—
			不能完成	0	—	—	—	—	—	—	—	—	—
		6	正常完成	111	4.4	1.4	2.5	2.9	3.5	4.1	5.1	6.2	7.6
			挪步横走	0	—	—	—	—	—	—	—	—	—
			不能完成	0	—	—	—	—	—	—	—	—	—
女	城镇	3	正常完成	701	11.9	6.5	5.0	5.9	7.4	9.9	14.2	20.5	29.0
			挪步横走	52	34.8	18.8	7.6	18.3	22.6	30.5	42.0	53.5	83.9
			不能完成	0	—	—	—	—	—	—	—	—	—
		4	正常完成	809	8.6	4.3	3.8	4.6	5.7	7.4	10.1	14.2	19.3
			挪步横走	5	31.3	12.9	17.3	17.3	25.4	27.0	35.7	51.2	51.2
			不能完成	0	—	—	—	—	—	—	—	—	—
		5	正常完成	761	6.0	2.7	3.0	3.5	4.2	5.3	7.0	9.3	13.8
			挪步横走	1	34.0	—	34.0	34.0	34.0	34.0	34.0	34.0	34.0
			不能完成	0	—	—	—	—	—	—	—	—	—
		6	正常完成	127	5.6	2.1	3.1	3.5	4.1	5.2	6.7	8.1	11.8
			挪步横走	0	—	—	—	—	—	—	—	—	—
			不能完成	0	—	—	—	—	—	—	—	—	—

（续表）

性别	城乡	年龄组（岁）	完成方式	n	Mean	SD	P3	P10	P25	P50	P75	P90	P97
女	乡村	3	正常完成	771	8.8	5.1	3.4	4.3	5.3	7.3	10.7	15.2	21.0
			挪步横走	18	24.5	11.1	6.9	8.4	17.7	23.5	29.5	38.7	54.9
			不能完成	0	—	—	—	—	—	—	—	—	—
		4	正常完成	812	6.3	2.7	3.2	3.6	4.3	5.7	7.5	9.7	12.9
			挪步横走	2	22.2	17.5	9.8	9.8	9.8	22.2	34.5	34.5	34.5
			不能完成	0	—	—	—	—	—	—	—	—	—
		5	正常完成	775	5.0	2.0	2.6	3.1	3.7	4.6	5.7	7.4	9.7
			挪步横走	1	6.9	—	6.9	6.9	6.9	6.9	6.9	6.9	6.9
			不能完成	1	—	—	—	—	—	—	—	—	—
		6	正常完成	117	5.0	2.2	2.6	3.0	3.5	4.2	5.6	8.1	10.2
			挪步横走	0	—	—	—	—	—	—	—	—	—
			不能完成	0	—	—	—	—	—	—	—	—	—

二、成年人（20~59岁）

（一）北京市成年人监测指标统计结果

表3-2-1　北京市成年人身高样本量、平均数、标准差、百分位数

（厘米）

性别	年龄组（岁）	n	Mean	SD	P3	P10	P25	P50	P75	P90	P97
男	20~24	2067	173.2	6.4	160.6	165.1	169.2	173.1	177.3	181.4	185.3
	25~29	2227	173.1	6.6	160.2	164.6	169.1	173.1	177.2	181.5	185.6
	30~34	2510	172.5	6.3	160.8	164.4	168.3	172.5	176.8	180.4	184.1
	35~39	2426	171.9	6.3	160.0	163.9	168.0	172.0	176.0	179.9	183.7

（续表）

性别	年龄组（岁）	n	Mean	SD	P3	P10	P25	P50	P75	P90	P97
男	40~44	2192	170.8	6.0	159.6	163.3	167.0	170.9	174.8	178.6	181.9
	45~49	2219	169.7	5.7	159.1	162.2	165.9	169.7	173.7	176.9	180.5
	50~54	2300	169.0	6.1	156.9	161.3	164.9	169.0	173.0	176.9	180.1
	55~59	2314	168.8	5.9	157.4	161.2	164.9	168.9	172.8	176.1	179.7
女	20~24	1873	162.7	6.1	151.4	154.9	158.6	162.7	166.7	170.4	174.1
	25~29	2117	162.0	6.1	150.9	154.2	157.9	161.9	166.1	169.5	173.7
	30~34	2660	161.1	5.6	151.0	154.1	157.3	161.0	165.0	168.4	171.9
	35~39	2789	160.4	5.8	150.1	153.0	156.3	160.2	164.2	167.7	171.9
	40~44	2570	159.8	5.6	149.4	152.6	156.1	159.7	163.6	167.1	170.4
	45~49	2833	158.5	5.6	148.2	151.6	154.7	158.4	162.1	165.7	169.3
	50~54	2667	158.3	5.7	148.2	151.1	154.5	158.3	161.8	165.5	169.3
	55~59	3289	158.3	5.8	147.9	150.9	154.3	158.1	162.0	165.7	169.7

表3-2-2 北京市成年人体重样本量、平均数、标准差、百分位数

（千克）

性别	年龄组（岁）	n	Mean	SD	P3	P10	P25	P50	P75	P90	P97
男	20~24	2067	74.7	14.9	52.6	58.1	64.3	72.1	82.3	94.8	107.2
	25~29	2227	77.2	14.1	54.0	61.1	67.8	75.7	85.1	95.8	107.0
	30~34	2510	78.9	13.5	56.7	62.9	69.5	77.3	86.7	97.1	108.0
	35~39	2426	78.5	12.6	57.6	63.7	69.9	77.7	85.8	95.0	105.8
	40~44	2192	77.3	11.7	56.3	63.4	69.4	76.7	84.7	92.3	100.3
	45~49	2219	76.3	11.1	57.2	62.9	68.7	75.5	82.9	90.6	98.3
	50~54	2300	75.7	11.0	56.3	62.3	68.2	75.3	82.6	90.3	97.3
	55~59	2314	74.0	10.1	56.8	61.6	67.0	73.5	80.5	87.3	94.3

（续表）

性别	年龄组（岁）	n	Mean	SD	P3	P10	P25	P50	P75	P90	P97
女	20~24	1873	60.1	10.8	44.2	47.9	52.9	58.7	65.7	73.6	84.5
	25~29	2117	61.2	10.8	45.4	49.2	53.7	59.5	66.6	76.2	85.8
	30~34	2660	62.1	11.0	46.3	50.1	54.3	60.5	67.3	76.9	86.7
	35~39	2789	63.4	11.0	47.5	51.3	55.6	61.7	69.3	78.0	88.4
	40~44	2570	64.1	10.3	48.3	52.3	56.7	62.8	69.9	77.8	86.7
	45~49	2833	64.0	9.1	49.2	53.2	57.6	63.0	69.3	76.6	83.0
	50~54	2667	64.6	9.0	49.5	53.8	58.4	63.8	69.9	76.7	83.1
	55~59	3289	64.3	9.1	49.2	53.6	57.9	63.6	69.8	75.9	83.0

表3-2-3　北京市成年人 BMI 样本量、平均数、标准差、百分位数

（千克/米²）

性别	年龄组（岁）	n	Mean	SD	P3	P10	P25	P50	P75	P90	P97
男	20~24	2067	24.9	4.6	17.9	19.7	21.6	24.3	27.3	31.2	35.2
	25~29	2227	25.8	4.3	18.7	20.8	22.8	25.4	28.2	31.3	34.9
	30~34	2510	26.5	4.1	19.5	21.6	23.7	26.0	28.8	31.9	35.5
	35~39	2426	26.5	3.8	20.0	22.0	23.9	26.3	28.9	31.4	34.3
	40~44	2192	26.5	3.7	20.1	22.1	24.0	26.3	28.8	31.2	33.7
	45~49	2219	26.5	3.5	20.3	22.3	24.1	26.2	28.5	31.1	33.7
	50~54	2300	26.5	3.4	20.5	22.4	24.2	26.3	28.6	30.8	33.3
	55~59	2314	26.0	3.2	20.3	22.2	23.8	25.9	28.0	30.0	32.1
女	20~24	1873	22.7	4.0	16.9	18.3	19.9	22.1	24.8	28.0	31.9
	25~29	2117	23.3	4.0	17.7	18.9	20.4	22.6	25.3	28.9	32.8
	30~34	2660	23.9	4.1	18.2	19.5	21.1	23.2	26.1	29.4	33.2
	35~39	2789	24.7	4.1	18.7	20.0	21.8	24.0	26.8	30.3	33.9
	40~44	2570	25.1	3.8	19.3	20.6	22.5	24.5	27.2	30.1	33.6
	45~49	2833	25.5	3.6	19.7	21.2	23.0	25.1	27.6	30.2	33.3
	50~54	2667	25.8	3.5	19.8	21.6	23.4	25.6	27.9	30.3	33.0
	55~59	3289	25.7	3.5	19.7	21.4	23.2	25.4	27.9	30.4	32.9

表3-2-4 北京市成年人体重/身高×1000 样本量、平均数、标准差、百分位数

性别	年龄组（岁）	n	Mean	SD	P3	P10	P25	P50	P75	P90	P97
男	20~24	2067	430.8	81.0	309.3	339.7	375.1	418.0	472.3	543.8	612.9
	25~29	2227	445.8	75.8	322.2	358.6	394.8	438.4	488.5	544.3	606.4
	30~34	2510	456.6	72.5	337.2	369.6	407.3	448.3	500.0	553.0	614.1
	35~39	2426	456.3	67.2	339.9	375.4	409.8	453.3	496.6	541.8	599.6
	40~44	2192	451.9	63.5	339.7	375.7	408.6	449.3	491.7	533.0	577.0
	45~49	2219	449.1	60.8	344.2	376.0	407.2	445.6	485.0	527.5	572.3
	50~54	2300	447.5	58.9	342.2	375.8	407.5	445.0	483.7	525.1	565.3
	55~59	2314	438.2	54.6	342.7	371.3	400.7	437.2	472.4	510.4	545.0
女	20~24	1873	369.6	64.3	276.6	298.5	325.1	358.8	404.2	449.4	521.4
	25~29	2117	377.4	64.5	287.0	307.1	332.1	366.6	409.2	468.7	524.6
	30~34	2660	385.0	65.4	291.7	314.0	338.4	374.8	417.8	470.7	537.0
	35~39	2789	395.3	65.7	300.6	322.6	348.9	384.3	429.2	484.5	544.8
	40~44	2570	400.9	61.1	307.2	330.3	358.0	393.1	433.4	482.0	537.6
	45~49	2833	403.7	55.3	316.1	338.0	365.8	397.3	435.9	479.7	520.9
	50~54	2667	408.2	54.1	319.4	342.3	371.0	404.5	439.9	480.7	520.1
	55~59	3289	406.1	54.8	313.1	340.0	368.6	402.1	440.1	477.0	518.6

表3-2-5 北京市成年人体脂率样本量、平均数、标准差、百分位数

（%）

性别	年龄组（岁）	n	Mean	SD	P3	P10	P25	P50	P75	P90	P97
男	20~24	2067	22.4	7.6	10.0	11.7	16.5	22.5	27.8	32.4	37.0
	25~29	2227	24.6	6.8	10.1	15.2	20.3	24.9	29.1	33.0	36.8
	30~34	2510	25.8	6.1	12.5	17.9	22.1	26.2	30.0	33.0	36.6
	35~39	2426	25.7	5.8	12.8	17.8	22.4	26.2	29.4	32.5	35.7
	40~44	2192	25.6	5.6	12.3	18.5	22.3	26.0	29.4	32.2	34.8
	45~49	2219	25.3	5.5	13.1	18.2	22.1	25.8	29.0	32.0	34.5
	50~54	2300	25.4	5.3	13.4	18.5	22.4	25.8	28.9	31.7	34.6
	55~59	2314	25.1	5.2	13.0	18.4	22.1	25.6	28.7	31.3	33.5

（续表）

性别	年龄组（岁）	n	Mean	SD	P3	P10	P25	P50	P75	P90	P97
女	20~24	1873	26.1	7.6	10.1	15.9	21.1	26.2	31.4	35.9	40.1
	25~29	2117	28.2	6.9	14.2	19.7	23.9	28.2	32.7	37.5	40.9
	30~34	2660	29.8	6.2	18.0	22.2	25.8	29.7	33.9	37.9	41.3
	35~39	2789	30.8	6.0	19.0	23.3	27.2	31.0	34.8	38.3	41.3
	40~44	2570	31.5	5.5	20.4	24.6	28.1	31.8	35.3	38.4	41.3
	45~49	2833	32.3	5.2	21.3	26.0	29.4	32.7	35.7	38.5	41.2
	50~54	2667	32.8	5.6	20.5	26.3	30.1	33.6	36.4	38.9	41.5
	55~59	3289	33.0	5.9	18.9	26.1	30.3	33.7	36.8	39.5	41.8

表3-2-6 北京市成年人腰围样本量、平均数、标准差、百分位数

（厘米）

性别	年龄组（岁）	n	Mean	SD	P3	P10	P25	P50	P75	P90	P97
男	20~24	2067	86.0	11.6	67.2	72.0	77.9	84.6	93.4	101.0	110.5
	25~29	2227	88.4	11.0	69.6	74.9	81.0	87.6	95.2	102.3	110.0
	30~34	2510	90.7	10.4	72.1	78.2	83.4	90.1	97.2	104.0	112.7
	35~39	2426	91.2	10.2	72.7	78.3	84.3	90.8	97.8	103.7	111.9
	40~44	2192	91.3	9.7	73.2	79.4	85.1	91.3	97.5	103.4	109.4
	45~49	2219	91.3	9.4	74.3	79.7	85.1	90.9	97.3	103.3	109.5
	50~54	2300	91.6	9.3	73.6	80.1	85.8	91.5	97.7	103.3	109.0
	55~59	2314	91.5	9.5	73.2	79.4	85.3	91.4	97.8	103.9	109.7
女	20~24	1873	76.8	10.4	61.0	64.4	69.2	75.3	83.2	91.0	98.5
	25~29	2117	77.5	10.6	61.2	65.3	69.9	76.0	83.6	92.0	99.9
	30~34	2660	78.7	9.9	62.5	67.1	72.0	77.6	84.4	91.7	99.1
	35~39	2789	80.1	10.1	64.2	68.3	72.9	79.1	86.1	93.1	102.0
	40~44	2570	81.2	9.5	65.0	69.7	74.5	80.6	87.2	93.4	101.4
	45~49	2833	81.8	9.1	66.5	70.8	75.3	81.2	87.2	93.6	100.4
	50~54	2667	83.8	8.9	68.7	72.9	77.8	83.3	89.1	95.2	101.6
	55~59	3289	84.5	9.2	67.2	73.1	78.5	84.2	90.4	96.6	102.8

表3-2-7 北京市成年人腰围/身高×100体重样本量、平均数、标准差、百分位数

性别	年龄组（岁）	n	Mean	SD	P3	P10	P25	P50	P75	P90	P97
男	20~24	2067	49.7	6.7	39.0	41.8	45.0	48.9	53.8	58.3	63.7
	25~29	2227	51.1	6.2	40.4	43.5	46.7	50.7	55.1	59.1	64.1
	30~34	2510	52.6	6.0	41.8	45.4	48.5	52.2	56.2	60.3	64.7
	35~39	2426	53.1	5.9	42.4	45.7	49.1	52.8	56.9	60.5	65.1
	40~44	2192	53.5	5.7	43.2	46.4	49.8	53.3	57.3	60.7	64.3
	45~49	2219	53.8	5.5	44.1	46.9	50.2	53.6	57.4	61.0	64.8
	50~54	2300	54.3	5.5	43.9	47.5	50.8	54.1	57.7	61.1	64.7
	55~59	2314	54.2	5.7	43.6	47.0	50.6	54.2	58.1	61.2	64.9
女	20~24	1873	47.2	6.5	37.4	39.6	42.7	46.2	51.1	56.2	60.7
	25~29	2117	47.9	6.6	37.6	40.2	43.2	46.9	51.6	57.0	62.4
	30~34	2660	48.9	6.3	38.6	41.7	44.4	48.2	52.6	57.1	61.8
	35~39	2789	50.0	6.4	39.9	42.5	45.4	49.3	53.9	58.4	63.7
	40~44	2570	50.9	6.0	40.6	43.6	46.6	50.4	54.6	58.6	63.8
	45~49	2833	51.6	6.0	41.3	44.3	47.4	51.4	55.3	59.3	64.5
	50~54	2667	53.0	5.8	43.0	45.8	49.1	52.6	56.6	60.6	65.1
	55~59	3289	53.5	6.1	42.5	45.8	49.5	53.2	57.4	61.7	65.6

表3-2-8 北京市成年人臀围样本量、平均数、标准差、百分位数

（厘米）

性别	年龄组（岁）	n	Mean	SD	P3	P10	P25	P50	P75	P90	P97
男	20~24	2067	98.3	9.2	82.3	86.7	92.2	97.8	104.0	110.1	117.4
	25~29	2227	99.8	8.4	83.5	89.8	94.5	99.5	104.8	110.2	114.9
	30~34	2510	100.5	7.6	86.3	91.3	95.8	100.3	104.8	110.1	115.5
	35~39	2426	100.1	7.7	85.6	90.5	95.4	100.1	104.7	109.3	114.6
	40~44	2192	99.9	7.5	86.2	91.0	95.2	99.8	104.4	108.9	114.0
	45~49	2219	99.3	7.1	85.9	90.6	94.9	99.2	103.4	107.9	113.0
	50~54	2300	99.2	7.2	85.4	90.5	94.9	99.2	103.5	107.7	112.7
	55~59	2314	99.1	7.5	84.3	90.0	94.8	99.2	103.4	108.1	113.4

（续表）

性别	年龄组（岁）	n	Mean	SD	P3	P10	P25	P50	P75	P90	P97
女	20~24	1873	93.5	8.9	76.8	82.5	87.7	93.2	98.8	104.5	111.2
	25~29	2117	94.5	8.5	79.2	84.4	89.1	94.2	99.3	105.6	111.7
	30~34	2660	95.5	7.8	82.5	86.5	90.6	94.8	99.6	105.3	112.6
	35~39	2789	96.0	8.1	81.9	86.8	90.9	95.4	100.7	105.6	113.8
	40~44	2570	96.3	7.8	82.7	87.5	91.4	95.7	100.9	106.1	112.7
	45~49	2833	96.5	7.5	81.9	87.9	92.0	96.2	100.9	105.5	111.5
	50~54	2667	97.1	7.5	83.7	88.2	92.3	96.9	101.7	106.1	112.2
	55~59	3289	97.0	8.0	82.4	87.1	91.9	96.8	102.0	106.6	112.7

表3-2-9　北京市成年人臀围/身高×100 样本量、平均数、标准差、百分位数

性别	年龄组（岁）	n	Mean	SD	P3	P10	P25	P50	P75	P90	P97
男	20~24	2067	56.8	5.3	47.7	50.4	53.2	56.6	60.1	63.5	67.7
	25~29	2227	57.7	4.8	48.6	52.0	54.8	57.6	60.5	63.4	66.7
	30~34	2510	58.3	4.3	50.1	53.3	55.6	58.2	60.8	63.6	66.8
	35~39	2426	58.3	4.5	49.9	52.9	55.7	58.2	60.9	63.7	66.8
	40~44	2192	58.5	4.4	50.3	53.4	55.9	58.4	61.2	63.8	67.2
	45~49	2219	58.5	4.2	50.5	53.4	56.0	58.5	61.0	63.6	66.6
	50~54	2300	58.7	4.2	51.0	53.7	56.2	58.7	61.2	63.8	66.9
	55~59	2314	58.8	4.5	50.1	53.5	56.1	58.8	61.4	63.9	67.3
女	20~24	1873	57.5	5.8	46.8	50.3	53.8	57.4	60.9	64.9	69.1
	25~29	2117	58.4	5.4	48.2	51.9	55.0	58.1	61.5	65.4	69.2
	30~34	2660	59.3	5.0	50.9	53.7	56.1	58.8	62.0	65.6	69.9
	35~39	2789	59.9	5.2	50.8	53.9	56.5	59.5	62.8	66.4	71.0
	40~44	2570	60.3	5.0	51.4	54.7	57.1	60.0	63.3	66.5	70.5
	45~49	2833	60.9	5.0	51.7	55.2	57.9	60.7	63.8	67.0	70.9
	50~54	2667	61.4	5.0	52.5	55.6	58.1	61.2	64.5	67.5	71.4
	55~59	3289	61.3	5.4	51.4	54.7	57.9	61.2	64.5	68.4	72.1

表3-2-10　北京市成年人腰围/臀围样本量、平均数、标准差、百分位数

性别	年龄组（岁）	n	Mean	SD	P3	P10	P25	P50	P75	P90	P97
男	20~24	2067	0.9	0.1	0.8	0.8	0.8	0.9	0.9	1.0	1.0
	25~29	2227	0.9	0.1	0.8	0.8	0.8	0.9	0.9	1.0	1.0
	30~34	2510	0.9	0.1	0.8	0.8	0.9	0.9	0.9	1.0	1.0
	35~39	2426	0.9	0.1	0.8	0.8	0.9	0.9	0.9	1.0	1.0
	40~44	2192	0.9	0.1	0.8	0.8	0.9	0.9	1.0	1.0	1.0
	45~49	2219	0.9	0.1	0.8	0.8	0.9	0.9	1.0	1.0	1.0
	50~54	2300	0.9	0.1	0.8	0.9	0.9	0.9	1.0	1.0	1.0
	55~59	2314	0.9	0.1	0.8	0.8	0.9	0.9	1.0	1.0	1.0
女	20~24	1873	0.8	0.1	0.7	0.7	0.8	0.8	0.9	0.9	1.0
	25~29	2117	0.8	0.1	0.7	0.7	0.8	0.8	0.9	0.9	1.0
	30~34	2660	0.8	0.1	0.7	0.7	0.8	0.8	0.9	0.9	1.0
	35~39	2789	0.8	0.1	0.7	0.8	0.8	0.8	0.9	0.9	1.0
	40~44	2570	0.8	0.1	0.7	0.8	0.8	0.8	0.9	0.9	1.0
	45~49	2833	0.8	0.1	0.7	0.8	0.8	0.8	0.9	0.9	1.0
	50~54	2667	0.9	0.1	0.8	0.8	0.8	0.9	0.9	0.9	1.0
	55~59	3289	0.9	0.1	0.8	0.8	0.8	0.9	0.9	0.9	1.0

表3-2-11　北京市成年人安静脉搏（心率）样本量、平均数、标准差、百分位数

（次/分）

性别	年龄组（岁）	n	Mean	SD	P3	P10	P25	P50	P75	P90	P97
男	20~24	2067	84.0	12.6	63.0	69.0	75.0	82.5	92.0	100.0	111.0
	25~29	2227	84.3	12.3	63.0	69.0	75.0	83.0	92.0	100.0	111.0
	30~34	2510	84.7	12.1	64.0	70.0	76.0	83.0	92.0	101.0	109.0
	35~39	2426	84.1	12.6	63.0	69.0	75.0	83.0	92.0	102.0	111.0
	40~44	2192	83.7	12.1	63.0	69.0	75.0	83.0	91.0	100.0	109.0
	45~49	2219	83.3	12.3	63.0	68.0	74.0	82.0	92.0	100.0	109.0
	50~54	2300	82.3	12.1	61.0	67.0	74.0	81.0	91.0	98.0	107.0
	55~59	2314	82.2	12.1	62.0	67.0	73.0	81.0	90.0	98.0	107.0

（续表）

性别	年龄组（岁）	n	Mean	SD	P3	P10	P25	P50	P75	P90	P97
女	20~24	1873	84.3	12.1	65.0	70.0	76.0	83.0	92.0	100.0	109.0
	25~29	2117	84.6	11.5	66.0	71.0	76.0	83.0	92.0	100.0	109.0
	30~34	2660	84.0	11.4	65.0	71.0	76.0	83.0	91.0	98.0	107.0
	35~39	2789	84.1	11.6	64.0	70.0	76.0	83.0	91.0	100.0	109.0
	40~44	2570	83.3	11.5	65.0	70.0	75.0	82.0	91.0	98.0	109.0
	45~49	2833	82.0	11.3	63.0	68.0	74.0	81.0	90.0	97.0	105.0
	50~54	2667	81.1	10.9	63.0	68.0	73.0	80.0	88.0	95.0	103.0
	55~59	3289	80.2	11.0	63.0	67.0	72.0	79.0	87.0	95.0	103.0

表3-2-12　北京市成年人收缩压样本量、平均数、标准差、百分位数

（毫米汞柱）

性别	年龄组（岁）	n	Mean	SD	P3	P10	P25	P50	P75	P90	P97
男	20~24	2067	129.1	14.2	102.0	111.0	120.0	129.0	138.0	146.0	156.0
	25~29	2227	130.6	13.6	105.0	113.0	122.0	131.0	139.0	147.0	157.0
	30~34	2510	131.5	13.5	106.0	115.0	123.0	131.0	140.0	148.0	158.0
	35~39	2426	132.6	14.2	107.0	115.0	123.0	132.0	141.0	150.0	160.0
	40~44	2192	133.1	15.0	105.5	114.0	123.0	132.0	142.5	152.0	162.0
	45~49	2219	135.8	15.7	107.0	116.0	124.0	136.0	146.0	156.0	168.0
	50~54	2300	137.3	15.8	107.0	117.0	127.0	137.0	147.0	157.0	168.0
	55~59	2314	138.1	16.0	108.0	118.0	127.0	138.0	148.0	158.0	170.0
女	20~24	1873	123.9	14.5	97.0	105.0	114.0	124.0	134.0	141.0	152.0
	25~29	2117	122.5	14.1	98.0	105.0	113.0	122.0	131.0	141.0	152.0
	30~34	2660	121.8	13.2	98.0	106.0	113.0	121.0	130.0	139.0	148.0
	35~39	2789	124.0	14.4	100.0	107.0	114.0	123.0	134.0	142.0	153.0
	40~44	2570	127.1	15.0	101.0	109.0	117.0	127.0	136.0	146.0	157.0
	45~49	2833	130.5	15.5	104.0	111.0	120.0	130.0	141.0	151.0	161.0
	50~54	2667	133.0	16.1	104.0	112.0	122.0	132.0	143.0	154.0	164.0
	55~59	3289	134.7	16.3	105.0	114.0	124.0	135.0	146.0	155.0	167.0

表3-2-13 北京市成年人舒张压样本量、平均数、标准差、百分位数

（毫米汞柱）

性别	年龄组（岁）	n	Mean	SD	P3	P10	P25	P50	P75	P90	P97
男	20~24	2067	76.8	12.0	55.0	62.0	69.0	77.0	84.0	92.0	101.0
	25~29	2227	79.1	11.5	58.0	64.0	71.0	79.0	87.0	94.0	100.0
	30~34	2510	81.4	11.6	60.0	67.0	74.0	81.0	89.0	96.0	104.0
	35~39	2426	82.6	12.0	60.0	68.0	75.0	83.0	90.0	98.0	106.0
	40~44	2192	83.8	12.4	61.0	69.0	76.0	83.0	92.0	100.0	108.0
	45~49	2219	85.8	12.5	62.0	70.0	77.0	86.0	94.0	102.0	109.0
	50~54	2300	85.7	12.1	62.0	70.0	78.0	86.0	94.0	101.0	110.0
	55~59	2314	84.1	11.9	61.0	69.0	76.0	84.0	92.0	99.0	107.0
女	20~24	1873	74.8	11.1	55.0	61.0	67.0	75.0	82.0	89.0	97.0
	25~29	2117	74.3	10.7	56.0	61.0	67.0	74.0	81.0	88.0	97.0
	30~34	2660	74.3	10.3	56.0	62.0	67.0	73.0	80.0	88.0	96.0
	35~39	2789	75.8	10.9	57.0	63.0	68.0	75.0	83.0	90.0	98.0
	40~44	2570	77.8	11.4	58.0	64.0	70.0	77.0	85.0	93.0	102.0
	45~49	2833	79.6	11.3	60.0	65.0	72.0	79.0	87.0	94.0	102.0
	50~54	2667	80.5	11.3	60.0	67.0	73.0	80.0	88.0	95.0	104.0
	55~59	3289	80.1	11.2	59.0	66.0	73.0	80.0	87.0	94.0	103.0

表3-2-14 北京市成年人肺活量样本量、平均数、标准差、百分位数

（毫升）

性别	年龄组（岁）	n	Mean	SD	P3	P10	P25	P50	P75	P90	P97
男	20~24	2067	3868.2	825.7	2215.0	2794.0	3375.0	3841.5	4394.0	4944.0	5411.0
	25~29	2227	3918.0	843.9	2271.0	2912.0	3406.0	3869.0	4445.0	4961.0	5674.0
	30~34	2510	3821.8	792.6	2291.0	2864.0	3353.0	3769.0	4291.0	4824.0	5390.0
	35~39	2426	3672.1	789.6	2266.0	2690.0	3191.0	3624.0	4103.0	4687.0	5302.0
	40~44	2192	3497.4	767.7	2089.0	2547.0	3033.0	3445.5	3949.0	4494.0	5104.0
	45~49	2219	3334.8	727.5	2036.0	2473.0	2866.0	3311.5	3745.0	4221.0	4771.0
	50~54	2300	3111.0	717.0	1824.0	2229.0	2620.0	3114.0	3518.0	4023.0	4542.0
	55~59	2314	2959.9	698.4	1649.0	2100.0	2504.0	2957.0	3358.0	3810.0	4333.0

（续表）

性别	年龄组（岁）	n	Mean	SD	P3	P10	P25	P50	P75	P90	P97
女	20~24	1873	2744.9	631.2	1703.0	2024.0	2368.0	2647.0	3105.0	3574.0	4158.0
	25~29	2117	2717.7	631.2	1620.0	1996.0	2348.0	2635.0	3046.0	3495.0	4203.0
	30~34	2660	2632.3	563.4	1579.0	1924.0	2276.5	2610.0	2963.0	3324.0	3702.0
	35~39	2789	2571.1	565.7	1508.0	1864.0	2225.0	2556.0	2910.0	3249.0	3643.0
	40~44	2570	2476.0	571.7	1406.0	1764.0	2132.0	2468.5	2797.5	3164.0	3582.0
	45~49	2833	2315.5	545.3	1284.0	1631.0	1963.0	2307.0	2640.0	2980.0	3375.0
	50~54	2667	2248.4	520.8	1337.0	1596.0	1901.0	2234.0	2544.0	2880.0	3335.0
	55~59	3289	2117.9	545.9	1207.0	1464.0	1758.5	2088.0	2415.0	2748.0	3233.0

表3-2-15　北京市成年人肺活量/身高样本量、平均数、标准差、百分位数

性别	年龄组（岁）	n	Mean	SD	P3	P10	P25	P50	P75	P90	P97
男	20~24	2067	22.3	4.6	12.9	16.3	19.6	22.2	25.2	27.9	31.0
	25~29	2227	22.6	4.6	13.4	17.1	20.0	22.5	25.3	28.1	31.7
	30~34	2510	22.1	4.3	13.6	16.9	19.6	22.0	24.6	27.5	30.6
	35~39	2426	21.3	4.4	13.1	15.8	18.7	21.2	23.8	26.7	30.4
	40~44	2192	20.4	4.3	12.4	15.1	17.9	20.3	22.9	25.8	29.2
	45~49	2219	19.6	4.1	12.2	14.7	17.0	19.5	22.0	24.7	28.1
	50~54	2300	18.4	4.1	11.0	13.3	15.6	18.4	20.8	23.5	26.4
	55~59	2314	17.5	4.0	9.7	12.4	14.9	17.6	19.8	22.4	25.5
女	20~24	1873	16.9	3.7	10.5	12.5	14.6	16.4	19.0	21.7	24.8
	25~29	2117	16.8	3.7	10.2	12.6	14.5	16.3	18.7	21.3	25.5
	30~34	2660	16.3	3.4	10.0	12.1	14.3	16.2	18.4	20.4	22.8
	35~39	2789	16.0	3.4	9.5	11.8	14.0	16.0	18.1	20.0	22.4
	40~44	2570	15.5	3.4	9.0	11.1	13.4	15.5	17.5	19.5	22.0
	45~49	2833	14.6	3.3	8.3	10.5	12.5	14.5	16.6	18.5	21.0
	50~54	2667	14.2	3.2	8.6	10.2	12.2	14.1	16.0	18.0	20.7
	55~59	3289	13.3	3.3	7.6	9.3	11.2	13.2	15.2	17.2	20.2

表3-2-16　北京市成年人心肺耐力样本量、平均数、标准差、百分位数

（毫升/千克/分钟）

性别	年龄组（岁）	n	Mean	SD	P3	P10	P25	P50	P75	P90	P97
男	20~24	2067	46.3	11.1	29.1	33.4	39.1	45.1	52.4	59.5	70.2
	25~29	2227	41.0	9.7	25.9	30.1	34.8	40.1	45.7	52.6	61.3
	30~34	2510	40.9	9.7	26.5	30.7	35.0	39.7	45.3	51.9	60.4
	35~39	2426	37.1	8.8	25.0	28.1	31.5	35.9	40.7	46.8	56.8
	40~44	2192	39.7	10.1	27.0	29.8	33.0	37.7	44.0	51.5	62.2
	45~49	2219	38.5	10.1	25.2	28.2	31.9	36.7	43.2	50.9	59.7
	50~54	2300	35.7	9.7	23.2	26.0	29.5	34.1	39.6	46.9	58.5
	55~59	2314	34.0	9.3	22.0	25.5	28.5	32.5	38.1	44.9	54.2
女	20~24	1873	50.2	12.3	30.5	37.3	42.4	48.6	56.2	64.4	78.2
	25~29	2117	45.0	10.1	29.7	34.3	39.0	44.1	49.7	56.1	66.1
	30~34	2660	44.7	9.9	29.3	34.3	38.7	43.8	49.4	55.8	65.1
	35~39	2789	39.0	8.8	26.7	30.2	33.6	37.9	42.7	48.7	58.0
	40~44	2570	37.4	8.8	25.6	28.5	32.1	36.1	41.2	46.9	57.6
	45~49	2833	35.4	8.1	24.9	27.6	30.5	34.2	38.6	44.4	53.6
	50~54	2667	31.1	6.5	22.4	24.9	27.3	30.3	33.9	38.1	44.1
	55~59	3289	29.9	6.4	21.4	24.1	26.3	29.2	32.3	36.2	42.0

表3-2-17　北京市成年人握力样本量、平均数、标准差、百分位数

（千克）

性别	年龄组（岁）	n	Mean	SD	P3	P10	P25	P50	P75	P90	P97
男	20~24	2067	45.1	7.7	30.5	35.4	40.3	45.0	49.9	54.7	59.9
	25~29	2227	46.0	8.0	30.4	36.0	41.0	45.9	50.9	56.0	61.2
	30~34	2510	46.2	7.6	31.3	36.7	41.6	46.3	50.9	55.4	60.8
	35~39	2426	45.8	7.7	30.8	36.4	41.1	46.0	50.8	55.1	59.8
	40~44	2192	45.4	7.7	30.1	35.6	40.5	45.4	50.3	54.9	59.6
	45~49	2219	45.0	7.8	30.1	35.2	40.1	45.1	50.1	54.8	59.2
	50~54	2300	43.8	7.9	27.8	33.8	39.1	44.2	48.8	53.5	58.1
	55~59	2314	42.4	7.7	27.2	32.6	37.3	42.8	47.6	52.1	56.0

（续表）

性别	年龄组 （岁）	n	Mean	SD	P3	P10	P25	P50	P75	P90	P97
女	20~24	1873	29.0	6.1	19.1	22.0	25.4	28.5	32.1	36.4	42.0
	25~29	2117	28.3	5.8	18.1	21.4	24.5	28.2	31.6	35.2	39.5
	30~34	2660	28.1	5.4	18.5	21.4	24.5	28.0	31.3	34.7	38.5
	35~39	2789	28.2	5.5	17.9	21.5	24.9	28.1	31.5	34.8	39.2
	40~44	2570	28.8	5.5	18.4	22.1	25.4	28.7	31.9	35.4	40.0
	45~49	2833	28.3	5.4	18.0	21.5	24.9	28.2	31.5	34.9	38.6
	50~54	2667	27.8	5.4	17.9	21.2	24.4	27.7	30.9	34.1	38.1
	55~59	3289	26.9	5.5	16.8	20.3	23.5	26.9	30.1	33.3	37.8

表3-2-18　北京市成年人背力样本量、平均数、标准差、百分位数

（千克）

性别	年龄组 （岁）	n	Mean	SD	P3	P10	P25	P50	P75	P90	P97
男	20~24	2067	110.3	30.2	55.5	71.3	89.7	110.6	129.8	147.4	168.6
	25~29	2227	113.5	30.1	57.1	72.5	93.8	114.3	133.6	150.7	168.4
	30~34	2510	116.2	28.9	59.2	78.2	99.2	116.5	134.1	152.1	171.2
	35~39	2426	114.0	28.8	59.8	75.8	95.4	114.6	132.6	149.6	168.7
	40~44	2192	112.0	29.9	53.7	70.9	92.4	113.7	131.9	148.6	164.7
	45~49	2219	113.4	29.1	56.6	76.1	94.9	114.2	131.9	149.1	168.3
	50~54	2300	111.4	31.0	53.1	71.8	91.5	111.2	130.6	149.9	172.2
	55~59	2314	105.5	30.9	50.9	64.3	84.8	106.1	125.7	144.0	163.9
女	20~24	1873	64.7	18.9	32.1	41.9	52.0	63.5	75.5	88.1	103.7
	25~29	2117	64.2	18.4	31.7	41.6	52.0	63.6	75.2	87.3	102.3
	30~34	2660	63.4	18.4	29.8	39.3	51.0	63.8	75.2	85.5	98.2
	35~39	2789	64.0	18.5	29.6	39.9	52.1	64.5	75.6	86.3	98.8
	40~44	2570	65.5	19.2	30.4	40.8	52.7	65.9	77.6	88.9	102.1
	45~49	2833	65.6	19.0	30.4	40.8	53.2	65.9	77.5	88.8	101.1
	50~54	2667	65.0	18.6	30.5	40.9	53.0	65.8	76.4	87.6	100.5
	55~59	3289	62.1	18.3	29.1	38.4	49.0	62.6	74.7	84.9	95.4

表3-2-19 北京市成年人纵跳样本量、平均数、标准差、百分位数

（厘米）

性别	年龄组（岁）	n	Mean	SD	P3	P10	P25	P50	P75	P90	P97
男	20~24	2067	35.2	8.8	19.6	25.2	29.1	34.9	40.6	46.1	53.3
	25~29	2227	34.9	8.3	20.1	25.4	29.4	34.4	39.8	44.9	51.4
	30~34	2510	33.7	7.4	21.4	25.4	28.9	32.8	38.1	42.9	48.6
	35~39	2426	32.6	7.6	19.3	24.1	27.7	32.1	37.3	41.9	47.2
	40~44	2192	30.6	7.6	18.0	22.2	25.6	29.8	34.9	39.5	47.0
	45~49	2219	28.4	7.4	16.5	20.3	23.7	27.7	32.1	37.0	44.6
	50~54	2300	26.3	7.1	14.8	18.2	22.0	25.6	30.1	34.6	41.7
	55~59	2314	25.2	7.6	13.5	16.9	20.5	24.3	28.6	33.8	42.3
女	20~24	1873	25.3	7.0	15.3	17.8	20.7	24.3	28.2	33.6	41.2
	25~29	2117	24.2	6.1	15.1	17.6	20.1	23.5	27.2	31.6	37.0
	30~34	2660	23.2	5.8	15.1	17.1	19.4	22.4	25.9	30.3	35.7
	35~39	2789	22.7	5.5	14.6	16.7	19.4	22.0	25.2	28.9	34.4
	40~44	2570	21.8	5.7	13.9	16.2	18.2	20.9	24.1	27.9	33.8
	45~49	2833	20.2	5.3	12.7	15.0	16.9	19.6	22.2	26.1	31.8
	50~54	2667	19.2	5.7	11.4	13.8	15.8	18.2	21.4	25.4	31.8
	55~59	3289	18.5	5.8	11.1	12.8	15.0	17.5	20.7	25.4	31.8

表3-2-20 北京市成年人俯卧撑（男）/跪卧撑（女）样本量、平均数、标准差、百分位数

（次）

性别	年龄组（岁）	n	Mean	SD	P3	P10	P25	P50	P75	P90	P97
男	20~24	2067	22.3	10.9	4.0	10.0	16.0	21.0	27.0	36.0	50.0
	25~29	2227	21.4	10.7	4.0	9.0	15.0	21.0	25.0	33.0	47.0
	30~34	2510	20.5	10.5	4.0	8.0	14.0	20.0	25.0	33.0	45.0
	35~39	2426	20.8	10.7	5.0	9.0	14.0	20.0	25.0	34.0	46.0
	40~44	2192	19.7	9.9	4.0	9.0	13.0	20.0	23.0	31.0	42.0
	45~49	2219	18.2	9.7	3.0	7.0	12.0	18.0	22.0	29.0	41.0
	50~54	2300	16.4	8.9	3.0	6.0	10.0	17.0	21.0	26.0	36.0
	55~59	2314	15.2	9.0	2.0	5.0	9.0	15.0	20.0	25.0	36.0

（续表）

性别	年龄组（岁）	n	Mean	SD	P3	P10	P25	P50	P75	P90	P97
女	20~24	1873	16.9	9.8	2.0	6.0	10.0	15.0	22.0	30.0	39.0
	25~29	2117	17.2	10.6	2.0	6.0	10.0	15.0	22.0	31.0	41.0
	30~34	2660	17.1	10.7	2.0	6.0	10.0	15.0	22.0	31.0	43.0
	35~39	2789	17.8	11.0	3.0	6.0	11.0	15.0	23.0	32.0	45.0
	40~44	2570	18.0	11.7	2.0	6.0	10.0	15.0	23.0	33.0	46.0
	45~49	2833	18.4	12.3	3.0	6.0	10.0	15.0	24.0	35.0	47.0
	50~54	2667	17.7	11.5	2.0	6.0	10.0	15.0	23.0	32.0	46.0
	55~59	3289	17.3	11.8	2.0	5.0	10.0	14.0	23.0	33.0	44.0

表3-2-21 北京市成年人1分钟仰卧起坐样本量、平均数、标准差、百分位数

（次/分）

性别	年龄组（岁）	n	Mean	SD	P3	P10	P25	P50	P75	P90	P97
男	20~24	2067	25.7	9.2	8.0	15.0	20.0	25.0	31.0	38.0	44.0
	25~29	2227	25.7	8.8	10.0	17.0	20.0	24.0	30.0	38.0	45.0
	30~34	2510	24.8	8.7	10.0	15.0	20.0	24.0	30.0	36.0	44.0
	35~39	2426	24.0	8.6	9.0	14.0	19.0	23.0	29.0	35.0	43.0
	40~44	2192	22.1	8.1	8.0	12.0	18.0	21.0	27.0	32.0	39.0
	45~49	2219	20.2	7.4	6.0	11.0	16.0	20.0	24.0	30.0	36.0
	50~54	2300	17.9	7.3	4.0	9.0	13.0	18.0	22.0	26.0	32.0
	55~59	2314	16.8	7.1	3.0	8.0	12.0	17.0	20.0	25.0	31.0
女	20~24	1873	23.0	8.8	9.0	13.0	17.0	21.0	29.0	35.0	42.0
	25~29	2117	21.8	8.3	6.0	12.0	17.0	21.0	27.0	33.0	39.0
	30~34	2660	20.9	8.0	6.0	11.0	16.0	20.0	26.0	32.0	37.0
	35~39	2789	20.5	8.1	6.0	10.0	15.0	20.0	26.0	31.0	37.0
	40~44	2570	18.8	7.9	5.0	10.0	14.0	18.0	23.0	29.0	36.0
	45~49	2833	17.0	7.6	4.0	7.0	12.0	16.0	22.0	27.0	33.0
	50~54	2667	14.7	7.4	2.0	5.0	10.0	15.0	19.0	24.0	30.0
	55~59	3289	13.1	7.1	2.0	4.0	8.0	13.0	17.0	22.0	29.0

表3-2-22　北京市成年人坐位体前屈样本量、平均数、标准差、百分位数

（厘米）

性别	年龄组 （岁）	n	Mean	SD	P3	P10	P25	P50	P75	P90	P97
男	20~24	2067	9.4	7.9	−7.9	−0.1	5.0	10.2	14.3	18.6	23.2
	25~29	2227	7.5	8.6	−11.5	−4.7	2.5	8.8	13.2	17.3	22.0
	30~34	2510	7.1	9.1	−12.4	−5.5	1.9	8.1	13.3	17.8	22.5
	35~39	2426	7.1	8.9	−11.8	−5.0	2.1	8.3	13.2	17.2	21.6
	40~44	2192	6.8	8.4	−11.1	−4.4	2.2	7.7	12.3	16.7	20.9
	45~49	2219	6.9	8.3	−10.9	−4.3	2.0	7.2	12.2	17.3	21.5
	50~54	2300	6.7	8.4	−11.2	−4.4	2.2	6.9	12.1	17.1	21.8
	55~59	2314	6.0	8.5	−11.5	−5.1	1.1	6.4	11.5	16.4	21.8
女	20~24	1873	12.4	7.0	−1.8	3.6	8.4	12.5	16.7	21.1	25.3
	25~29	2117	11.2	7.8	−5.6	1.4	6.7	11.9	16.3	20.4	24.8
	30~34	2660	10.4	7.8	−5.4	1.0	5.6	10.8	15.6	19.6	23.6
	35~39	2789	10.1	8.1	−8.0	0.3	5.4	10.9	15.4	19.8	23.3
	40~44	2570	9.4	8.0	−7.6	−0.2	5.0	9.8	14.8	19.2	22.8
	45~49	2833	10.2	8.0	−6.6	0.6	5.7	10.4	15.7	20.3	24.0
	50~54	2667	10.2	7.9	−6.4	1.1	5.8	10.5	15.6	19.8	23.5
	55~59	3289	9.9	8.0	−7.0	0.6	5.5	10.2	15.2	19.5	23.9

表3-2-23　北京市成年人闭眼单脚站立样本量、平均数、标准差、百分位数

（秒）

性别	年龄组 （岁）	n	Mean	SD	P3	P10	P25	P50	P75	P90	P97
男	20~24	2067	24.4	21.4	4.4	7.1	12.5	19.7	26.9	47.8	74.2
	25~29	2227	25.4	24.3	4.4	6.6	12.3	19.2	28.3	51.0	88.5
	30~34	2510	25.1	22.2	4.0	6.2	11.2	19.4	31.0	52.2	80.0
	35~39	2426	22.0	18.9	4.0	5.8	10.7	18.1	25.9	41.6	68.6
	40~44	2192	19.1	16.4	4.0	5.9	10.4	14.9	22.0	34.8	61.8
	45~49	2219	17.0	13.7	3.8	5.2	9.6	13.6	19.8	30.1	54.7
	50~54	2300	14.8	10.9	3.6	5.0	8.6	12.5	17.5	25.8	40.9
	55~59	2314	13.3	10.0	3.5	4.5	7.5	11.7	15.4	23.4	33.4

（续表）

性别	年龄组（岁）	n	Mean	SD	P3	P10	P25	P50	P75	P90	P97
女	20~24	1873	25.8	25.2	4.8	7.8	13.3	18.4	27.7	50.5	97.2
	25~29	2117	28.6	28.6	4.9	8.1	13.6	19.0	31.6	61.9	103.9
	30~34	2660	27.9	25.3	4.3	7.4	12.7	19.4	33.1	61.7	92.7
	35~39	2789	24.8	22.3	4.1	6.6	11.7	18.2	30.1	53.0	82.7
	40~44	2570	21.8	20.8	3.9	5.9	10.1	14.9	26.5	45.8	73.3
	45~49	2833	20.6	19.4	3.9	5.7	9.9	14.9	24.5	40.7	67.7
	50~54	2667	17.0	14.7	3.6	5.2	8.3	12.6	20.4	33.6	56.9
	55~59	3289	13.8	12.2	3.5	4.3	6.7	10.7	16.6	25.2	41.9

表3-2-24　北京市成年人选择反应时样本量、平均数、标准差、百分位数

（秒）

性别	年龄组（岁）	n	Mean	SD	P3	P10	P25	P50	P75	P90	P97
男	20~24	2067	0.5	0.1	0.4	0.5	0.5	0.5	0.6	0.6	0.7
	25~29	2227	0.5	0.1	0.4	0.5	0.5	0.5	0.6	0.6	0.7
	30~34	2510	0.5	0.1	0.4	0.5	0.5	0.5	0.6	0.7	0.7
	35~39	2426	0.6	0.1	0.4	0.5	0.5	0.6	0.6	0.7	0.7
	40~44	2192	0.6	0.1	0.4	0.5	0.5	0.6	0.6	0.7	0.8
	45~49	2219	0.6	0.1	0.5	0.5	0.5	0.6	0.7	0.7	0.8
	50~54	2300	0.6	0.1	0.5	0.5	0.6	0.6	0.7	0.8	0.9
	55~59	2314	0.6	0.1	0.5	0.5	0.6	0.6	0.7	0.8	0.9
女	20~24	1873	0.6	0.1	0.4	0.5	0.5	0.6	0.6	0.7	0.7
	25~29	2117	0.6	0.1	0.4	0.5	0.5	0.6	0.6	0.7	0.7
	30~34	2660	0.6	0.1	0.5	0.5	0.5	0.6	0.6	0.7	0.8
	35~39	2789	0.6	0.1	0.5	0.5	0.6	0.6	0.7	0.7	0.8
	40~44	2570	0.6	0.1	0.5	0.5	0.5	0.6	0.7	0.7	0.8
	45~49	2833	0.6	0.1	0.5	0.5	0.6	0.6	0.7	0.7	0.8
	50~54	2667	0.6	0.1	0.5	0.5	0.6	0.6	0.7	0.8	0.9
	55~59	3289	0.7	0.1	0.5	0.5	0.6	0.6	0.7	0.8	0.9

（二）北京市城镇、乡村成年人监测指标统计结果

表3-2-25　北京市城乡成年人身高样本量、平均数、标准差、百分位数

（厘米）

性别	类别	年龄组（岁）	n	Mean	SD	P3	P10	P25	P50	P75	P90	P97
男	乡村	20~24	359	172.5	6.6	159.2	164.1	168.6	172.7	176.6	180.5	185.2
		25~29	360	172.4	5.8	161.0	165.6	168.6	171.9	176.3	180.3	183.0
		30~34	363	172.0	6.0	160.5	164.1	168.0	172.2	175.7	179.7	183.1
		35~39	364	171.5	6.4	159.2	164.0	167.6	171.2	175.5	179.9	183.3
		40~44	360	170.4	6.3	159.6	163.2	166.6	170.7	174.2	178.2	182.5
		45~49	359	170.2	5.6	159.4	162.6	166.4	170.4	174.3	176.7	180.9
		50~54	375	169.0	6.1	157.9	161.2	164.9	169.2	172.7	176.9	180.1
		55~59	412	167.5	6.0	156.5	159.4	163.8	167.8	171.6	174.7	179.9
	城镇体力	20~24	825	173.5	6.5	161.1	165.3	169.4	173.3	178.0	181.8	185.9
		25~29	871	173.4	6.9	159.7	164.6	169.5	173.5	177.5	182.0	186.5
		30~34	1052	172.6	6.4	161.1	164.6	168.4	172.5	177.0	180.5	184.5
		35~39	1033	172.0	6.4	160.1	163.9	168.0	172.1	176.1	179.9	184.0
		40~44	921	170.6	6.1	158.8	163.3	166.7	170.3	174.8	178.5	182.5
		45~49	976	169.5	5.8	158.4	161.7	165.8	169.6	173.6	176.6	180.3
		50~54	1040	168.9	6.2	156.6	161.1	164.9	168.7	173.0	176.8	180.3
		55~59	960	169.0	6.0	157.5	161.3	165.0	169.2	173.1	176.5	179.7
	城镇非体力	20~24	883	173.1	6.2	161.6	165.7	169.2	172.9	177.0	181.1	185.1
		25~29	996	173.0	6.7	160.0	164.6	169.0	173.1	177.3	181.5	185.4
		30~34	1095	172.6	6.4	160.9	164.3	168.3	172.6	177.0	180.7	184.1
		35~39	1029	171.9	6.3	160.1	163.8	168.0	172.1	176.0	179.9	183.6
		40~44	911	171.1	5.8	160.6	163.3	167.4	171.2	175.0	178.7	181.2
		45~49	884	169.7	5.7	159.6	162.5	165.9	169.5	173.4	177.5	180.7
		50~54	885	169.2	5.9	157.8	161.5	165.0	169.4	173.1	176.8	179.8
		55~59	942	169.0	5.8	158.1	161.8	165.3	169.2	172.9	176.1	179.7

（续表）

性别	类别	年龄组（岁）	n	Mean	SD	P3	P10	P25	P50	P75	P90	P97
女	乡村	20~24	353	161.9	5.9	150.5	154.1	158.3	161.6	166.0	169.7	173.1
		25~29	366	161.4	6.2	150.5	152.7	157.3	161.4	165.6	168.7	174.0
		30~34	388	160.2	5.7	149.1	152.7	156.4	160.0	163.8	167.8	171.4
		35~39	398	159.1	5.3	150.0	152.6	154.9	158.6	163.1	166.1	169.0
		40~44	400	158.9	5.8	148.2	151.7	154.7	158.7	163.6	165.9	169.4
		45~49	443	157.9	5.5	148.1	150.9	154.5	157.9	161.5	164.9	168.8
		50~54	504	157.0	5.2	147.8	150.1	153.4	157.0	160.5	163.6	166.8
		55~59	577	156.7	5.1	147.5	150.3	153.4	156.6	160.1	163.2	165.7
	城镇体力	20~24	720	162.9	6.1	151.1	155.2	158.8	162.8	166.8	170.9	174.0
		25~29	799	162.4	6.0	151.4	154.8	158.3	162.1	166.4	170.0	173.9
		30~34	941	161.4	5.7	151.3	154.2	157.5	161.3	164.9	168.8	173.2
		35~39	1094	160.6	6.1	149.5	152.9	156.2	160.5	164.7	168.4	172.5
		40~44	1045	159.8	5.7	149.3	152.8	156.1	159.5	163.6	167.3	170.9
		45~49	1111	158.6	5.9	147.7	151.4	154.5	158.3	162.4	166.4	170.4
		50~54	976	158.9	6.0	148.3	151.2	154.7	158.7	162.4	166.4	171.7
		55~59	1247	158.9	6.1	148.1	151.4	154.7	158.8	162.9	166.7	171.0
	城镇非体力	20~24	800	163.0	6.1	152.3	154.9	158.6	163.1	166.9	170.4	174.5
		25~29	952	161.8	6.1	150.1	154.0	157.8	162.1	165.9	169.5	173.5
		30~34	1331	161.2	5.5	151.0	154.2	157.6	161.1	165.3	168.4	171.2
		35~39	1297	160.6	5.7	150.4	153.2	156.9	160.4	164.2	167.7	171.7
		40~44	1125	160.1	5.5	150.2	153.2	156.5	160.1	163.7	167.3	170.2
		45~49	1279	158.6	5.3	148.7	151.9	155.0	158.7	162.1	165.4	168.7
		50~54	1187	158.4	5.5	148.4	151.6	154.7	158.4	161.9	165.4	168.9
		55~59	1465	158.4	5.8	148.2	150.9	154.6	158.2	162.1	165.3	169.4

表3-2-26 北京市城乡成年人体重样本量、平均数、标准差、百分位数

（千克）

性别	类别	年龄组（岁）	n	Mean	SD	P3	P10	P25	P50	P75	P90	P97
男	乡村	20~24	359	74.4	14.2	50.6	58.1	64.4	72.5	82.2	94.4	105.3
		25~29	360	76.6	13.9	52.9	60.4	67.3	74.9	84.3	95.8	105.1
		30~34	363	80.0	13.5	57.0	62.3	71.2	79.6	88.1	98.0	109.5
		35~39	364	77.8	12.6	56.7	63.1	69.3	78.3	84.3	92.0	103.7
		40~44	360	76.8	12.0	54.3	62.5	68.7	76.7	84.9	92.7	98.2
		45~49	359	77.7	12.3	58.7	63.9	69.1	76.4	85.0	93.7	104.0
		50~54	375	77.7	11.1	56.9	63.9	70.5	77.6	84.3	91.4	101.3
		55~59	412	75.1	10.2	57.6	62.5	67.0	74.8	81.7	88.8	95.6
	城镇体力	20~24	825	74.1	14.8	52.6	58.4	63.9	71.7	81.3	93.3	108.2
		25~29	871	76.7	14.0	54.9	60.9	67.3	75.2	84.2	95.5	105.7
		30~34	1052	78.6	13.7	56.5	62.2	68.9	77.0	86.5	97.4	106.9
		35~39	1033	79.0	12.8	57.7	64.2	70.1	77.9	86.7	96.4	107.1
		40~44	921	76.9	11.4	57.1	63.3	69.4	76.6	83.8	92.1	99.5
		45~49	976	75.5	10.9	56.7	62.1	68.2	74.9	81.9	89.7	97.5
		50~54	1040	75.1	10.8	56.1	61.7	67.9	74.4	82.0	90.2	95.7
		55~59	960	73.9	10.0	56.8	61.2	67.1	73.4	80.2	87.5	94.0
	城镇非体力	20~24	883	75.3	15.3	52.8	58.1	64.6	72.7	83.6	95.7	109.4
		25~29	996	77.9	14.4	53.7	61.6	68.2	76.4	86.0	96.5	107.9
		30~34	1095	78.8	13.4	57.3	63.8	69.7	77.0	86.4	95.9	108.2
		35~39	1029	78.3	12.4	57.6	63.5	69.7	77.4	85.5	94.2	104.1
		40~44	911	77.8	11.8	56.9	64.0	69.9	76.8	85.6	92.8	100.7
		45~49	884	76.6	10.8	57.9	63.3	69.1	75.6	83.5	90.8	97.3
		50~54	885	75.6	11.0	56.3	62.0	68.0	75.4	82.4	90.2	97.6
		55~59	942	73.6	10.1	55.7	61.6	67.0	73.3	80.2	86.7	93.7

（续表）

性别	类别	年龄组（岁）	n	Mean	SD	P3	P10	P25	P50	P75	P90	P97
女	乡村	20~24	353	61.8	11.6	43.8	48.9	53.7	60.3	67.9	76.3	85.4
		25~29	366	61.5	11.2	44.9	48.4	53.5	60.5	66.9	77.3	87.5
		30~34	388	63.1	11.0	47.1	50.5	55.2	61.8	68.9	77.6	90.3
		35~39	398	64.4	10.7	48.4	52.3	56.4	62.5	70.4	78.0	89.0
		40~44	400	65.5	11.1	49.3	52.5	57.2	64.2	71.7	79.8	90.3
		45~49	443	65.4	8.9	50.9	54.8	59.1	64.7	70.6	77.0	83.2
		50~54	504	66.1	9.2	51.2	54.8	60.0	65.5	71.8	78.2	85.0
		55~59	577	66.7	9.1	51.3	54.8	60.9	66.4	72.0	78.8	84.1
	城镇体力	20~24	720	59.2	10.3	44.5	47.7	52.4	57.6	64.5	71.1	81.5
		25~29	799	61.5	11.1	45.6	48.8	53.9	59.6	66.7	76.9	85.9
		30~34	941	61.7	10.5	45.9	49.7	54.2	60.3	67.1	76.3	85.3
		35~39	1094	63.6	10.7	47.7	51.3	55.8	62.0	69.6	77.9	86.2
		40~44	1045	64.3	10.1	49.1	52.8	57.0	63.0	70.1	78.1	86.5
		45~49	1111	64.1	9.2	48.9	53.5	58.0	62.9	69.5	76.5	83.6
		50~54	976	64.2	8.7	50.7	53.6	57.9	63.4	69.7	76.7	80.9
		55~59	1247	64.1	9.0	49.6	53.7	57.7	63.1	69.3	76.0	84.1
	城镇非体力	20~24	800	60.3	10.8	44.1	47.8	52.9	58.7	65.4	73.6	86.0
		25~29	952	60.8	10.5	44.9	49.5	53.6	58.9	66.2	75.1	85.0
		30~34	1331	62.0	11.3	46.4	50.2	54.3	60.0	67.1	76.7	89.0
		35~39	1297	63.1	11.3	47.2	50.9	55.2	61.1	68.2	78.2	89.7
		40~44	1125	63.4	10.2	47.7	51.6	56.3	62.1	68.9	76.8	85.7
		45~49	1279	63.4	9.1	49.0	52.8	56.8	62.5	68.7	76.2	82.3
		50~54	1187	64.3	9.0	48.5	53.5	58.4	63.7	69.2	76.1	84.2
		55~59	1465	63.6	9.0	48.1	53.0	57.3	63.0	69.2	74.7	82.4

表3-2-27 北京市城乡成年人BMI样本量、平均数、标准差、百分位数

性别	类别	年龄组（岁）	n	Mean	SD	P3	P10	P25	P50	P75	P90	P97
男	乡村	20~24	359	25.0	4.4	17.8	19.9	21.9	24.3	27.2	31.6	34.3
		25~29	360	25.8	4.4	18.2	20.4	22.5	25.4	28.6	31.2	35.0
		30~34	363	27.0	4.2	19.3	21.5	24.6	26.9	29.6	32.4	36.1
		35~39	364	26.4	3.9	20.1	21.6	23.7	26.3	28.8	31.1	34.4
		40~44	360	26.4	3.9	18.6	21.7	23.8	26.5	28.9	31.4	33.9
		45~49	359	26.8	4.0	19.9	22.1	24.1	26.5	29.0	31.8	35.5
		50~54	375	27.2	3.5	21.3	23.2	25.2	27.0	29.2	31.3	33.8
		55~59	412	26.8	3.3	21.1	22.7	24.5	26.7	28.8	30.9	32.8
	城镇体力	20~24	825	24.6	4.6	17.7	19.5	21.4	23.9	26.8	31.1	34.4
		25~29	871	25.5	4.2	18.6	20.8	22.6	25.2	27.8	30.9	34.7
		30~34	1052	26.3	4.0	19.7	21.5	23.6	25.8	28.6	31.7	35.4
		35~39	1033	26.7	3.9	20.0	21.9	24.0	26.5	29.0	31.7	34.6
		40~44	921	26.4	3.5	20.5	22.2	24.0	26.1	28.5	31.1	33.3
		45~49	976	26.3	3.4	20.2	22.2	24.0	26.0	28.2	30.8	33.7
		50~54	1040	26.3	3.3	20.3	22.3	24.1	26.2	28.4	30.5	32.8
		55~59	960	25.8	3.1	20.2	22.0	23.8	25.8	27.9	29.8	31.9
	城镇非体力	20~24	883	25.1	4.7	18.2	19.9	21.7	24.5	27.7	31.3	35.8
		25~29	996	26.0	4.3	19.0	20.9	23.1	25.6	28.6	31.6	35.1
		30~34	1095	26.4	4.1	19.3	21.7	23.7	26.0	28.7	31.8	35.6
		35~39	1029	26.5	3.7	19.9	22.2	24.0	26.1	28.7	31.1	34.1
		40~44	911	26.6	3.7	20.0	22.3	24.0	26.4	29.0	31.2	34.2
		45~49	884	26.6	3.4	20.5	22.4	24.2	26.4	28.6	31.0	33.3
		50~54	885	26.4	3.4	20.5	22.5	24.1	26.1	28.4	30.7	33.3
		55~59	942	25.8	3.1	20.0	22.0	23.7	25.6	27.6	29.8	32.0

（续表）

性别	类别	年龄组（岁）	n	Mean	SD	P3	P10	P25	P50	P75	P90	P97
女	乡村	20~24	353	23.6	4.4	17.0	18.6	20.5	22.9	26.1	29.3	32.7
		25~29	366	23.7	4.3	17.5	18.9	20.5	23.2	25.9	29.6	33.3
		30~34	388	24.6	4.1	18.2	20.3	21.7	23.8	27.2	30.3	33.8
		35~39	398	25.5	4.2	19.0	20.7	22.6	24.9	27.8	30.8	34.7
		40~44	400	25.9	3.9	20.0	21.1	23.4	25.3	28.3	30.8	35.1
		45~49	443	26.3	3.5	20.9	22.2	23.7	25.9	28.6	30.6	34.0
		50~54	504	26.8	3.4	20.8	22.6	24.3	26.6	29.0	31.0	33.7
		55~59	577	27.1	3.4	21.2	23.1	24.9	26.9	29.3	31.4	33.5
	城镇体力	20~24	720	22.4	3.8	16.9	18.2	19.7	21.7	24.4	27.2	31.1
		25~29	799	23.3	4.0	17.8	18.9	20.6	22.5	25.2	28.9	32.5
		30~34	941	23.7	3.9	18.1	19.4	21.0	23.0	26.0	28.7	32.5
		35~39	1094	24.7	4.0	18.7	20.2	21.7	23.9	26.8	30.5	33.7
		40~44	1045	25.2	3.8	19.3	20.8	22.7	24.6	27.5	30.0	33.7
		45~49	1111	25.5	3.6	19.7	21.2	23.0	25.1	27.6	30.1	33.4
		50~54	976	25.5	3.5	19.5	21.3	23.1	25.3	27.7	30.0	32.6
		55~59	1247	25.4	3.6	19.3	21.1	22.9	25.0	27.7	30.2	32.9
	城镇非体力	20~24	800	22.7	4.0	16.9	18.3	19.9	22.1	24.8	27.9	31.6
		25~29	952	23.2	3.9	17.8	19.0	20.4	22.4	25.2	28.6	33.0
		30~34	1331	23.9	4.1	18.2	19.5	20.9	23.2	25.9	29.4	34.2
		35~39	1297	24.4	4.2	18.5	19.8	21.6	23.7	26.6	29.9	34.5
		40~44	1125	24.7	3.7	19.0	20.4	22.1	24.2	26.6	29.7	33.0
		45~49	1279	25.2	3.5	19.4	21.0	22.8	24.9	27.2	30.1	33.1
		50~54	1187	25.7	3.5	19.8	21.5	23.2	25.4	27.7	30.0	33.3
		55~59	1465	25.4	3.5	19.3	21.3	23.0	25.1	27.5	29.9	32.2

表3-2-28 北京市城乡成年人体重/身高×1000 样本量、平均数、标准差、百分位数

性别	类别	年龄组（岁）	n	Mean	SD	P3	P10	P25	P50	P75	P90	P97
男	乡村	20~24	359	430.9	77.0	301.9	340.5	376.6	420.3	472.0	549.4	593.9
		25~29	360	444.2	76.6	312.6	353.2	391.3	437.6	489.8	550.9	603.2
		30~34	363	464.8	73.5	335.4	369.5	416.2	455.8	507.6	559.1	614.1
		35~39	364	453.3	68.0	335.3	371.3	406.0	455.2	494.3	533.0	591.9
		40~44	360	450.1	66.3	320.6	373.9	402.9	453.2	495.9	532.1	576.8
		45~49	359	456.2	68.9	343.7	376.0	408.6	452.8	496.8	539.1	615.0
		50~54	375	459.2	60.0	351.9	383.9	421.1	458.9	493.7	529.7	577.3
		55~59	412	448.1	55.5	354.8	376.5	404.0	446.6	487.0	520.5	546.6
	城镇体力	20~24	825	426.8	80.6	306.3	339.6	370.6	412.8	464.0	536.9	606.5
		25~29	871	442.4	74.6	323.0	356.7	392.2	434.4	481.3	537.4	599.8
		30~34	1052	454.4	72.5	337.2	367.0	404.9	447.0	496.1	554.0	609.5
		35~39	1033	458.9	68.3	339.9	376.1	411.1	454.7	501.3	548.3	604.6
		40~44	921	450.2	61.5	350.2	375.4	408.3	445.8	485.2	532.8	571.4
		45~49	976	445.1	59.4	341.9	372.7	405.0	442.8	478.6	523.0	569.0
		50~54	1040	444.2	57.9	340.4	374.3	406.0	441.0	481.1	525.1	554.8
		55~59	960	436.7	54.1	340.8	367.1	401.7	435.6	470.8	509.6	543.8
	城镇非体力	20~24	883	434.4	82.9	313.9	339.5	376.6	421.6	478.8	548.0	625.1
		25~29	996	449.3	76.5	324.4	361.8	396.9	441.5	491.8	551.7	609.3
		30~34	1095	456.1	72.2	338.0	372.6	407.2	447.5	497.9	547.7	619.9
		35~39	1029	454.8	65.8	343.0	380.8	409.3	450.0	495.2	535.8	595.5
		40~44	911	454.4	64.4	341.4	378.6	410.2	451.5	496.3	534.4	579.1
		45~49	884	450.6	58.5	346.8	379.4	409.6	447.7	488.2	526.1	565.0
		50~54	885	446.4	59.1	342.2	375.1	405.6	443.4	483.1	524.6	569.8
		55~59	942	435.2	54.3	339.2	371.1	397.3	431.7	468.0	506.2	542.1

（续表）

性别	类别	年龄组（岁）	n	Mean	SD	P3	P10	P25	P50	P75	P90	P97
女	乡村	20~24	353	381.6	70.0	276.9	301.9	331.5	370.1	420.3	471.9	539.6
		25~29	366	381.2	68.0	281.5	305.1	332.7	372.9	413.0	476.3	535.8
		30~34	388	393.9	66.0	293.7	324.1	347.0	383.1	434.0	484.5	539.9
		35~39	398	404.5	65.1	307.6	329.8	358.7	394.8	439.8	487.4	548.0
		40~44	400	411.8	64.6	314.4	335.8	367.0	402.3	450.4	492.5	551.3
		45~49	443	414.2	53.7	329.7	348.2	376.4	407.2	447.9	486.0	526.1
		50~54	504	420.7	54.6	326.4	355.4	381.8	417.1	452.9	493.8	528.2
		55~59	577	424.9	53.8	333.3	357.6	391.1	421.2	457.1	496.3	528.2
	城镇体力	20~24	720	363.6	60.8	277.7	297.3	320.6	354.8	395.1	439.6	495.3
		25~29	799	378.2	65.2	288.2	305.8	334.4	367.1	409.2	473.1	522.8
		30~34	941	382.1	62.6	290.3	311.2	338.0	371.4	416.1	467.3	526.9
		35~39	1094	395.5	63.9	301.7	324.0	349.9	384.4	429.9	485.5	538.4
		40~44	1045	402.2	60.1	312.3	332.9	360.6	394.0	433.9	483.1	533.4
		45~49	1111	404.2	55.7	314.5	338.2	366.9	398.1	435.4	477.4	524.8
		50~54	976	404.4	52.7	319.1	340.2	367.3	399.9	437.5	475.8	510.0
		55~59	1247	403.0	54.4	314.0	338.3	366.0	397.5	435.6	473.6	522.9
	城镇非体力	20~24	800	369.6	64.1	275.7	298.7	326.0	358.4	402.2	449.4	523.7
		25~29	952	375.4	62.5	286.7	308.2	330.6	363.6	407.1	461.3	523.1
		30~34	1331	384.5	67.1	291.7	313.7	337.0	373.6	416.5	471.9	543.4
		35~39	1297	392.4	67.1	296.6	319.6	345.3	380.2	424.6	480.5	553.9
		40~44	1125	395.8	60.1	303.6	326.2	353.5	388.1	425.4	478.0	530.5
		45~49	1279	399.6	55.1	314.3	335.3	360.7	393.3	430.8	476.7	515.8
		50~54	1187	406.0	54.4	313.2	339.9	369.9	403.0	435.5	476.9	525.7
		55~59	1465	401.3	54.0	306.5	339.2	361.7	397.4	434.5	469.9	512.3

表3-2-29 北京市城乡成年人体脂率样本量、平均数、标准差、百分位数

（%）

性别	类别	年龄组（岁）	n	Mean	SD	P3	P10	P25	P50	P75	P90	P97
男	乡村	20~24	359	22.8	7.5	10.0	11.4	17.6	23.2	28.2	33.2	35.7
		25~29	360	24.3	7.1	10.1	14.5	19.5	24.4	29.6	33.4	36.8
		30~34	363	26.2	6.5	11.6	16.9	22.1	27.3	30.9	33.1	37.3
		35~39	364	25.5	6.0	12.5	16.9	22.0	26.6	29.4	32.1	36.1
		40~44	360	25.3	6.1	10.1	16.5	22.1	26.0	29.5	32.0	35.0
		45~49	359	25.9	6.2	11.5	17.5	22.2	26.9	29.9	33.2	36.2
		50~54	375	26.4	5.2	15.1	19.2	23.4	27.1	29.7	32.4	36.1
		55~59	412	25.9	5.1	15.9	19.7	22.5	26.1	29.4	31.8	34.7
	城镇体力	20~24	825	21.8	7.6	10.0	11.3	15.6	21.8	27.1	31.9	36.3
		25~29	871	24.2	6.7	10.1	15.0	19.7	24.5	28.6	32.4	36.8
		30~34	1052	25.6	6.0	12.6	17.3	22.0	25.9	29.7	33.0	36.3
		35~39	1033	25.8	5.7	13.0	18.0	22.6	26.3	29.6	32.7	35.7
		40~44	921	25.5	5.4	13.4	19.0	22.3	25.8	29.3	32.1	34.4
		45~49	976	25.1	5.3	13.6	18.1	21.7	25.6	28.7	31.6	34.0
		50~54	1040	25.0	5.3	13.1	18.2	21.8	25.3	28.6	31.5	34.0
		55~59	960	24.7	5.3	12.7	18.0	21.6	25.3	28.2	31.0	33.4
	城镇非体力	20~24	883	22.8	7.6	10.0	11.8	17.2	22.9	28.1	32.5	38.2
		25~29	996	25.0	6.7	10.1	16.2	20.9	25.3	29.5	33.2	37.0
		30~34	1095	25.9	6.0	12.6	18.4	22.3	26.2	29.9	33.0	36.7
		35~39	1029	25.6	5.7	12.5	18.1	22.3	25.9	29.3	32.4	35.5
		40~44	911	25.8	5.6	13.6	18.5	22.4	26.4	29.6	32.3	35.2
		45~49	884	25.3	5.3	13.7	18.5	22.4	25.8	28.8	31.7	34.3
		50~54	885	25.5	5.3	13.2	18.7	22.7	26.0	28.9	31.5	35.2
		55~59	942	25.2	5.2	12.6	18.6	22.5	25.5	28.7	31.3	33.4

（续表）

性别	类别	年龄组 （岁）	n	Mean	SD	P3	P10	P25	P50	P75	P90	P97
女	乡村	20~24	353	27.1	8.0	10.1	15.9	22.1	28.2	32.7	36.3	41.2
		25~29	366	28.2	7.4	10.1	18.1	23.7	28.7	32.8	38.0	41.2
		30~34	388	30.5	6.2	18.6	23.3	26.8	30.5	34.7	38.8	42.4
		35~39	398	31.8	5.8	18.6	24.4	28.7	32.1	35.8	38.9	40.7
		40~44	400	32.6	5.2	22.4	25.9	29.5	32.8	36.2	38.8	42.5
		45~49	443	33.4	4.5	25.2	27.8	30.4	33.7	36.4	39.0	41.4
		50~54	504	34.5	4.2	25.8	28.8	31.6	34.7	37.4	39.8	41.8
		55~59	577	35.3	4.4	26.1	30.0	32.6	35.5	38.3	40.4	42.5
	城镇体力	20~24	720	25.1	7.5	10.1	15.7	20.4	25.0	30.2	34.4	38.8
		25~29	799	28.1	6.9	13.8	19.1	24.0	28.2	32.8	37.4	40.7
		30~34	941	29.5	6.2	17.3	21.8	25.5	29.4	33.8	37.6	40.3
		35~39	1094	30.9	6.0	19.4	23.1	27.3	31.1	34.9	38.4	41.2
		40~44	1045	31.7	5.5	19.8	25.1	28.4	32.0	35.3	38.2	41.1
		45~49	1111	32.2	5.4	20.5	25.7	29.4	32.7	35.7	38.5	40.9
		50~54	976	31.8	6.5	14.3	23.3	28.9	32.8	36.1	38.6	41.2
		55~59	1247	32.1	6.5	15.5	24.6	29.3	33.1	36.3	39.1	41.9
	城镇非体力	20~24	800	26.5	7.5	10.3	16.7	21.8	26.6	31.6	36.2	40.4
		25~29	952	28.3	6.5	15.5	20.3	23.8	27.9	32.6	37.4	40.8
		30~34	1331	29.8	6.2	18.6	22.3	25.7	29.6	33.8	37.8	42.1
		35~39	1297	30.4	6.0	18.8	23.2	26.7	30.5	34.4	38.0	41.4
		40~44	1125	31.0	5.7	19.8	23.7	27.6	31.2	34.9	38.2	41.0
		45~49	1279	32.0	5.3	21.0	25.5	29.0	32.3	35.3	38.2	41.3
		50~54	1187	33.0	5.1	21.8	26.7	30.2	33.6	36.3	38.8	41.3
		55~59	1465	32.8	5.6	19.8	26.1	30.2	33.5	36.6	38.9	41.1

表3-2-30　北京市城乡成年人腰围样本量、平均数、标准差、百分位数

（厘米）

性别	类别	年龄组（岁）	n	Mean	SD	P3	P10	P25	P50	P75	P90	P97
男	乡村	20~24	359	86.6	11.7	65.1	71.7	78.5	85.1	94.2	101.4	111.7
		25~29	360	89.7	11.2	69.8	75.2	81.6	89.4	96.2	105.5	113.4
		30~34	363	93.0	10.6	72.2	79.8	86.8	92.7	99.3	106.5	115.0
		35~39	364	92.1	10.4	73.5	78.4	85.1	92.3	98.3	104.4	113.6
		40~44	360	92.6	9.7	74.9	80.0	85.6	92.9	99.6	104.7	109.9
		45~49	359	93.6	10.4	74.1	80.6	86.6	94.0	99.3	106.9	113.7
		50~54	375	94.0	9.5	74.5	83.0	88.6	93.9	99.8	105.9	111.5
		55~59	412	93.3	9.7	73.6	81.6	86.9	92.6	99.7	105.9	111.9
	城镇体力	20~24	825	85.5	11.5	67.2	71.4	77.5	84.2	91.9	101.2	108.4
		25~29	871	88.3	10.8	69.6	75.0	81.2	87.5	95.7	101.7	109.5
		30~34	1052	90.3	10.2	72.4	77.8	83.1	89.8	96.7	104.0	112.7
		35~39	1033	91.7	10.2	72.7	78.4	85.1	91.2	98.6	104.5	112.5
		40~44	921	91.2	9.2	73.1	79.9	85.6	91.1	97.0	102.5	108.8
		45~49	976	91.1	9.0	74.2	79.8	85.4	90.6	97.4	102.9	107.5
		50~54	1040	91.3	9.2	73.9	79.6	85.6	90.9	97.3	102.5	108.2
		55~59	960	91.5	9.1	74.1	79.9	85.5	91.3	97.6	103.5	108.0
	城镇非体力	20~24	883	86.2	11.6	68.3	72.3	78.2	84.6	93.8	100.6	110.7
		25~29	996	88.0	10.9	69.4	74.3	80.7	86.8	94.7	101.9	110.0
		30~34	1095	90.3	10.5	71.7	78.0	83.1	89.7	96.8	103.2	112.5
		35~39	1029	90.2	10.1	72.1	77.9	83.5	89.9	96.7	102.5	110.6
		40~44	911	90.9	10.0	73.2	78.8	84.1	90.8	97.2	103.6	110.0
		45~49	884	90.6	9.3	74.8	79.5	84.3	90.4	96.2	102.7	109.3
		50~54	885	91.0	9.2	73.2	79.6	85.5	91.1	97.0	102.8	108.4
		55~59	942	90.7	9.8	72.1	78.0	84.1	91.1	97.4	103.2	108.5

（续表）

性别	类别	年龄组（岁）	n	Mean	SD	P3	P10	P25	P50	P75	P90	P97
女	乡村	20~24	353	79.1	11.2	61.4	66.0	71.1	78.3	85.9	94.1	104.4
		25~29	366	79.3	11.0	61.5	67.2	71.4	77.6	85.8	94.6	102.6
		30~34	388	80.9	9.6	65.0	68.9	74.3	80.2	86.6	94.6	100.0
		35~39	398	82.1	10.8	64.0	69.8	74.5	81.7	87.9	95.6	105.7
		40~44	400	82.5	9.8	65.4	70.5	76.1	81.8	89.2	95.6	102.8
		45~49	443	83.5	9.1	67.3	72.7	77.1	83.1	89.0	95.8	102.6
		50~54	504	85.9	9.5	69.5	74.2	79.4	85.5	91.8	98.3	104.3
		55~59	577	87.4	9.5	68.6	75.5	81.2	87.0	93.8	99.7	104.6
	城镇体力	20~24	720	76.8	10.3	61.2	64.6	68.8	75.2	83.8	90.9	97.0
		25~29	799	77.9	10.8	61.3	64.8	70.2	76.6	83.8	92.3	100.7
		30~34	941	78.6	9.8	61.8	67.0	72.1	77.4	84.3	92.0	98.9
		35~39	1094	80.4	10.0	65.3	68.8	73.2	79.2	86.1	93.5	101.9
		40~44	1045	81.6	9.2	66.4	70.6	75.0	80.8	87.9	93.6	101.4
		45~49	1111	82.1	9.2	66.5	70.9	75.6	81.5	87.6	94.4	100.4
		50~54	976	83.5	8.6	69.0	72.7	77.6	82.8	88.9	94.7	100.8
		55~59	1247	84.2	9.0	66.9	73.3	78.5	83.9	89.9	95.8	102.5
	城镇非体力	20~24	800	75.7	10.0	60.7	63.6	68.6	74.3	81.3	90.2	97.9
		25~29	952	76.4	10.1	60.9	64.7	69.2	74.9	82.5	90.7	98.7
		30~34	1331	78.1	9.9	62.0	66.6	71.2	77.0	83.8	90.5	99.0
		35~39	1297	79.3	9.8	63.4	67.6	72.2	78.1	85.1	92.0	101.1
		40~44	1125	80.3	9.7	63.9	68.6	73.8	79.7	86.2	92.3	100.8
		45~49	1279	80.9	8.9	66.1	70.1	74.4	80.5	86.3	92.3	99.2
		50~54	1187	83.1	8.7	68.0	72.6	77.3	82.7	88.2	94.3	101.2
		55~59	1465	83.7	9.1	66.8	72.3	77.5	83.5	89.3	95.0	101.9

表3-2-31 北京市城乡成年人腰围/身高×100 样本量、平均数、标准差、百分位数

性别	类别	年龄组（岁）	n	Mean	SD	P3	P10	P25	P50	P75	P90	P97
男	乡村	20~24	359	50.2	6.8	38.6	41.8	45.4	49.5	54.6	58.6	64.9
		25~29	360	52.0	6.6	41.0	43.4	47.3	52.1	56.5	60.7	64.9
		30~34	363	54.1	6.1	41.8	46.7	50.5	53.9	57.6	61.8	66.6
		35~39	364	53.7	6.1	43.1	45.7	49.8	53.8	57.4	60.7	65.8
		40~44	360	54.4	5.6	43.4	47.3	50.8	54.5	58.2	61.6	65.0
		45~49	359	55.0	6.2	43.6	47.0	50.5	55.1	58.6	63.2	67.7
		50~54	375	55.7	5.7	45.0	48.8	52.3	55.7	59.4	62.6	65.8
		55~59	412	55.7	5.7	44.8	49.0	52.1	55.3	59.4	63.5	66.3
	城镇体力	20~24	825	49.3	6.6	38.9	41.4	44.7	48.6	53.0	57.9	62.6
		25~29	871	51.0	6.1	40.5	43.6	46.6	50.6	54.9	58.4	63.9
		30~34	1052	52.3	5.8	41.9	45.4	48.3	51.9	55.9	60.0	64.6
		35~39	1033	53.4	5.9	42.5	45.9	49.4	53.2	57.3	60.8	65.0
		40~44	921	53.5	5.4	43.5	46.8	49.9	53.2	57.2	60.5	63.4
		45~49	976	53.8	5.3	44.2	47.1	50.3	53.6	57.3	60.5	64.4
		50~54	1040	54.1	5.4	43.7	47.5	50.7	54.0	57.6	61.1	64.7
		55~59	960	54.1	5.3	43.8	47.2	50.7	54.3	58.0	60.5	63.6
	城镇非体力	20~24	883	49.9	6.7	39.7	42.0	45.0	49.0	54.0	58.3	64.0
		25~29	996	50.9	6.2	40.1	43.5	46.6	50.2	54.8	58.9	63.5
		30~34	1095	52.3	6.0	41.7	45.3	48.2	52.0	55.9	60.2	64.6
		35~39	1029	52.5	5.9	42.3	45.5	48.5	52.3	56.0	60.1	64.9
		40~44	911	53.2	5.9	42.6	45.9	49.0	53.0	56.9	60.5	65.0
		45~49	884	53.4	5.5	44.1	46.6	49.7	53.1	57.0	60.6	63.9
		50~54	885	53.8	5.3	43.9	47.4	50.5	53.8	57.2	60.4	64.2
		55~59	942	53.7	5.8	42.5	46.3	49.6	53.9	57.5	60.9	64.7

（续表）

性别	类别	年龄组（岁）	n	Mean	SD	P3	P10	P25	P50	P75	P90	P97
女	乡村	20~24	353	48.9	7.0	37.5	40.8	44.0	48.0	53.4	58.4	63.9
		25~29	366	49.2	6.9	37.9	41.5	44.2	48.1	53.4	58.6	63.8
		30~34	388	50.5	6.2	40.7	42.9	46.2	50.1	54.1	59.3	62.4
		35~39	398	51.6	6.9	40.3	43.5	46.8	51.4	55.2	60.4	65.6
		40~44	400	52.0	6.2	41.2	44.3	47.6	51.6	56.3	60.5	64.5
		45~49	443	52.9	6.1	42.4	45.6	48.6	52.6	56.5	61.1	66.3
		50~54	504	54.8	6.1	44.1	47.4	51.0	54.5	58.6	62.8	67.5
		55~59	577	55.8	6.1	43.9	48.2	51.9	55.6	60.0	63.7	66.9
	城镇体力	20~24	720	47.1	6.4	37.5	39.6	42.5	46.1	51.2	55.7	60.2
		25~29	799	48.0	6.5	37.6	40.3	43.3	47.2	51.4	56.9	62.5
		30~34	941	48.7	6.2	38.4	41.7	44.5	47.9	52.4	56.9	61.1
		35~39	1094	50.1	6.4	40.4	42.8	45.3	49.3	54.0	58.5	63.2
		40~44	1045	51.1	5.9	41.3	44.3	46.8	50.8	55.0	58.6	62.9
		45~49	1111	51.8	6.1	41.1	44.5	47.7	51.4	55.5	59.5	64.4
		50~54	976	52.6	5.8	42.8	45.4	48.5	52.3	56.1	60.4	64.7
		55~59	1247	53.0	6.0	42.0	45.5	49.2	52.9	56.9	61.0	64.7
	城镇非体力	20~24	800	46.5	6.2	37.3	39.2	42.4	45.6	50.1	55.2	60.1
		25~29	952	47.3	6.5	37.4	39.8	42.7	46.4	50.9	56.0	61.4
		30~34	1331	48.5	6.2	38.5	41.4	44.0	47.9	52.1	56.6	61.8
		35~39	1297	49.4	6.2	39.3	42.1	45.0	48.8	53.3	57.6	63.0
		40~44	1125	50.2	6.0	39.9	42.8	46.2	49.9	53.7	57.5	63.3
		45~49	1279	51.0	5.8	41.1	44.1	46.9	50.8	54.4	58.5	63.5
		50~54	1187	52.5	5.6	42.8	45.7	48.9	52.3	55.9	59.8	64.0
		55~59	1465	52.9	5.9	42.5	45.5	48.9	52.5	56.6	60.3	64.7

表3-2-32 北京市城乡成年人臀围样本量、平均数、标准差、百分位数

（厘米）

性别	类别	年龄组（岁）	n	Mean	SD	P3	P10	P25	P50	P75	P90	P97
男	乡村	20~24	359	97.5	9.1	82.2	85.7	91.4	97.2	103.0	109.6	115.0
		25~29	360	99.9	9.1	82.5	89.1	94.5	99.8	105.7	110.8	115.7
		30~34	363	101.4	8.3	87.0	91.2	96.2	101.5	105.9	111.4	116.8
		35~39	364	100.3	7.8	85.6	90.0	95.3	101.0	104.9	109.2	115.2
		40~44	360	100.7	7.7	86.1	91.6	96.0	101.0	105.3	110.7	115.3
		45~49	359	100.8	7.8	86.0	91.2	95.7	100.9	105.2	110.5	118.5
		50~54	375	101.1	7.3	86.2	92.7	97.1	101.1	105.0	109.3	115.0
		55~59	412	100.4	7.7	86.8	91.2	95.4	100.0	104.8	109.5	116.0
	城镇体力	20~24	825	98.6	9.1	82.6	87.7	92.2	98.1	104.4	110.0	117.0
		25~29	871	100.0	8.1	84.3	90.1	95.1	99.7	104.9	110.1	114.8
		30~34	1052	100.3	7.4	86.6	90.9	95.5	99.9	104.6	110.1	114.8
		35~39	1033	100.5	7.5	85.7	91.2	95.9	100.1	105.0	110.3	115.5
		40~44	921	99.9	6.8	87.2	91.8	95.6	99.7	104.3	108.5	113.9
		45~49	976	99.2	6.9	85.6	90.6	95.0	99.2	103.1	107.7	112.7
		50~54	1040	98.8	7.0	85.7	90.2	94.7	98.7	103.0	107.1	112.2
		55~59	960	99.0	7.1	84.7	90.0	95.1	99.0	102.9	107.5	112.2
	城镇非体力	20~24	883	98.5	9.4	82.3	86.6	92.3	98.0	104.1	110.4	117.8
		25~29	996	99.5	8.4	83.5	89.9	94.1	99.3	104.4	109.9	114.8
		30~34	1095	100.4	7.5	85.7	91.6	95.9	100.3	104.7	109.8	115.9
		35~39	1029	99.7	7.8	85.5	90.1	95.0	99.8	104.3	108.5	114.1
		40~44	911	99.6	8.0	84.9	90.3	94.5	99.5	104.4	109.1	114.3
		45~49	884	98.7	7.0	85.9	90.0	94.4	98.7	103.2	107.2	112.1
		50~54	885	98.8	7.2	85.2	90.4	94.5	99.0	103.2	107.7	112.0
		55~59	942	98.7	7.7	82.8	89.6	94.1	98.8	103.1	107.9	112.9

（续表）

性别	类别	年龄组（岁）	n	Mean	SD	P3	P10	P25	P50	P75	P90	P97
女	乡村	20~24	353	94.3	9.6	78.2	82.5	88.0	93.8	99.9	106.2	114.9
		25~29	366	95.3	9.4	77.7	84.5	89.6	94.9	100.1	107.7	114.7
		30~34	388	96.3	7.8	83.0	87.4	91.1	95.6	100.8	106.1	112.5
		35~39	398	97.0	8.5	82.1	87.8	91.5	96.5	101.7	106.5	117.5
		40~44	400	97.0	8.1	83.2	87.5	91.6	96.2	102.2	107.2	113.6
		45~49	443	97.2	7.8	84.2	88.0	92.1	97.0	102.0	106.2	112.5
		50~54	504	98.5	7.8	83.9	88.6	93.9	98.3	102.9	108.2	114.1
		55~59	577	98.7	8.4	81.3	87.7	94.2	98.8	103.8	108.7	114.7
	城镇体力	20~24	720	93.3	8.6	77.0	83.0	87.9	93.1	98.4	104.1	108.8
		25~29	799	94.5	8.6	79.8	83.6	89.3	94.2	99.6	106.0	111.6
		30~34	941	95.3	7.7	82.1	86.2	90.5	94.7	99.0	105.0	112.0
		35~39	1094	96.5	7.9	83.5	87.5	91.6	95.7	101.1	105.8	113.4
		40~44	1045	96.9	7.2	84.7	89.0	92.1	96.2	101.2	106.1	112.4
		45~49	1111	96.9	7.2	83.8	88.5	92.7	96.5	101.1	105.8	111.6
		50~54	976	96.9	7.2	84.2	88.6	92.2	96.4	101.2	106.1	111.9
		55~59	1247	96.8	8.1	82.7	87.3	91.8	96.3	101.3	106.5	114.6
	城镇非体力	20~24	800	93.3	9.0	75.6	82.0	87.3	93.0	98.7	104.4	111.1
		25~29	952	94.1	7.9	79.8	85.1	89.0	93.9	98.9	104.0	110.3
		30~34	1331	95.4	8.0	82.1	86.5	90.5	94.5	99.6	105.1	113.0
		35~39	1297	95.3	8.1	81.3	85.9	90.1	94.8	99.9	105.0	112.6
		40~44	1125	95.5	8.2	79.5	86.3	90.6	94.9	100.1	105.3	112.5
		45~49	1279	95.8	7.5	81.2	87.3	91.4	95.6	100.3	104.7	110.6
		50~54	1187	96.8	7.5	82.8	87.9	92.1	96.6	101.4	105.6	111.1
		55~59	1465	96.5	7.7	82.1	86.8	91.4	96.3	101.7	106.0	111.8

表3-2-33　北京市城乡成年人臀围/身高×100 样本量、平均数、标准差、百分位数

性别	类别	年龄组（岁）	n	Mean	SD	P3	P10	P25	P50	P75	P90	P97
男	乡村	20~24	359	56.6	5.3	47.3	50.1	52.9	56.1	60.0	63.1	67.6
		25~29	360	58.0	5.3	46.7	51.6	54.6	58.2	61.1	64.1	68.3
		30~34	363	59.0	4.7	50.1	53.7	55.8	59.0	61.6	64.6	68.3
		35~39	364	58.5	4.7	49.3	52.5	55.5	58.7	61.3	64.0	67.4
		40~44	360	59.1	4.4	50.2	53.9	56.1	59.1	61.8	64.8	67.9
		45~49	359	59.2	4.6	50.4	53.4	56.5	59.3	62.0	64.4	69.1
		50~54	375	59.9	4.4	52.2	54.7	57.3	59.8	62.5	64.7	68.2
		55~59	412	60.0	4.6	51.2	54.5	57.2	59.9	62.3	65.7	68.9
	城镇体力	20~24	825	56.9	5.3	47.6	50.7	53.3	56.6	60.0	63.6	67.8
		25~29	871	57.7	4.5	49.3	52.5	54.7	57.5	60.5	63.3	66.6
		30~34	1052	58.1	4.1	50.4	53.3	55.4	58.1	60.7	63.3	66.6
		35~39	1033	58.5	4.3	50.3	53.2	56.0	58.3	60.9	64.0	67.2
		40~44	921	58.6	4.0	51.2	53.8	56.1	58.4	61.1	63.7	67.0
		45~49	976	58.6	4.0	50.9	53.6	56.2	58.5	61.0	63.3	66.6
		50~54	1040	58.5	4.1	51.1	53.7	56.0	58.5	60.9	63.4	66.6
		55~59	960	58.6	4.2	50.1	53.6	56.0	58.7	61.0	63.6	66.2
	城镇非体力	20~24	883	56.9	5.3	47.7	50.2	53.3	56.8	60.2	63.5	67.7
		25~29	996	57.5	4.8	48.4	51.8	54.8	57.6	60.3	63.3	66.2
		30~34	1095	58.2	4.3	49.8	53.1	55.7	58.1	60.7	63.4	66.4
		35~39	1029	58.0	4.5	49.8	52.6	55.4	57.9	60.7	63.2	66.3
		40~44	911	58.2	4.6	49.9	52.7	55.5	58.2	61.0	63.6	67.2
		45~49	884	58.2	4.1	50.4	53.2	55.8	58.1	60.7	63.3	65.8
		50~54	885	58.5	4.2	50.6	53.4	56.0	58.4	61.0	63.6	66.8
		55~59	942	58.4	4.6	49.6	52.8	55.7	58.5	61.1	63.8	67.4

（续表）

性别	类别	年龄组（岁）	n	Mean	SD	P3	P10	P25	P50	P75	P90	P97
女	乡村	20~24	353	58.3	6.3	47.1	50.8	53.8	57.9	62.1	66.9	70.8
		25~29	366	59.1	5.9	46.8	52.1	55.6	59.1	62.5	66.8	72.4
		30~34	388	60.2	5.1	51.4	54.0	56.9	59.9	62.8	67.0	71.0
		35~39	398	61.1	5.6	51.9	54.9	57.5	60.7	63.9	67.5	73.9
		40~44	400	61.1	5.1	52.1	54.9	57.7	60.8	64.4	67.6	72.4
		45~49	443	61.6	5.2	52.2	55.9	58.4	61.4	64.6	67.8	71.7
		50~54	504	62.7	5.0	53.6	56.7	59.5	62.7	66.0	69.0	72.1
		55~59	577	63.0	5.5	51.7	56.0	59.8	63.2	66.3	69.7	73.5
	城镇体力	20~24	720	57.4	5.5	47.1	50.3	53.9	57.0	60.6	64.6	68.3
		25~29	799	58.2	5.4	48.6	51.9	54.7	57.9	61.6	64.8	69.3
		30~34	941	59.1	4.9	50.9	53.6	55.9	58.5	61.7	65.0	69.9
		35~39	1094	60.1	5.1	51.9	54.2	56.7	59.6	63.0	66.5	70.9
		40~44	1045	60.7	4.7	53.1	55.4	57.6	60.4	63.5	66.4	70.3
		45~49	1111	61.2	4.9	52.2	55.7	58.1	61.1	63.9	67.3	71.4
		50~54	976	61.1	4.9	52.2	55.4	57.7	60.7	64.1	67.3	71.1
		55~59	1247	61.0	5.5	51.0	54.4	57.5	60.8	64.1	68.1	72.6
	城镇非体力	20~24	800	57.3	5.7	46.1	50.0	53.7	57.5	60.7	64.7	68.1
		25~29	952	58.2	5.2	48.4	51.9	55.0	58.0	61.0	65.2	68.3
		30~34	1331	59.2	5.0	50.5	53.6	55.9	58.7	61.8	65.6	69.5
		35~39	1297	59.4	5.2	50.2	53.4	56.2	59.1	62.3	65.8	70.4
		40~44	1125	59.7	5.1	49.7	53.9	56.6	59.4	62.6	66.0	69.4
		45~49	1279	60.4	4.9	51.2	54.7	57.6	60.2	63.3	66.5	69.9
		50~54	1187	61.2	4.9	52.5	55.5	58.1	60.9	64.2	66.9	70.3
		55~59	1465	61.0	5.1	51.5	54.6	57.7	60.7	64.1	67.6	71.2

表3-2-34 北京市城乡成年人腰围/臀围样本量、平均数、标准差、百分位数

性别	类别	年龄组（岁）	n	Mean	SD	P3	P10	P25	P50	P75	P90	P97
男	乡村	20~24	359	0.9	0.1	0.8	0.8	0.8	0.9	0.9	1.0	1.0
		25~29	360	0.9	0.1	0.8	0.8	0.9	0.9	0.9	1.0	1.0
		30~34	363	0.9	0.1	0.8	0.8	0.9	0.9	1.0	1.0	1.0
		35~39	364	0.9	0.1	0.8	0.8	0.9	0.9	1.0	1.0	1.0
		40~44	360	0.9	0.1	0.8	0.9	0.9	0.9	1.0	1.0	1.0
		45~49	359	0.9	0.1	0.8	0.9	0.9	0.9	1.0	1.0	1.1
		50~54	375	0.9	0.1	0.8	0.9	0.9	0.9	1.0	1.0	1.0
		55~59	412	0.9	0.1	0.8	0.9	0.9	0.9	1.0	1.0	1.0
	城镇体力	20~24	825	0.9	0.1	0.7	0.8	0.8	0.9	0.9	0.9	1.0
		25~29	871	0.9	0.1	0.8	0.8	0.8	0.9	0.9	1.0	1.0
		30~34	1052	0.9	0.1	0.8	0.8	0.9	0.9	0.9	1.0	1.0
		35~39	1033	0.9	0.1	0.8	0.8	0.9	0.9	1.0	1.0	1.0
		40~44	921	0.9	0.1	0.8	0.8	0.9	0.9	1.0	1.0	1.0
		45~49	976	0.9	0.1	0.8	0.8	0.9	0.9	1.0	1.0	1.0
		50~54	1040	0.9	0.1	0.8	0.9	0.9	0.9	1.0	1.0	1.0
		55~59	960	0.9	0.1	0.8	0.8	0.9	0.9	1.0	1.0	1.0
	城镇非体力	20~24	883	0.9	0.1	0.8	0.8	0.8	0.9	0.9	1.0	1.0
		25~29	996	0.9	0.1	0.8	0.8	0.8	0.9	0.9	1.0	1.0
		30~34	1095	0.9	0.1	0.8	0.8	0.9	0.9	0.9	1.0	1.0
		35~39	1029	0.9	0.1	0.8	0.8	0.9	0.9	0.9	1.0	1.0
		40~44	911	0.9	0.1	0.8	0.8	0.9	0.9	1.0	1.0	1.0
		45~49	884	0.9	0.1	0.8	0.9	0.9	0.9	1.0	1.0	1.0
		50~54	885	0.9	0.1	0.8	0.8	0.9	0.9	1.0	1.0	1.0
		55~59	942	0.9	0.1	0.8	0.8	0.9	0.9	1.0	1.0	1.0

（续表）

性别	类别	年龄组（岁）	n	Mean	SD	P3	P10	P25	P50	P75	P90	P97
女	乡村	20~24	353	0.8	0.1	0.7	0.7	0.8	0.8	0.9	0.9	1.0
		25~29	366	0.8	0.1	0.7	0.7	0.8	0.8	0.9	0.9	0.9
		30~34	388	0.8	0.1	0.7	0.8	0.8	0.8	0.9	0.9	1.0
		35~39	398	0.8	0.1	0.7	0.8	0.8	0.8	0.9	0.9	1.0
		40~44	400	0.8	0.1	0.7	0.8	0.8	0.8	0.9	0.9	1.0
		45~49	443	0.9	0.1	0.8	0.8	0.8	0.9	0.9	0.9	1.0
		50~54	504	0.9	0.1	0.8	0.8	0.8	0.9	0.9	0.9	1.0
		55~59	577	0.9	0.1	0.8	0.8	0.8	0.9	0.9	1.0	1.0
	城镇体力	20~24	720	0.8	0.1	0.7	0.7	0.8	0.8	0.9	0.9	1.0
		25~29	799	0.8	0.1	0.7	0.7	0.8	0.8	0.9	0.9	1.0
		30~34	941	0.8	0.1	0.7	0.7	0.8	0.8	0.9	0.9	1.0
		35~39	1094	0.8	0.1	0.7	0.8	0.8	0.8	0.9	0.9	1.0
		40~44	1045	0.8	0.1	0.7	0.8	0.8	0.8	0.9	0.9	1.0
		45~49	1111	0.8	0.1	0.7	0.8	0.8	0.8	0.9	0.9	1.0
		50~54	976	0.9	0.1	0.8	0.8	0.8	0.9	0.9	0.9	1.0
		55~59	1247	0.9	0.1	0.8	0.8	0.8	0.9	0.9	0.9	1.0
	城镇非体力	20~24	800	0.8	0.1	0.7	0.7	0.8	0.8	0.9	0.9	1.0
		25~29	952	0.8	0.1	0.7	0.7	0.8	0.8	0.9	0.9	1.0
		30~34	1331	0.8	0.1	0.7	0.7	0.8	0.8	0.9	0.9	0.9
		35~39	1297	0.8	0.1	0.7	0.8	0.8	0.8	0.9	0.9	1.0
		40~44	1125	0.8	0.1	0.7	0.8	0.8	0.8	0.9	0.9	1.0
		45~49	1279	0.8	0.1	0.7	0.8	0.8	0.8	0.9	0.9	1.0
		50~54	1187	0.9	0.1	0.8	0.8	0.8	0.9	0.9	0.9	1.0
		55~59	1465	0.9	0.1	0.8	0.8	0.8	0.9	0.9	0.9	1.0

表3-2-35 北京市城乡成年人安静脉搏（心率）样本量、平均数、标准差、百分位数

（次/分）

性别	类别	年龄组（岁）	n	Mean	SD	P3	P10	P25	P50	P75	P90	P97
男	乡村	20~24	359	85.2	12.6	65.0	70.0	76.0	85.0	93.0	102.0	113.0
		25~29	360	85.8	11.8	67.0	71.0	77.0	85.0	94.0	102.0	111.0
		30~34	363	86.0	13.0	64.0	70.0	77.0	85.0	95.0	103.0	111.0
		35~39	364	86.2	12.5	65.0	71.0	78.0	86.0	95.0	103.0	111.0
		40~44	360	84.0	11.7	65.0	70.0	76.0	82.0	92.0	100.0	109.0
		45~49	359	83.0	12.5	61.0	68.0	74.0	81.0	92.0	100.0	107.0
		50~54	375	83.0	12.3	61.0	67.0	74.0	82.0	92.0	100.0	107.0
		55~59	412	82.1	12.1	62.0	67.0	74.0	81.0	90.0	98.0	109.0
	城镇体力	20~24	825	82.4	12.2	63.0	67.0	73.0	81.0	91.0	98.0	107.0
		25~29	871	84.2	12.4	63.0	70.0	76.0	83.0	92.0	100.0	111.0
		30~34	1052	84.8	12.3	63.0	69.0	76.0	83.0	94.0	102.0	109.0
		35~39	1033	83.7	12.7	62.0	69.0	75.0	83.0	92.0	100.0	111.0
		40~44	921	83.8	12.4	61.0	69.0	76.0	83.0	91.0	100.0	109.0
		45~49	976	83.7	12.4	63.0	68.0	75.0	82.0	92.0	100.0	109.0
		50~54	1040	82.7	12.3	61.0	68.0	74.0	82.0	91.0	98.0	109.0
		55~59	960	82.4	12.0	63.0	68.0	74.0	82.0	90.0	97.0	107.0
	城镇非体力	20~24	883	85.0	12.8	64.0	70.0	75.0	83.0	94.0	102.0	111.0
		25~29	996	83.9	12.5	63.0	69.0	75.0	82.5	92.0	100.0	109.0
		30~34	1095	84.1	11.6	64.0	70.0	76.0	83.0	92.0	100.0	107.0
		35~39	1029	83.9	12.5	64.0	69.0	74.0	82.0	92.0	100.0	111.0
		40~44	911	83.5	12.0	63.0	69.0	75.0	83.0	91.0	100.0	109.0
		45~49	884	82.9	12.1	63.0	67.0	74.0	82.0	91.0	100.0	107.0
		50~54	885	81.6	11.7	62.0	67.0	73.0	81.0	90.0	98.0	105.0
		55~59	942	81.9	12.1	61.0	67.0	73.0	81.0	90.0	98.0	105.0

（续表）

性别	类别	年龄组（岁）	n	Mean	SD	P3	P10	P25	P50	P75	P90	P97
女	乡村	20~24	353	83.0	11.4	64.0	69.0	75.0	82.0	88.0	100.0	107.0
		25~29	366	83.7	10.7	65.0	71.0	75.0	83.0	90.0	98.0	107.0
		30~34	388	83.6	11.6	64.0	69.0	76.0	83.0	91.0	98.0	107.0
		35~39	398	83.6	11.2	64.0	70.0	76.0	82.5	91.0	98.0	109.0
		40~44	400	83.9	11.5	65.0	70.0	76.0	83.0	91.0	100.0	109.0
		45~49	443	82.1	10.9	65.0	69.0	75.0	81.0	88.0	97.0	103.0
		50~54	504	80.7	10.5	63.0	69.0	73.0	80.0	87.0	95.0	105.0
		55~59	577	80.3	10.1	64.0	69.0	73.0	80.0	87.0	95.0	100.0
	城镇体力	20~24	720	84.2	12.4	64.0	70.0	76.0	83.0	92.0	102.0	109.0
		25~29	799	85.5	11.8	66.0	71.0	77.0	85.0	94.0	100.0	109.0
		30~34	941	84.3	10.9	65.0	71.0	77.0	83.0	91.0	97.5	107.0
		35~39	1094	84.1	11.8	63.0	71.0	76.0	83.0	91.0	100.0	107.0
		40~44	1045	83.2	11.7	63.0	70.0	75.0	82.0	90.0	98.0	109.0
		45~49	1111	82.1	11.6	63.0	68.0	74.0	81.0	90.0	97.0	107.0
		50~54	976	81.7	10.9	63.0	69.0	74.0	81.0	88.0	97.0	103.0
		55~59	1247	80.9	11.3	63.0	67.0	73.0	80.0	88.0	97.0	105.0
	城镇非体力	20~24	800	85.1	12.0	65.0	71.0	77.0	85.0	92.0	100.0	109.0
		25~29	952	84.3	11.5	65.0	71.0	76.0	83.0	91.0	100.0	109.0
		30~34	1331	83.9	11.6	65.0	70.0	76.0	83.0	91.0	98.0	109.0
		35~39	1297	84.2	11.7	65.0	70.0	76.0	83.0	92.0	100.0	109.0
		40~44	1125	83.2	11.2	65.0	70.0	75.0	82.0	91.0	98.0	107.0
		45~49	1279	82.0	11.2	63.0	68.0	74.0	81.0	88.0	97.0	105.0
		50~54	1187	80.8	11.0	62.0	68.0	73.0	80.0	87.0	95.0	105.0
		55~59	1465	79.6	11.0	63.0	67.0	72.0	79.0	87.0	95.0	102.0

表3-2-36　北京市城乡成年人收缩压样本量、平均数、标准差、百分位数

（毫米汞柱）

性别	类别	年龄组（岁）	n	Mean	SD	P3	P10	P25	P50	P75	P90	P97
男	乡村	20~24	359	130.3	14.0	105.0	112.0	122.0	131.0	139.0	147.0	156.0
		25~29	360	131.5	14.7	105.0	112.0	122.0	131.5	141.0	149.0	159.0
		30~34	363	132.2	14.0	105.0	114.0	124.0	132.0	141.0	149.0	163.0
		35~39	364	133.0	14.2	107.0	115.0	123.0	134.0	142.0	151.0	162.0
		40~44	360	134.0	15.7	106.0	115.0	123.0	134.0	145.0	153.0	167.0
		45~49	359	135.7	15.9	106.0	115.0	124.0	136.0	146.0	157.0	166.0
		50~54	375	137.7	15.7	105.0	119.0	128.0	138.0	148.0	157.0	167.0
		55~59	412	139.5	15.3	110.0	121.0	128.0	140.0	149.0	158.0	171.0
	城镇体力	20~24	825	127.6	14.7	100.0	109.0	118.0	128.0	137.0	146.0	155.0
		25~29	871	130.5	13.3	105.0	113.0	122.0	131.0	139.0	146.0	157.0
		30~34	1052	131.7	13.4	107.0	115.0	123.0	132.0	140.0	148.0	159.0
		35~39	1033	132.6	14.1	106.0	115.0	124.0	132.0	141.0	149.0	160.0
		40~44	921	133.5	14.9	105.0	115.0	124.0	134.0	142.0	153.0	162.0
		45~49	976	136.5	15.7	107.0	117.0	126.0	136.0	146.0	156.0	169.0
		50~54	1040	138.0	16.1	107.0	118.0	127.0	137.0	148.0	159.0	169.0
		55~59	960	138.0	16.4	108.0	118.0	127.0	138.0	148.0	160.0	170.0
	城镇非体力	20~24	883	130.1	13.6	105.0	112.0	121.0	130.0	139.0	147.0	156.0
		25~29	996	130.3	13.3	105.0	113.0	121.5	130.0	138.5	147.0	157.0
		30~34	1095	131.1	13.5	107.0	114.0	122.0	131.0	140.0	148.0	157.0
		35~39	1029	132.3	14.2	108.0	115.0	123.0	132.0	141.0	150.0	160.0
		40~44	911	132.3	14.6	106.0	114.0	123.0	132.0	142.0	151.0	160.0
		45~49	884	135.0	15.6	107.0	115.0	124.0	135.0	144.0	156.0	166.0
		50~54	885	136.2	15.3	108.0	117.0	127.0	136.0	146.0	156.0	168.0
		55~59	942	137.5	15.8	107.0	117.0	127.0	137.0	148.0	157.0	168.0

（续表）

性别	类别	年龄组（岁）	n	Mean	SD	P3	P10	P25	P50	P75	P90	P97
女	乡村	20~24	353	124.3	15.3	96.0	105.0	113.0	124.0	135.0	143.0	153.0
		25~29	366	123.9	14.8	98.0	105.0	114.0	123.5	133.5	143.0	153.0
		30~34	388	122.3	13.6	100.0	106.0	113.0	121.0	130.5	141.0	151.0
		35~39	398	124.5	15.1	100.0	106.0	114.0	124.0	134.0	142.0	154.0
		40~44	400	128.3	16.0	100.0	110.0	117.0	127.0	138.0	150.0	160.0
		45~49	443	133.1	16.2	106.0	113.0	122.0	131.0	144.0	155.0	165.0
		50~54	504	135.5	15.3	106.0	116.0	124.0	136.0	146.0	155.0	164.0
		55~59	577	137.5	15.7	109.0	117.0	127.0	136.0	147.0	157.0	172.0
	城镇体力	20~24	720	123.9	14.5	97.0	105.0	114.0	124.0	132.0	141.0	152.0
		25~29	799	123.0	14.3	98.0	106.0	113.0	122.0	132.0	141.0	152.0
		30~34	941	122.4	13.3	97.0	106.0	113.0	122.0	131.0	139.0	149.0
		35~39	1094	124.2	14.4	100.0	107.0	114.0	124.0	134.0	142.0	154.0
		40~44	1045	127.7	14.4	104.0	110.0	117.0	127.0	137.0	146.0	157.0
		45~49	1111	130.7	15.3	105.0	112.0	120.0	130.0	141.0	151.0	162.0
		50~54	976	132.8	16.4	105.0	113.0	121.0	132.0	143.0	154.0	166.0
		55~59	1247	134.0	16.7	102.0	113.0	123.0	134.0	145.0	155.0	166.0
	城镇非体力	20~24	800	123.7	14.2	97.0	105.0	114.0	124.0	132.0	141.0	151.0
		25~29	952	121.6	13.5	100.0	105.0	112.0	121.0	130.0	139.0	150.0
		30~34	1331	121.3	13.1	98.0	105.0	112.0	121.0	129.0	138.0	147.0
		35~39	1297	123.7	14.1	100.0	107.0	114.0	123.0	132.0	142.0	152.0
		40~44	1125	126.2	15.1	101.0	107.0	116.0	126.0	136.0	146.0	158.0
		45~49	1279	129.5	15.3	102.0	110.0	119.0	129.0	140.0	149.0	159.0
		50~54	1187	132.0	16.1	101.0	111.0	122.0	132.0	142.0	152.0	163.0
		55~59	1465	134.3	16.2	105.0	113.0	124.0	134.0	146.0	155.0	165.0

表3-2-37 北京市城乡成年人舒张压样本量、平均数、标准差、百分位数

（毫米汞柱）

性别	类别	年龄组（岁）	n	Mean	SD	P3	P10	P25	P50	P75	P90	P97
男	乡村	20~24	359	77.9	12.3	55.0	63.0	69.0	78.0	86.0	94.0	101.0
		25~29	360	78.9	12.7	57.0	62.0	71.0	78.0	88.0	95.0	100.0
		30~34	363	82.9	11.5	60.0	69.0	76.0	83.0	90.0	97.0	105.0
		35~39	364	82.9	12.6	60.0	68.0	74.0	82.0	91.0	99.0	108.0
		40~44	360	83.5	12.8	60.0	67.0	75.0	83.0	92.0	101.0	108.0
		45~49	359	85.3	12.8	62.0	70.0	76.0	85.0	94.5	102.0	111.0
		50~54	375	85.4	12.1	62.0	70.0	77.0	86.0	94.0	101.0	109.0
		55~59	412	84.8	11.9	61.0	69.0	77.0	85.0	93.0	100.0	105.0
	城镇体力	20~24	825	75.8	12.0	55.0	61.0	68.0	75.0	83.0	91.0	101.0
		25~29	871	79.5	12.0	58.0	65.0	72.0	78.0	87.0	94.0	104.0
		30~34	1052	81.4	11.5	60.0	67.0	73.0	81.0	89.0	96.0	105.0
		35~39	1033	82.6	11.9	59.0	68.0	75.0	83.0	90.0	98.0	106.0
		40~44	921	84.5	12.3	62.0	69.0	76.0	84.0	93.0	100.0	108.0
		45~49	976	86.6	12.6	62.0	70.0	79.0	87.0	95.0	103.0	109.0
		50~54	1040	85.8	12.2	61.0	71.0	78.0	86.0	93.0	101.0	109.0
		55~59	960	84.0	12.1	61.0	69.0	76.0	84.0	92.0	100.0	107.0
	城镇非体力	20~24	883	77.3	11.7	55.0	62.0	70.0	78.0	84.0	91.0	100.0
		25~29	996	78.9	10.7	58.0	65.0	72.0	79.0	86.0	93.0	99.0
		30~34	1095	80.9	11.7	60.0	66.0	73.0	80.0	88.0	96.0	104.0
		35~39	1029	82.6	11.7	61.0	67.0	75.0	83.0	90.0	98.0	105.0
		40~44	911	83.3	12.3	61.0	69.0	76.0	83.0	91.0	99.0	109.0
		45~49	884	85.1	12.2	61.0	70.0	76.0	85.0	94.0	101.0	108.0
		50~54	885	85.8	12.0	63.0	71.0	78.0	86.0	94.0	101.0	110.0
		55~59	942	83.9	11.7	62.0	70.0	76.0	83.0	91.0	99.0	107.0

（续表）

性别	类别	年龄组（岁）	n	Mean	SD	P3	P10	P25	P50	P75	P90	P97
女	乡村	20~24	353	75.5	11.3	55.0	63.0	68.0	75.0	82.0	89.0	99.0
		25~29	366	76.0	11.4	56.0	62.0	68.0	75.0	82.0	92.0	100.0
		30~34	388	74.6	10.8	58.0	62.0	67.0	74.0	81.0	89.0	99.0
		35~39	398	76.5	10.5	58.0	64.0	69.0	75.0	84.0	91.0	97.0
		40~44	400	78.1	11.9	56.0	64.0	70.0	77.0	86.0	93.0	104.0
		45~49	443	80.8	11.4	60.0	66.0	73.0	80.0	90.0	96.0	102.0
		50~54	504	81.9	10.9	63.0	69.0	75.0	81.0	89.0	96.0	104.0
		55~59	577	80.7	11.0	60.0	68.0	73.0	80.0	88.0	95.0	103.0
	城镇体力	20~24	720	75.2	11.4	56.0	62.0	67.0	75.0	82.0	89.0	99.0
		25~29	799	74.4	11.2	56.0	61.0	66.0	74.0	81.0	88.0	98.0
		30~34	941	74.8	10.5	57.0	63.0	68.0	74.0	81.0	89.0	96.0
		35~39	1094	76.2	11.2	58.0	63.0	69.0	76.0	83.0	91.0	99.0
		40~44	1045	78.1	11.3	59.0	65.0	70.0	77.0	85.0	94.0	102.0
		45~49	1111	79.7	11.6	59.0	65.0	71.5	79.0	87.0	94.0	103.0
		50~54	976	80.1	11.6	60.0	66.0	72.0	80.0	87.0	95.0	105.0
		55~59	1247	79.7	11.1	58.0	66.0	72.0	80.0	87.0	94.0	102.0
	城镇非体力	20~24	800	74.0	10.7	54.0	60.0	66.0	74.0	81.0	88.0	94.0
		25~29	952	73.6	9.9	56.0	61.0	67.0	73.0	80.0	87.0	93.0
		30~34	1331	73.9	10.0	56.0	62.0	67.0	73.0	80.0	87.0	94.0
		35~39	1297	75.3	10.8	56.0	62.0	68.0	75.0	82.0	90.0	97.0
		40~44	1125	77.4	11.4	58.0	63.0	69.0	77.0	84.0	93.0	101.0
		45~49	1279	79.0	11.0	60.0	65.0	71.0	79.0	86.0	93.0	101.0
		50~54	1187	80.3	11.3	58.0	67.0	73.0	80.0	87.0	95.0	103.0
		55~59	1465	80.2	11.4	60.0	66.0	72.0	80.0	87.0	95.0	103.0

表3-2-38 北京市城乡成年人肺活量样本量、平均数、标准差、百分位数

（毫升）

性别	类别	年龄组（岁）	n	Mean	SD	P3	P10	P25	P50	P75	P90	P97
男	乡村	20~24	359	77.9	12.3	55.0	63.0	69.0	78.0	86.0	94.0	101.0
		25~29	360	78.9	12.7	57.0	62.0	71.0	78.0	88.0	95.0	100.0
		30~34	363	82.9	11.5	60.0	69.0	76.0	83.0	90.0	97.0	105.0
		35~39	364	82.9	12.6	60.0	68.0	74.0	82.0	91.0	99.0	108.0
		40~44	360	83.5	12.8	60.0	67.0	75.0	83.0	92.0	101.0	108.0
		45~49	359	85.3	12.8	62.0	70.0	76.0	85.0	94.5	102.0	111.0
		50~54	375	85.4	12.1	62.0	70.0	77.0	86.0	94.0	101.0	109.0
		55~59	412	84.8	11.9	61.0	69.0	77.0	85.0	93.0	100.0	105.0
	城镇体力	20~24	825	75.8	12.0	55.0	61.0	68.0	75.0	83.0	91.0	101.0
		25~29	871	79.5	12.0	58.0	65.0	72.0	78.0	87.0	94.0	104.0
		30~34	1052	81.4	11.5	60.0	67.0	73.0	81.0	89.0	96.0	105.0
		35~39	1033	82.6	11.9	59.0	68.0	75.0	83.0	90.0	98.0	106.0
		40~44	921	84.5	12.3	62.0	69.0	76.0	84.0	93.0	100.0	108.0
		45~49	976	86.6	12.6	62.0	70.0	79.0	87.0	95.0	103.0	109.0
		50~54	1040	85.8	12.2	61.0	71.0	78.0	86.0	93.0	101.0	109.0
		55~59	960	84.0	12.1	61.0	69.0	76.0	84.0	92.0	100.0	107.0
	城镇非体力	20~24	883	77.3	11.7	55.0	62.0	70.0	78.0	84.0	91.0	100.0
		25~29	996	78.9	10.7	58.0	65.0	72.0	79.0	86.0	93.0	99.0
		30~34	1095	80.9	11.7	60.0	66.0	73.0	80.0	88.0	96.0	104.0
		35~39	1029	82.6	11.7	61.0	67.0	75.0	83.0	90.0	98.0	105.0
		40~44	911	83.3	12.3	61.0	69.0	76.0	83.0	91.0	99.0	109.0
		45~49	884	85.1	12.2	61.0	70.0	76.0	85.0	94.0	101.0	108.0
		50~54	885	85.8	12.0	63.0	71.0	78.0	86.0	94.0	101.0	110.0
		55~59	942	83.9	11.7	62.0	70.0	76.0	83.0	91.0	99.0	107.0

（续表）

性别	类别	年龄组（岁）	n	Mean	SD	P3	P10	P25	P50	P75	P90	P97
女	乡村	20~24	353	75.5	11.3	55.0	63.0	68.0	75.0	82.0	89.0	99.0
		25~29	366	76.0	11.4	56.0	62.0	68.0	75.0	82.0	92.0	100.0
		30~34	388	74.6	10.8	58.0	62.0	67.0	74.0	81.0	89.0	99.0
		35~39	398	76.5	10.5	58.0	64.0	69.0	75.0	84.0	91.0	97.0
		40~44	400	78.1	11.9	56.0	64.0	70.0	77.0	86.0	93.0	104.0
		45~49	443	80.8	11.4	60.0	66.0	73.0	80.0	90.0	96.0	102.0
		50~54	504	81.9	10.9	63.0	69.0	75.0	81.0	89.0	96.0	104.0
		55~59	577	80.7	11.0	60.0	68.0	73.0	80.0	88.0	95.0	103.0
	城镇体力	20~24	720	75.2	11.4	56.0	62.0	67.0	75.0	82.0	89.0	99.0
		25~29	799	74.4	11.2	56.0	61.0	66.0	74.0	81.0	88.0	98.0
		30~34	941	74.8	10.5	57.0	63.0	68.0	74.0	81.0	89.0	96.0
		35~39	1094	76.2	11.2	58.0	63.0	69.0	76.0	83.0	91.0	99.0
		40~44	1045	78.1	11.3	59.0	65.0	70.0	77.0	85.0	94.0	102.0
		45~49	1111	79.7	11.6	59.0	65.0	71.5	79.0	87.0	94.0	103.0
		50~54	976	80.1	11.6	60.0	66.0	72.0	80.0	87.0	95.0	105.0
		55~59	1247	79.7	11.1	58.0	66.0	72.0	80.0	87.0	94.0	102.0
	城镇非体力	20~24	800	74.0	10.7	54.0	60.0	66.0	74.0	81.0	88.0	94.0
		25~29	952	73.6	9.9	56.0	61.0	67.0	73.0	80.0	87.0	93.0
		30~34	1331	73.9	10.0	56.0	62.0	67.0	73.0	80.0	87.0	94.0
		35~39	1297	75.3	10.8	56.0	62.0	68.0	75.0	82.0	90.0	97.0
		40~44	1125	77.4	11.4	58.0	63.0	69.0	77.0	84.0	93.0	101.0
		45~49	1279	79.0	11.0	60.0	65.0	71.0	79.0	86.0	93.0	101.0
		50~54	1187	80.3	11.3	58.0	67.0	73.0	80.0	87.0	95.0	103.0
		55~59	1465	80.2	11.4	60.0	66.0	72.0	80.0	87.0	95.0	103.0

表3-2-39 北京市城乡成年人肺活量/身高样本量、平均数、标准差、百分位数

性别	类别	年龄组（岁）	n	Mean	SD	P3	P10	P25	P50	P75	P90	P97
男	乡村	20~24	359	22.4	4.5	14.0	16.6	19.5	22.1	25.4	28.4	31.1
		25~29	360	22.2	4.3	14.2	17.1	19.7	22.2	24.6	27.1	31.5
		30~34	363	21.6	4.1	13.6	16.6	19.2	21.6	24.0	26.7	29.3
		35~39	364	21.2	4.3	13.5	15.7	18.9	21.1	23.1	26.1	30.7
		40~44	360	20.3	4.2	13.5	15.6	17.4	19.9	22.6	25.5	29.5
		45~49	359	19.3	3.8	12.6	14.6	17.3	19.3	21.3	23.6	26.3
		50~54	375	18.2	3.7	11.0	13.4	15.8	18.4	20.4	22.6	25.0
		55~59	412	17.0	3.7	9.7	12.7	14.6	17.2	19.3	21.2	24.3
	城镇体力	20~24	825	22.2	4.8	12.6	15.8	19.6	22.2	25.1	27.5	31.1
		25~29	871	22.7	4.7	12.9	17.1	19.9	22.6	25.7	28.2	32.4
		30~34	1052	22.1	4.4	13.6	16.8	19.6	21.9	24.5	27.3	31.0
		35~39	1033	21.4	4.7	12.4	15.7	18.5	21.2	24.0	27.1	31.3
		40~44	921	20.4	4.4	12.3	14.9	17.7	20.1	22.9	25.8	29.9
		45~49	976	19.5	4.2	11.9	14.6	16.9	19.4	21.9	24.4	28.3
		50~54	1040	18.1	4.3	10.6	13.0	15.2	18.1	20.5	23.2	26.7
		55~59	960	17.4	4.2	9.4	12.3	14.7	17.4	19.8	22.3	26.0
	城镇非体力	20~24	883	22.4	4.5	13.0	16.6	19.7	22.3	25.4	28.3	30.7
		25~29	996	22.7	4.5	13.5	17.1	20.1	22.7	25.4	28.5	31.1
		30~34	1095	22.3	4.3	13.6	16.9	19.7	22.2	25.0	27.8	30.1
		35~39	1029	21.4	4.1	13.8	16.1	18.8	21.3	23.9	26.5	29.3
		40~44	911	20.5	4.2	12.0	15.2	18.3	20.5	23.1	25.9	28.1
		45~49	884	19.9	4.2	12.2	14.8	17.1	19.7	22.4	25.2	27.9
		50~54	885	18.8	3.9	11.5	13.9	16.0	18.9	21.2	23.9	26.5
		55~59	942	17.9	4.0	10.5	12.5	15.3	18.0	20.3	22.7	25.5

（续表）

性别	类别	年龄组 （岁）	n	Mean	SD	P3	P10	P25	P50	P75	P90	P97
女	乡村	20~24	353	16.7	3.3	10.8	12.6	14.8	16.4	18.6	21.2	23.9
		25~29	366	16.4	3.3	10.6	12.6	14.3	16.0	18.1	20.8	24.3
		30~34	388	16.4	3.5	10.4	12.2	14.3	16.2	18.6	20.7	23.2
		35~39	398	15.9	3.2	9.7	11.8	13.9	15.7	17.7	20.0	22.0
		40~44	400	15.4	3.2	8.8	11.4	13.2	15.4	17.3	19.3	22.2
		45~49	443	14.6	3.2	8.3	10.8	12.5	14.3	16.5	18.6	21.1
		50~54	504	13.9	3.0	8.6	10.0	12.0	13.8	15.6	17.5	19.5
		55~59	577	13.0	3.1	7.7	9.2	10.9	13.1	14.9	16.8	19.1
	城镇体力	20~24	720	17.0	3.9	10.5	12.7	14.7	16.4	19.2	22.4	25.7
		25~29	799	17.1	4.3	9.9	12.5	14.5	16.4	19.0	22.7	27.3
		30~34	941	16.3	3.5	9.5	12.0	14.2	16.1	18.2	20.3	22.9
		35~39	1094	15.9	3.6	9.3	11.6	13.7	15.9	17.9	19.9	22.5
		40~44	1045	15.3	3.6	8.6	10.8	13.0	15.4	17.4	19.5	21.8
		45~49	1111	14.5	3.4	8.3	10.5	12.4	14.4	16.5	18.5	21.1
		50~54	976	14.1	3.3	8.3	10.0	12.1	14.0	15.9	18.1	20.9
		55~59	1247	13.2	3.3	7.3	9.3	11.2	13.0	15.0	16.9	19.7
	城镇非体力	20~24	800	16.7	3.8	10.3	12.4	14.4	16.4	18.9	21.3	24.5
		25~29	952	16.6	3.4	10.1	12.6	14.6	16.4	18.6	20.8	23.2
		30~34	1331	16.3	3.2	10.2	12.1	14.3	16.4	18.5	20.3	22.2
		35~39	1297	16.1	3.3	9.7	12.1	14.1	16.1	18.2	20.1	22.4
		40~44	1125	15.7	3.4	9.4	11.4	13.7	15.6	17.6	19.7	22.0
		45~49	1279	14.6	3.3	8.3	10.4	12.6	14.8	16.6	18.5	20.9
		50~54	1187	14.3	3.0	8.8	10.4	12.3	14.3	16.2	18.2	20.7
		55~59	1465	13.6	3.4	8.0	9.4	11.4	13.4	15.5	17.5	20.7

表3-2-40 北京市城乡成年人心肺耐力样本量、平均数、标准差、百分位数

（毫升/千克/分钟）

性别	类别	年龄组（岁）	n	Mean	SD	P3	P10	P25	P50	P75	P90	P97
男	乡村	20~24	359	46.1	11.2	29.3	33.8	38.9	45.1	50.8	59.3	73.9
		25~29	360	41.2	9.7	27.3	30.8	34.1	39.7	45.6	54.6	64.0
		30~34	363	40.7	9.8	26.7	30.5	34.2	38.4	45.2	52.5	64.2
		35~39	364	37.1	9.4	25.3	28.6	31.5	35.3	40.5	45.6	60.3
		40~44	360	39.2	9.9	26.1	29.5	32.5	37.4	43.4	50.6	61.7
		45~49	359	37.4	9.5	24.9	27.5	31.1	36.4	41.6	48.9	58.6
		50~54	375	34.5	9.7	21.9	24.9	28.7	33.1	38.5	45.9	58.6
		55~59	412	33.2	8.6	21.7	24.9	28.0	32.0	36.7	42.7	55.2
	城镇体力	20~24	825	47.4	11.6	27.6	33.6	40.3	46.3	53.3	60.9	72.2
		25~29	871	41.3	9.9	25.7	30.2	35.2	40.4	46.2	51.9	61.2
		30~34	1052	41.1	10.6	26.4	30.4	34.9	39.7	45.6	52.8	61.2
		35~39	1033	37.0	9.2	24.4	27.8	31.2	35.9	40.5	48.0	58.6
		40~44	921	40.0	10.5	26.4	29.6	33.2	38.0	44.2	52.6	62.4
		45~49	976	39.1	10.5	24.6	28.3	32.4	37.3	44.1	52.6	61.1
		50~54	1040	35.9	9.5	23.2	26.4	29.6	34.4	39.5	47.5	58.5
		55~59	960	34.4	10.3	22.0	25.6	28.5	32.5	38.2	45.2	55.6
	城镇非体力	20~24	883	45.3	10.4	29.6	32.8	38.2	44.0	51.2	58.0	68.3
		25~29	996	40.7	9.6	25.5	29.9	34.8	40.0	45.4	51.9	61.0
		30~34	1095	40.8	8.7	26.6	31.3	35.4	40.0	45.1	50.7	58.3
		35~39	1029	37.1	8.1	25.2	28.5	32.2	36.1	41.2	46.1	52.6
		40~44	911	39.6	9.7	27.6	30.2	33.0	37.5	43.8	50.9	62.1
		45~49	884	38.4	9.8	25.8	28.6	31.8	36.5	43.2	49.5	59.7
		50~54	885	36.0	10.0	24.0	26.2	29.7	34.2	40.1	47.0	58.5
		55~59	942	34.1	8.4	22.4	25.8	28.6	32.6	38.2	44.8	52.9

（续表）

性别	类别	年龄组（岁）	n	Mean	SD	P3	P10	P25	P50	P75	P90	P97
女	乡村	20~24	353	49.5	11.5	30.9	36.0	42.2	47.7	56.2	63.5	76.0
		25~29	366	45.5	11.0	31.1	35.0	38.6	43.9	49.1	57.6	73.1
		30~34	388	43.9	10.0	28.2	32.9	37.1	43.2	49.0	55.0	63.2
		35~39	398	38.1	8.5	26.3	29.1	32.8	37.0	41.8	47.9	56.9
		40~44	400	35.2	8.1	23.2	27.4	30.4	34.3	38.2	43.7	53.2
		45~49	443	34.2	7.8	24.6	26.9	29.4	33.1	37.5	42.3	49.9
		50~54	504	30.2	5.4	22.0	24.4	27.0	29.6	33.2	36.7	41.5
		55~59	577	28.5	5.6	21.5	23.4	25.1	28.0	31.0	33.9	38.2
	城镇体力	20~24	720	50.8	12.9	27.6	37.6	42.8	49.6	56.4	65.2	79.9
		25~29	799	44.8	10.4	26.4	34.2	38.8	44.2	50.1	55.3	65.0
		30~34	941	45.3	10.6	29.9	34.7	39.1	44.0	49.8	56.8	68.8
		35~39	1094	39.3	9.5	26.7	30.2	33.7	37.9	42.8	49.4	60.1
		40~44	1045	37.4	8.3	25.9	28.5	32.3	36.3	41.2	46.9	56.0
		45~49	1111	35.4	8.1	24.1	27.5	30.6	34.2	38.6	44.6	53.4
		50~54	976	31.4	7.6	20.4	24.5	27.6	30.7	34.7	38.7	45.9
		55~59	1247	30.2	7.6	19.8	23.9	26.4	29.5	32.8	36.8	43.8
	城镇非体力	20~24	800	50.0	12.1	31.6	37.5	42.1	48.1	55.8	64.7	76.2
		25~29	952	45.0	9.5	30.1	34.3	39.3	44.1	49.6	55.7	64.7
		30~34	1331	44.6	9.4	29.2	34.2	39.1	43.8	49.3	54.8	63.1
		35~39	1297	39.0	8.3	27.2	30.5	33.8	38.2	42.8	48.4	55.5
		40~44	1125	38.2	9.4	26.7	29.0	32.5	36.4	42.2	47.9	61.6
		45~49	1279	35.8	8.1	25.5	28.1	30.9	34.6	38.8	44.7	54.3
		50~54	1187	31.3	5.9	23.2	25.1	27.4	30.4	33.8	37.8	44.0
		55~59	1465	30.2	5.4	22.6	24.7	26.7	29.5	32.6	36.2	41.7

表3-2-41　北京市城乡成年人握力样本量、平均数、标准差、百分位数

（千克）

性别	类别	年龄组（岁）	n	Mean	SD	P3	P10	P25	P50	P75	P90	P97
男	乡村	20~24	359	46.2	7.9	30.0	37.0	41.4	45.9	51.3	56.4	61.4
		25~29	360	46.0	7.2	31.2	36.6	41.7	46.0	49.9	55.0	60.0
		30~34	363	47.3	7.8	34.4	39.0	41.8	46.5	51.8	57.1	63.9
		35~39	364	46.7	7.5	30.7	38.5	42.6	46.7	51.2	55.5	62.3
		40~44	360	46.0	7.7	30.7	36.1	41.5	46.3	50.9	55.5	58.4
		45~49	359	46.2	7.4	31.8	37.4	41.6	46.3	50.3	54.9	60.8
		50~54	375	45.5	7.5	32.1	36.4	40.5	45.5	50.6	55.4	59.4
		55~59	412	43.5	7.9	27.2	33.6	39.1	44.1	48.4	53.0	57.1
	城镇体力	20~24	825	45.1	7.5	31.7	35.6	40.4	45.0	49.9	54.3	60.1
		25~29	871	46.5	8.2	30.1	36.7	41.3	46.5	52.0	56.8	61.6
		30~34	1052	46.4	7.4	32.1	36.9	41.9	46.6	51.2	55.4	60.5
		35~39	1033	46.0	7.8	30.8	36.2	41.3	46.3	51.1	55.4	60.6
		40~44	921	45.3	7.9	30.0	35.4	40.3	45.4	50.4	55.3	60.1
		45~49	976	44.4	7.7	29.3	35.1	39.7	44.4	49.1	54.5	58.8
		50~54	1040	43.3	8.0	26.6	33.3	38.3	44.0	48.4	53.2	57.6
		55~59	960	42.0	7.6	27.8	31.9	36.8	42.3	47.4	51.8	55.4
	城镇非体力	20~24	883	44.6	7.8	29.6	34.4	39.9	44.7	49.3	54.1	59.3
		25~29	996	45.4	8.1	29.9	35.7	40.5	45.3	50.6	55.3	61.4
		30~34	1095	45.7	7.6	30.0	36.1	41.3	46.0	50.3	54.8	60.0
		35~39	1029	45.2	7.6	30.7	35.5	40.4	45.5	50.2	54.7	59.4
		40~44	911	45.2	7.5	30.0	35.8	40.6	45.1	50.0	54.4	59.4
		45~49	884	45.1	8.0	29.3	34.9	39.9	45.5	50.5	55.0	58.9
		50~54	885	43.6	7.8	27.5	33.5	39.2	43.9	48.6	53.2	57.8
		55~59	942	42.2	7.7	26.9	32.7	37.1	42.7	47.4	52.0	56.2

（续表）

性别	类别	年龄组（岁）	n	Mean	SD	P3	P10	P25	P50	P75	P90	P97
女	乡村	20~24	353	29.6	6.0	18.8	22.3	26.1	29.5	32.6	36.9	41.4
		25~29	366	29.5	5.6	19.0	22.4	26.5	29.8	32.6	36.0	39.4
		30~34	388	29.7	6.0	19.1	22.5	25.9	29.5	33.4	37.3	42.0
		35~39	398	29.8	5.7	17.9	22.9	26.6	29.7	32.7	36.4	41.0
		40~44	400	29.8	5.8	17.1	22.5	26.9	30.0	33.0	36.4	40.8
		45~49	443	29.4	5.4	18.4	22.3	26.4	29.4	32.9	36.0	39.0
		50~54	504	28.1	5.5	17.6	20.8	24.5	28.3	31.3	34.5	38.7
		55~59	577	27.0	5.8	15.9	19.4	23.7	27.1	30.2	33.5	37.3
	城镇体力	20~24	720	29.2	6.4	18.5	21.5	25.4	28.4	32.3	36.9	43.5
		25~29	799	28.5	6.1	17.8	21.4	24.6	28.4	31.8	35.6	41.6
		30~34	941	28.0	5.4	18.2	21.2	24.3	28.1	31.3	34.4	38.0
		35~39	1094	27.7	5.5	16.9	20.7	24.4	27.9	31.1	34.5	38.5
		40~44	1045	28.5	5.6	18.0	21.3	25.0	28.4	31.7	35.3	39.0
		45~49	1111	28.0	5.4	17.6	21.1	24.5	27.9	31.3	34.7	38.9
		50~54	976	27.6	5.6	17.6	20.8	24.2	27.6	30.8	34.3	39.0
		55~59	1247	26.9	5.4	16.8	20.5	23.4	26.9	30.0	33.3	37.6
	城镇非体力	20~24	800	28.7	5.9	19.3	22.0	25.0	28.1	31.6	35.9	40.9
		25~29	952	27.7	5.6	18.1	21.1	23.8	27.7	30.8	33.9	39.1
		30~34	1331	27.8	5.1	18.8	21.3	24.3	27.7	30.8	33.9	37.6
		35~39	1297	28.3	5.4	18.6	21.7	25.0	27.9	31.2	34.6	39.2
		40~44	1125	28.7	5.3	19.2	22.2	25.3	28.6	31.7	35.1	40.4
		45~49	1279	28.1	5.3	18.4	21.6	25.0	28.2	31.3	34.6	38.6
		50~54	1187	27.7	5.1	18.5	21.8	24.5	27.7	30.8	33.8	37.3
		55~59	1465	26.9	5.4	17.1	20.3	23.5	26.8	30.1	33.3	37.8

表3-2-42 北京市城乡成年人背力样本量、平均数、标准差、百分位数

（千克）

性别	类别	年龄组（岁）	n	Mean	SD	P3	P10	P25	P50	P75	P90	P97
男	乡村	20~24	359	109.9	30.2	58.4	69.4	90.2	109.1	130.4	146.3	170.4
		25~29	360	111.2	32.2	57.6	70.3	87.3	109.1	133.1	151.1	173.8
		30~34	363	117.3	28.6	62.2	79.1	98.2	117.2	135.4	155.6	174.4
		35~39	364	113.5	31.8	57.7	71.8	93.6	112.5	133.0	150.1	177.7
		40~44	360	113.9	30.5	57.4	71.9	95.2	114.8	135.3	153.1	168.4
		45~49	359	117.2	29.9	63.1	78.3	97.2	117.6	136.5	154.8	173.4
		50~54	375	118.1	31.5	64.7	76.2	95.7	116.0	139.1	157.1	178.4
		55~59	412	112.9	31.7	54.0	68.1	92.6	114.4	134.3	152.6	174.1
	城镇体力	20~24	825	110.6	31.2	53.9	69.7	87.9	112.2	130.1	148.6	168.6
		25~29	871	113.9	30.6	53.2	72.8	93.8	115.5	134.5	152.5	172.2
		30~34	1052	115.4	29.7	58.4	74.6	96.5	116.2	134.0	151.5	170.3
		35~39	1033	115.5	28.5	58.0	78.5	98.4	116.6	133.6	149.0	170.0
		40~44	921	111.5	30.2	53.1	70.1	90.0	113.4	132.1	148.3	164.7
		45~49	976	111.8	29.3	54.8	72.1	94.1	112.1	129.8	147.3	166.5
		50~54	1040	109.6	31.1	51.3	68.7	89.9	110.1	128.7	147.8	169.8
		55~59	960	104.6	31.3	46.2	62.7	85.4	106.0	124.9	143.1	161.6
	城镇非体力	20~24	883	110.2	29.2	58.2	72.6	90.5	109.6	128.9	147.0	167.2
		25~29	996	114.0	28.9	58.6	74.8	95.7	115.0	132.5	149.4	166.2
		30~34	1095	116.7	28.1	60.0	80.2	100.6	116.5	134.2	152.1	170.5
		35~39	1029	112.7	27.9	61.9	75.2	93.7	112.9	130.9	149.1	167.5
		40~44	911	111.8	29.3	54.3	71.4	93.9	113.4	130.9	146.6	161.9
		45~49	884	113.6	28.4	57.3	77.3	95.6	114.7	132.4	147.9	165.5
		50~54	885	110.5	30.3	53.7	71.2	90.8	111.1	129.4	146.8	168.2
		55~59	942	103.2	29.5	52.1	63.9	80.7	103.2	123.8	139.1	160.1

（续表）

性别	类别	年龄组（岁）	n	Mean	SD	P3	P10	P25	P50	P75	P90	P97
女	乡村	20~24	353	68.3	20.2	35.5	43.9	54.2	68.0	79.2	94.2	110.2
		25~29	366	69.4	19.1	36.3	43.6	55.9	69.3	80.8	94.3	108.7
		30~34	388	68.2	18.8	36.6	44.0	55.9	66.7	79.8	92.6	108.8
		35~39	398	67.7	18.1	32.1	46.1	55.5	66.6	79.6	88.5	99.7
		40~44	400	69.5	19.2	35.6	45.0	55.7	70.5	80.6	91.8	107.1
		45~49	443	69.7	19.1	34.9	44.6	58.2	69.4	80.8	93.3	107.5
		50~54	504	69.2	17.6	36.9	48.7	57.4	69.1	79.3	91.0	105.3
		55~59	577	64.8	18.3	33.1	40.3	51.0	65.7	77.5	87.9	97.7
	城镇体力	20~24	720	63.5	18.6	31.3	40.5	51.3	62.5	74.2	86.6	101.3
		25~29	799	64.4	19.1	29.2	41.4	51.4	63.9	76.0	89.2	101.5
		30~34	941	62.5	19.1	26.7	37.5	49.7	63.5	74.3	85.6	97.6
		35~39	1094	62.2	18.5	25.2	37.0	49.9	63.7	75.0	84.7	96.1
		40~44	1045	64.6	19.7	28.9	38.4	50.8	65.0	77.1	88.4	100.3
		45~49	1111	64.8	20.0	26.7	39.0	52.1	65.3	77.4	87.8	101.1
		50~54	976	62.5	19.4	27.4	36.7	49.5	62.9	74.5	87.7	101.0
		55~59	1247	59.6	18.8	25.1	35.1	45.7	59.5	72.5	84.1	94.5
	城镇非体力	20~24	800	64.1	18.4	32.1	41.5	52.0	62.9	74.8	87.2	100.6
		25~29	952	62.0	17.1	31.9	40.8	51.1	61.6	71.5	82.4	95.5
		30~34	1331	62.6	17.6	30.4	39.5	50.7	62.9	74.3	84.2	94.7
		35~39	1297	64.4	18.4	30.8	41.0	52.9	64.5	75.0	86.6	99.5
		40~44	1125	65.0	18.6	30.6	41.7	53.3	64.6	76.5	87.8	100.9
		45~49	1279	64.8	17.9	32.0	41.1	52.9	64.9	76.3	87.3	100.1
		50~54	1187	65.2	18.1	31.1	41.6	53.4	66.3	76.5	86.6	97.1
		55~59	1465	63.2	17.5	30.9	40.0	51.9	63.5	75.1	84.7	95.3

表3-2-43 北京市城乡成年人纵跳样本量、平均数、标准差、百分位数

（厘米）

性别	类别	年龄组（岁）	n	Mean	SD	P3	P10	P25	P50	P75	P90	P97
男	乡村	20~24	359	34.4	8.6	18.4	24.0	28.4	33.3	40.0	46.4	51.7
		25~29	360	33.1	7.5	19.6	24.5	27.7	32.6	37.5	42.9	47.0
		30~34	363	32.8	6.7	20.9	24.5	28.2	32.3	37.0	42.0	46.7
		35~39	364	31.9	8.3	18.2	22.8	26.8	31.3	36.2	41.2	49.5
		40~44	360	30.4	7.6	19.7	22.8	25.4	29.4	33.8	39.2	50.4
		45~49	359	28.2	7.2	16.9	20.7	23.0	27.0	31.3	37.0	46.4
		50~54	375	25.7	6.0	15.7	19.0	21.6	25.2	28.9	33.6	39.5
		55~59	412	24.1	5.9	14.1	17.4	20.5	23.2	26.8	31.5	37.3
	城镇体力	20~24	825	35.2	8.9	18.6	24.8	29.1	35.1	40.6	46.1	53.3
		25~29	871	35.1	8.5	20.1	25.4	29.8	34.6	40.0	44.6	52.3
		30~34	1052	33.4	7.8	20.7	25.0	28.6	32.6	37.5	42.6	48.9
		35~39	1033	32.4	7.5	18.8	23.7	27.7	32.1	37.3	41.4	46.1
		40~44	921	29.9	7.3	16.7	21.4	25.4	29.4	34.4	38.4	44.6
		45~49	976	27.7	7.5	15.0	19.7	23.0	27.2	31.1	36.2	44.3
		50~54	1040	25.8	7.1	14.1	17.3	21.4	25.2	29.6	34.1	40.3
		55~59	960	25.0	8.4	13.1	16.2	20.1	23.7	28.6	34.3	45.2
	城镇非体力	20~24	883	35.6	8.8	21.4	25.6	29.6	34.9	40.6	46.4	54.0
		25~29	996	35.2	8.4	19.7	25.6	29.6	34.6	40.0	46.1	51.4
		30~34	1095	34.2	7.3	22.8	25.9	29.1	33.3	38.6	43.5	48.9
		35~39	1029	33.1	7.5	20.1	25.0	28.2	32.1	37.8	42.9	48.0
		40~44	911	31.4	7.8	19.4	22.7	26.6	30.6	35.4	40.4	48.9
		45~49	884	29.2	7.4	17.6	21.1	24.5	28.6	32.8	38.1	44.6
		50~54	885	27.2	7.3	14.8	19.4	22.8	26.2	30.8	35.7	42.3
		55~59	942	25.9	7.4	13.1	17.6	21.1	25.2	29.6	34.9	43.0

（续表）

性别	类别	年龄组（岁）	n	Mean	SD	P3	P10	P25	P50	P75	P90	P97
女	乡村	20~24	353	24.9	7.5	15.8	17.3	19.7	23.9	28.2	32.8	46.1
		25~29	366	23.4	5.4	15.5	17.6	19.7	22.8	25.9	30.1	34.9
		30~34	388	22.9	5.3	15.8	17.1	19.2	22.4	25.6	30.6	34.6
		35~39	398	22.1	4.5	15.1	16.7	19.2	21.6	24.3	27.7	31.8
		40~44	400	21.1	5.8	15.0	16.2	17.8	19.9	22.8	26.1	34.6
		45~49	443	19.8	4.5	13.1	15.3	16.7	19.2	21.8	25.2	29.6
		50~54	504	18.8	4.8	12.5	14.4	16.0	17.8	20.3	23.9	29.8
		55~59	577	17.8	5.1	11.1	12.8	15.1	17.1	19.9	23.2	28.4
	城镇体力	20~24	720	25.3	6.9	15.5	17.8	20.7	24.1	28.4	34.4	41.7
		25~29	799	24.5	6.5	14.4	17.6	20.5	23.7	27.7	32.1	38.9
		30~34	941	23.4	6.5	14.8	17.1	19.6	22.4	25.9	30.3	37.8
		35~39	1094	22.5	5.8	13.8	16.4	19.0	21.8	24.8	28.6	34.6
		40~44	1045	21.7	6.3	13.3	15.8	18.0	20.7	24.1	28.2	33.6
		45~49	1111	20.1	5.8	12.3	14.3	16.7	19.2	22.2	26.1	33.1
		50~54	976	19.3	6.5	11.0	13.1	15.5	18.0	21.6	26.6	32.8
		55~59	1247	18.2	6.0	10.8	12.3	14.4	17.1	20.5	25.4	31.8
	城镇非体力	20~24	800	25.4	6.9	14.8	18.4	20.9	24.3	28.4	33.6	39.8
		25~29	952	24.3	6.0	15.7	17.6	20.1	23.8	27.2	31.6	36.5
		30~34	1331	23.2	5.4	15.0	17.3	19.6	22.6	25.9	30.1	34.8
		35~39	1297	23.0	5.4	14.8	16.9	19.6	22.4	25.6	29.1	34.4
		40~44	1125	22.2	5.1	14.1	16.4	18.8	21.8	24.8	28.4	33.2
		45~49	1279	20.4	5.2	13.0	15.0	17.3	19.7	22.5	26.5	31.8
		50~54	1187	19.4	5.4	11.6	13.8	16.0	18.6	21.6	25.0	31.4
		55~59	1465	19.0	5.8	11.4	13.1	15.3	17.8	21.4	26.3	32.1

表3-2-44 北京市城乡成年人俯卧撑（男）/跪卧撑（女）样本量、平均数、标准差、百分位数

（次/分）

性别	类别	年龄组（岁）	n	Mean	SD	P3	P10	P25	P50	P75	P90	P97
男	乡村	20~24	359	22.6	8.5	6.0	11.0	20.0	22.0	26.0	31.0	42.0
		25~29	360	22.5	8.6	8.0	12.0	20.0	21.0	26.0	32.0	45.0
		30~34	363	20.5	8.1	5.0	10.0	17.0	20.0	23.0	30.0	40.0
		35~39	364	20.9	8.9	6.0	10.0	17.0	20.0	24.0	30.0	40.0
		40~44	360	20.1	7.5	5.0	10.0	16.0	20.0	23.0	29.0	35.0
		45~49	359	19.8	7.8	6.0	11.0	16.0	20.0	22.0	26.0	39.0
		50~54	375	17.5	6.7	4.0	8.0	13.0	20.0	21.0	24.0	30.0
		55~59	412	16.2	7.7	2.0	6.0	10.0	19.0	21.0	23.0	32.0
	城镇体力	20~24	825	22.1	11.7	3.0	7.0	15.0	21.0	27.0	36.0	50.0
		25~29	871	21.2	11.4	4.0	8.0	14.0	20.0	25.0	35.0	50.0
		30~34	1052	19.5	10.4	3.0	7.0	12.0	20.0	24.0	32.0	42.0
		35~39	1033	19.9	10.8	3.0	7.0	12.0	20.0	24.0	32.0	46.0
		40~44	921	19.1	9.9	4.0	7.0	12.0	19.0	23.0	31.0	41.0
		45~49	976	17.7	10.3	3.0	6.0	11.0	17.0	21.0	30.0	43.0
		50~54	1040	15.6	9.4	2.0	5.0	9.0	15.0	20.0	26.0	39.0
		55~59	960	14.8	9.1	2.0	4.0	8.0	14.0	20.0	25.0	34.0
	城镇非体力	20~24	883	22.5	10.9	4.0	10.0	16.0	21.0	27.0	37.0	49.0
		25~29	996	21.3	10.7	4.0	9.0	15.0	21.0	25.0	32.0	46.0
		30~34	1095	21.5	11.3	5.0	10.0	15.0	20.0	25.0	36.0	50.0
		35~39	1029	21.7	11.2	5.0	10.0	14.0	20.0	26.0	38.0	47.0
		40~44	911	20.1	10.7	5.0	10.0	13.0	19.0	23.0	32.0	47.0
		45~49	884	18.1	9.6	3.0	8.0	12.0	18.0	21.0	30.0	40.0
		50~54	885	16.8	9.1	2.0	6.0	10.0	17.0	21.0	28.0	37.0
		55~59	942	15.2	9.3	2.0	5.0	9.0	14.0	20.0	26.0	38.0

（续表）

性别	类别	年龄组（岁）	n	Mean	SD	P3	P10	P25	P50	P75	P90	P97
女	乡村	20~24	353	17.1	8.5	6.0	9.0	11.0	15.0	21.0	29.0	37.0
		25~29	366	18.6	11.5	4.0	9.0	11.0	15.0	22.0	34.0	46.0
		30~34	388	16.9	11.0	3.0	7.0	10.0	14.0	20.0	32.0	48.0
		35~39	398	17.7	10.5	3.0	8.0	11.0	15.0	21.0	32.0	45.0
		40~44	400	18.6	12.7	4.0	8.0	11.0	14.0	22.0	36.0	50.0
		45~49	443	17.6	11.1	3.0	6.0	10.0	15.0	22.0	32.0	46.0
		50~54	504	16.3	10.5	3.0	5.0	10.0	13.0	21.0	31.0	43.0
		55~59	577	15.9	10.9	2.0	5.0	9.0	13.0	21.0	31.0	42.0
	城镇体力	20~24	720	16.5	9.9	1.0	5.0	10.0	14.0	22.0	31.0	38.0
		25~29	799	16.4	10.3	2.0	5.0	10.0	15.0	21.0	30.0	39.0
		30~34	941	15.9	10.0	2.0	5.0	10.0	13.0	21.0	30.0	40.0
		35~39	1094	16.7	10.4	2.0	5.0	10.0	15.0	21.0	30.0	42.0
		40~44	1045	16.8	10.6	2.0	5.0	10.0	15.0	21.0	31.0	42.0
		45~49	1111	17.2	11.6	2.0	5.0	10.0	14.0	22.0	32.0	42.0
		50~54	976	17.2	11.3	2.0	5.0	10.0	14.0	22.0	31.0	45.0
		55~59	1247	16.9	11.3	1.0	5.0	10.0	14.0	23.0	32.0	42.0
	城镇非体力	20~24	800	17.2	10.4	2.0	6.0	10.0	15.0	22.0	30.0	40.0
		25~29	952	17.4	10.5	2.0	5.0	10.0	16.0	22.0	31.0	41.0
		30~34	1331	18.1	11.1	2.0	6.0	11.0	16.0	23.0	32.0	45.0
		35~39	1297	18.8	11.6	3.0	7.0	11.0	16.0	25.0	34.0	47.0
		40~44	1125	19.0	12.1	2.0	6.0	11.0	16.0	25.0	35.0	47.0
		45~49	1279	19.8	13.2	3.0	6.0	11.0	16.0	27.0	40.0	49.0
		50~54	1187	18.8	12.0	2.0	6.0	10.0	16.0	25.0	35.0	47.0
		55~59	1465	18.1	12.4	2.0	5.0	10.0	15.0	23.0	34.0	47.0

表3-2-45　北京市城乡成年人1分钟仰卧起坐样本量、平均数、标准差、百分位数

（次/分）

性别	类别	年龄组（岁）	n	Mean	SD	P3	P10	P25	P50	P75	P90	P97
男	乡村	20~24	359	25.3	8.8	8.0	16.0	20.0	24.0	29.0	36.0	49.0
		25~29	360	25.1	8.7	10.0	16.0	20.0	23.0	30.0	36.0	45.0
		30~34	363	23.1	7.9	8.0	15.0	20.0	22.0	27.0	32.0	42.0
		35~39	364	22.3	7.4	8.0	13.0	19.0	21.0	26.0	31.0	39.0
		40~44	360	21.6	7.5	8.0	14.0	18.0	21.0	25.0	30.0	39.0
		45~49	359	19.8	6.8	6.0	11.0	16.0	20.0	23.0	28.0	33.0
		50~54	375	17.4	6.2	6.0	9.0	13.0	18.0	21.0	25.0	29.0
		55~59	412	16.8	6.2	5.0	9.0	13.0	18.0	20.0	24.0	30.0
	城镇体力	20~24	825	25.6	9.3	7.0	15.0	20.0	25.0	31.0	38.0	43.0
		25~29	871	25.6	9.0	10.0	16.0	20.0	24.0	30.0	38.0	44.0
		30~34	1052	24.3	8.5	9.0	14.0	20.0	23.0	29.0	35.0	42.0
		35~39	1033	23.5	8.6	8.0	12.0	19.0	23.0	29.0	34.0	41.0
		40~44	921	21.8	8.3	8.0	11.0	17.0	21.0	27.0	33.0	39.0
		45~49	976	19.8	7.1	6.0	11.0	16.0	20.0	23.0	28.0	35.0
		50~54	1040	17.6	7.2	4.0	8.0	13.0	18.0	22.0	26.0	31.0
		55~59	960	16.6	7.4	3.0	7.0	12.0	17.0	20.0	25.0	32.0
	城镇非体力	20~24	883	26.0	9.3	8.0	16.0	20.0	25.0	32.0	39.0	45.0
		25~29	996	26.0	8.8	9.0	17.0	20.0	25.0	31.0	38.0	45.0
		30~34	1095	26.0	8.9	11.0	16.0	21.0	25.0	31.0	38.0	46.0
		35~39	1029	25.2	8.9	11.0	16.0	20.0	23.0	30.0	38.0	45.0
		40~44	911	22.6	8.2	9.0	13.0	18.0	22.0	27.0	33.0	40.0
		45~49	884	21.0	7.9	6.0	12.0	16.0	20.0	25.0	31.0	38.0
		50~54	885	18.5	7.8	5.0	9.0	13.0	19.0	22.5	28.0	35.0
		55~59	942	17.0	7.3	3.0	8.0	12.0	17.0	21.0	26.0	31.0

（续表）

性别	类别	年龄组（岁）	n	Mean	SD	P3	P10	P25	P50	P75	P90	P97
女	乡村	20~24	353	23.0	9.1	8.0	14.0	17.0	21.0	29.0	35.0	44.0
		25~29	366	21.2	7.7	8.0	12.0	16.0	20.0	26.0	31.0	38.0
		30~34	388	19.8	7.4	6.0	11.0	16.0	19.0	24.0	30.0	34.0
		35~39	398	19.2	7.0	8.0	10.0	15.0	19.0	23.0	29.0	33.0
		40~44	400	17.9	7.1	4.0	9.0	14.0	17.0	22.0	27.0	33.0
		45~49	443	16.5	6.4	5.0	8.0	13.0	16.0	20.0	25.0	29.0
		50~54	504	14.9	6.9	4.0	7.0	10.0	15.0	18.0	23.0	30.0
		55~59	577	13.1	6.3	2.0	5.0	8.0	14.0	17.0	20.0	26.0
	城镇体力	20~24	720	22.8	8.8	9.0	13.0	17.0	21.0	29.0	35.0	42.0
		25~29	799	21.7	8.5	5.0	11.0	17.0	21.0	27.0	32.0	38.0
		30~34	941	20.3	7.8	5.0	10.0	16.0	20.0	25.0	31.0	36.0
		35~39	1094	20.3	8.0	5.0	10.0	15.0	20.0	25.0	31.0	36.0
		40~44	1045	18.2	7.6	4.0	10.0	14.0	17.0	23.0	28.0	35.0
		45~49	1111	16.3	7.3	3.0	7.0	11.0	16.0	21.0	26.0	31.0
		50~54	976	14.7	7.8	2.0	5.0	10.0	15.0	19.0	24.0	31.0
		55~59	1247	13.2	7.2	2.0	4.0	8.0	13.0	17.0	22.0	30.0
	城镇非体力	20~24	800	23.1	8.7	8.0	13.0	17.0	22.0	29.0	35.0	42.0
		25~29	952	22.1	8.3	8.0	12.0	17.0	21.0	27.0	34.0	40.0
		30~34	1331	21.7	8.2	7.0	12.0	16.0	21.0	27.0	33.0	37.0
		35~39	1297	21.2	8.5	6.0	11.0	16.0	20.0	27.0	32.0	38.0
		40~44	1125	19.8	8.3	5.0	10.0	14.0	20.0	25.0	30.0	37.0
		45~49	1279	17.8	8.1	3.0	7.0	12.0	17.0	23.0	28.0	35.0
		50~54	1187	14.7	7.4	2.0	5.0	10.0	14.0	19.0	25.0	30.0
		55~59	1465	13.0	7.3	2.0	4.0	8.0	12.0	17.0	22.0	29.0

表3-2-46 北京市城乡成年人坐位体前屈样本量、平均数、标准差、百分位数

（厘米）

性别	类别	年龄组（岁）	n	Mean	SD	P3	P10	P25	P50	P75	P90	P97
男	乡村	20~24	359	11.3	6.3	−3.9	2.9	8.4	11.4	15.0	19.1	23.4
		25~29	360	10.4	6.4	−5.3	3.0	7.2	10.9	14.1	17.3	23.1
		30~34	363	10.3	6.3	−2.4	3.2	7.0	10.2	14.0	17.5	22.0
		35~39	364	9.9	7.2	−6.1	0.5	5.7	10.4	14.9	17.8	22.0
		40~44	360	8.9	6.7	−6.1	2.2	5.1	8.7	13.3	16.8	21.2
		45~49	359	7.6	7.0	−7.0	−0.3	4.6	7.6	11.7	15.8	20.6
		50~54	375	7.2	7.2	−8.6	−0.8	3.2	6.8	11.6	16.0	20.5
		55~59	412	7.4	7.3	−7.6	−1.1	3.5	7.3	11.7	16.7	21.8
	城镇体力	20~24	825	8.4	8.6	−10.9	−2.6	3.9	9.1	13.8	18.5	23.8
		25~29	871	6.7	9.2	−13.2	−6.9	1.2	7.7	13.2	17.5	22.6
		30~34	1052	6.4	9.4	−13.2	−7.3	0.8	7.3	13.1	17.4	22.3
		35~39	1033	6.1	9.3	−14.1	−6.2	0.4	7.6	12.7	16.9	20.7
		40~44	921	5.7	8.8	−13.5	−7.0	0.2	6.4	11.7	16.7	20.7
		45~49	976	6.4	8.5	−11.8	−4.6	1.3	6.6	11.8	17.1	21.5
		50~54	1040	6.3	8.9	−12.5	−5.6	1.3	6.7	12.3	17.5	21.2
		55~59	960	5.3	9.3	−13.8	−6.9	−0.5	5.6	11.3	16.8	22.9
	城镇非体力	20~24	883	9.5	7.6	−7.0	−0.4	5.1	10.2	14.3	18.6	23.0
		25~29	996	7.1	8.5	−10.7	−4.8	2.1	8.1	12.7	17.0	21.5
		30~34	1095	6.7	9.4	−12.8	−5.9	1.5	7.5	12.9	18.5	23.1
		35~39	1029	7.0	8.8	−11.3	−5.0	2.1	7.9	13.1	17.4	22.2
		40~44	911	7.1	8.3	−10.6	−4.4	2.9	7.9	12.2	16.7	21.2
		45~49	884	7.1	8.6	−10.7	−4.9	1.8	7.7	13.2	17.7	22.0
		50~54	885	6.8	8.2	−10.4	−4.2	2.2	7.2	12.1	16.7	22.6
		55~59	942	6.1	8.0	−10.1	−4.7	1.5	6.6	11.5	15.7	21.3

（续表）

性别	类别	年龄组（岁）	n	Mean	SD	P3	P10	P25	P50	P75	P90	P97
女	乡村	20~24	353	13.4	5.9	2.2	6.4	10.4	13.1	16.6	21.1	24.9
		25~29	366	12.6	6.6	−0.5	5.1	8.6	12.8	16.5	20.6	25.0
		30~34	388	11.7	6.2	0.8	4.6	7.9	11.4	15.1	19.4	23.5
		35~39	398	11.5	6.3	−1.7	3.5	7.6	11.5	15.1	20.0	23.2
		40~44	400	10.9	6.4	−2.9	3.5	7.0	10.5	15.0	19.2	22.4
		45~49	443	11.6	6.6	−1.9	3.8	7.4	11.9	15.9	20.4	24.3
		50~54	504	11.3	6.6	−0.8	3.4	7.4	11.1	16.2	19.8	23.3
		55~59	577	10.7	6.7	−3.0	2.4	6.8	11.1	15.2	19.0	22.5
	城镇体力	20~24	720	12.1	7.3	−1.9	2.5	7.2	12.4	16.4	21.4	25.7
		25~29	799	10.8	8.2	−6.2	1.0	5.9	11.2	16.2	20.5	24.8
		30~34	941	9.5	8.5	−7.5	−1.0	4.4	10.2	15.2	19.4	23.4
		35~39	1094	9.1	8.6	−9.2	−2.1	4.4	10.2	14.9	19.5	23.0
		40~44	1045	8.5	8.7	−11.9	−2.7	3.4	9.2	14.1	19.2	23.3
		45~49	1111	9.1	8.5	−7.9	−1.6	4.2	9.6	14.9	19.5	23.4
		50~54	976	9.6	8.5	−11.2	0.0	5.2	10.0	15.4	19.3	23.0
		55~59	1247	8.8	8.8	−12.2	−1.3	4.5	9.4	14.6	19.0	23.0
	城镇非体力	20~24	800	12.2	7.1	−2.8	3.5	8.3	12.5	16.9	20.6	24.9
		25~29	952	11.0	7.8	−6.0	1.2	6.6	11.8	16.3	20.2	24.5
		30~34	1331	10.6	7.6	−4.1	1.4	5.7	10.9	15.9	20.1	24.0
		35~39	1297	10.5	8.0	−7.0	1.4	5.7	11.2	15.9	20.2	24.0
		40~44	1125	9.7	7.6	−6.0	0.6	5.5	9.8	14.9	19.1	22.9
		45~49	1279	10.8	7.8	−5.5	1.6	6.0	10.8	16.1	20.7	24.4
		50~54	1187	10.3	7.9	−5.5	0.9	5.6	10.7	15.8	20.1	23.9
		55~59	1465	10.5	7.7	−4.5	1.2	5.7	10.5	15.5	20.2	25.1

表3-2-47 北京市城乡成年人闭眼单脚站立样本量、平均数、标准差、百分位数

（秒）

性别	类别	年龄组（岁）	n	Mean	SD	P3	P10	P25	P50	P75	P90	P97
男	乡村	20~24	359	20.2	15.4	4.1	6.1	10.8	18.8	23.7	33.7	58.4
		25~29	360	18.9	11.9	4.6	6.0	11.0	18.4	22.5	30.3	50.9
		30~34	363	20.5	15.9	3.8	6.0	11.1	18.7	23.5	33.4	63.4
		35~39	364	19.5	17.1	4.0	5.4	10.0	18.0	23.0	30.5	63.0
		40~44	360	15.8	10.5	4.4	6.0	9.8	14.2	18.5	26.1	39.2
		45~49	359	15.1	9.7	4.2	5.9	9.3	13.6	18.4	23.5	35.0
		50~54	375	13.5	7.7	4.0	5.4	8.3	12.1	16.5	21.6	31.1
		55~59	412	12.4	6.4	3.6	4.8	8.1	12.0	15.0	20.4	27.2
	城镇体力	20~24	825	25.9	24.7	4.2	7.5	13.0	20.0	28.7	49.0	83.3
		25~29	871	25.1	22.5	4.1	6.7	12.7	19.9	28.6	47.2	83.0
		30~34	1052	24.4	20.4	3.7	6.1	11.7	19.6	30.8	49.1	73.0
		35~39	1033	21.6	17.1	4.1	6.1	10.9	17.8	25.9	41.5	64.7
		40~44	921	18.9	16.4	3.9	6.0	10.5	14.5	21.9	34.1	55.9
		45~49	976	17.4	13.8	3.9	5.3	10.0	14.0	20.0	30.8	57.2
		50~54	1040	15.1	11.3	3.5	4.8	8.7	12.7	17.7	27.2	44.3
		55~59	960	13.7	11.3	3.5	4.6	7.9	11.7	15.5	25.2	34.6
	城镇非体力	20~24	883	24.8	19.9	4.8	7.3	12.9	19.8	28.3	50.2	74.4
		25~29	996	28.1	28.5	4.5	6.9	12.4	19.2	32.5	62.2	103.9
		30~34	1095	27.3	25.3	4.4	6.4	11.0	19.3	34.6	58.1	89.2
		35~39	1029	23.2	21.1	4.0	5.7	10.6	18.4	28.8	45.0	73.1
		40~44	911	20.7	18.1	3.9	5.6	10.5	16.1	23.7	38.9	72.2
		45~49	884	17.4	15.0	3.7	5.0	9.3	13.2	20.2	32.2	60.0
		50~54	885	14.9	11.5	3.6	5.1	8.5	12.4	17.6	25.8	38.9
		55~59	942	13.3	9.9	3.5	4.4	6.9	11.6	15.7	23.5	33.5

（续表）

性别	类别	年龄组（岁）	n	Mean	SD	P3	P10	P25	P50	P75	P90	P97
女	乡村	20~24	353	18.2	11.0	4.4	6.7	11.2	17.2	21.8	28.6	40.0
		25~29	366	20.5	14.4	4.4	7.3	12.5	18.3	23.4	34.7	60.0
		30~34	388	22.4	19.3	3.8	6.0	12.7	18.3	25.1	42.0	79.5
		35~39	398	21.8	18.0	4.2	6.9	12.2	18.3	24.8	35.4	78.1
		40~44	400	18.8	14.7	3.9	5.8	10.1	15.1	22.2	35.5	55.4
		45~49	443	18.9	15.9	4.1	5.8	9.9	15.1	22.6	33.9	61.2
		50~54	504	16.4	12.0	4.1	5.4	8.8	13.2	20.1	29.9	49.1
		55~59	577	13.3	11.7	3.6	4.3	6.9	10.7	16.4	22.5	39.8
	城镇体力	20~24	720	26.4	25.4	4.6	8.1	13.8	18.6	29.0	52.2	102.7
		25~29	799	28.6	29.3	4.8	7.6	13.3	18.6	32.3	62.2	107.0
		30~34	941	26.9	24.9	3.9	7.1	12.2	18.9	32.0	59.7	88.5
		35~39	1094	23.6	20.8	4.4	6.6	11.5	17.6	28.3	49.4	74.1
		40~44	1045	21.2	21.0	3.9	6.1	9.9	13.6	25.7	44.5	70.3
		45~49	1111	18.9	17.9	3.7	5.3	9.3	13.3	21.4	36.4	65.7
		50~54	976	15.0	13.0	3.4	4.8	7.1	11.4	17.8	29.6	49.1
		55~59	1247	12.4	9.5	3.4	4.1	5.8	10.2	15.2	23.3	37.2
	城镇非体力	20~24	800	28.6	28.7	5.2	8.1	13.4	19.0	32.0	63.6	113.6
		25~29	952	31.8	31.3	5.4	9.4	14.7	19.8	36.0	67.7	117.8
		30~34	1331	30.2	26.9	4.7	8.1	13.5	20.2	37.8	63.7	100.2
		35~39	1297	26.8	24.4	4.1	6.3	11.9	18.5	33.9	58.9	91.0
		40~44	1125	23.5	22.2	3.8	6.0	10.2	16.4	29.1	49.9	78.6
		45~49	1279	22.7	21.4	4.1	6.0	10.4	16.1	28.3	45.2	72.7
		50~54	1187	19.0	16.6	3.7	5.7	9.0	13.6	22.2	39.6	62.4
		55~59	1465	15.1	14.2	3.5	4.6	7.4	11.2	17.3	28.2	49.3

表3-2-48　北京市城乡成年人选择反应时样本量、平均数、标准差、百分位数

（秒）

性别	类别	年龄组（岁）	n	Mean	SD	P3	P10	P25	P50	P75	P90	P97
男	乡村	20~24	359	0.5	0.1	0.4	0.4	0.5	0.5	0.6	0.7	0.7
		25~29	360	0.5	0.1	0.4	0.5	0.5	0.5	0.6	0.6	0.7
		30~34	363	0.6	0.1	0.4	0.5	0.5	0.6	0.6	0.7	0.7
		35~39	364	0.6	0.1	0.4	0.5	0.5	0.6	0.6	0.7	0.7
		40~44	360	0.6	0.1	0.4	0.5	0.5	0.6	0.6	0.7	0.8
		45~49	359	0.6	0.1	0.5	0.5	0.5	0.6	0.7	0.7	0.8
		50~54	375	0.6	0.1	0.5	0.5	0.6	0.6	0.7	0.8	0.9
		55~59	412	0.7	0.1	0.5	0.6	0.6	0.7	0.7	0.9	0.9
	城镇体力	20~24	825	0.5	0.1	0.4	0.5	0.5	0.5	0.6	0.6	0.7
		25~29	871	0.5	0.1	0.4	0.5	0.5	0.5	0.6	0.6	0.7
		30~34	1052	0.6	0.1	0.4	0.5	0.5	0.5	0.6	0.7	0.7
		35~39	1033	0.6	0.1	0.4	0.5	0.5	0.5	0.6	0.7	0.7
		40~44	921	0.6	0.1	0.5	0.5	0.5	0.6	0.6	0.7	0.8
		45~49	976	0.6	0.1	0.5	0.5	0.5	0.6	0.7	0.7	0.8
		50~54	1040	0.6	0.1	0.5	0.5	0.6	0.6	0.7	0.8	0.9
		55~59	960	0.6	0.1	0.5	0.5	0.6	0.6	0.7	0.8	0.9
	城镇非体力	20~24	883	0.5	0.1	0.4	0.5	0.5	0.5	0.6	0.6	0.7
		25~29	996	0.5	0.1	0.4	0.5	0.5	0.5	0.6	0.6	0.7
		30~34	1095	0.5	0.1	0.4	0.5	0.5	0.5	0.6	0.6	0.7
		35~39	1029	0.6	0.1	0.4	0.5	0.5	0.5	0.6	0.7	0.7
		40~44	911	0.6	0.1	0.4	0.5	0.5	0.6	0.6	0.7	0.7
		45~49	884	0.6	0.1	0.5	0.5	0.5	0.6	0.6	0.7	0.8
		50~54	885	0.6	0.1	0.5	0.5	0.5	0.6	0.7	0.7	0.8
		55~59	942	0.6	0.1	0.5	0.5	0.6	0.6	0.7	0.8	0.9

（续表）

性别	类别	年龄组（岁）	n	Mean	SD	P3	P10	P25	P50	P75	P90	P97
女	乡村	20~24	353	0.6	0.1	0.4	0.5	0.5	0.6	0.6	0.7	0.7
		25~29	366	0.6	0.1	0.4	0.5	0.5	0.6	0.6	0.7	0.7
		30~34	388	0.6	0.1	0.5	0.5	0.5	0.6	0.6	0.7	0.8
		35~39	398	0.6	0.1	0.5	0.5	0.5	0.6	0.6	0.7	0.8
		40~44	400	0.6	0.1	0.5	0.5	0.6	0.6	0.7	0.7	0.8
		45~49	443	0.6	0.1	0.5	0.5	0.6	0.6	0.7	0.8	0.9
		50~54	504	0.7	0.1	0.5	0.5	0.6	0.7	0.7	0.8	1.0
		55~59	577	0.7	0.1	0.5	0.6	0.6	0.7	0.8	0.9	1.0
	城镇体力	20~24	720	0.6	0.1	0.4	0.5	0.5	0.5	0.6	0.7	0.7
		25~29	799	0.6	0.1	0.4	0.5	0.5	0.6	0.6	0.7	0.7
		30~34	941	0.6	0.1	0.5	0.5	0.5	0.6	0.6	0.7	0.7
		35~39	1094	0.6	0.1	0.5	0.5	0.5	0.6	0.6	0.7	0.8
		40~44	1045	0.6	0.1	0.5	0.5	0.6	0.6	0.7	0.7	0.8
		45~49	1111	0.6	0.1	0.5	0.5	0.6	0.6	0.7	0.7	0.8
		50~54	976	0.6	0.1	0.5	0.5	0.6	0.6	0.7	0.8	0.8
		55~59	1247	0.6	0.1	0.5	0.5	0.6	0.6	0.7	0.8	0.9
	城镇非体力	20~24	800	0.6	0.1	0.4	0.5	0.5	0.6	0.6	0.7	0.7
		25~29	952	0.6	0.1	0.4	0.5	0.5	0.6	0.6	0.7	0.7
		30~34	1331	0.6	0.1	0.5	0.5	0.5	0.50	0.6	0.7	0.8
		35~39	1297	0.6	0.1	0.5	0.5	0.5	0.6	0.6	0.7	0.7
		40~44	1125	0.6	0.1	0.5	0.5	0.5	0.6	0.6	0.7	0.8
		45~49	1279	0.6	0.1	0.5	0.5	0.6	0.6	0.7	0.7	0.8
		50~54	1187	0.6	0.1	0.5	0.5	0.6	0.6	0.7	0.8	0.9
		55~59	1465	0.6	0.1	0.5	0.5	0.6	0.6	0.7	0.8	0.9

三、老年人（60~79岁）

（一）北京市老年人监测指标统计结果

表3-3-1 北京市老年人身高样本量、平均数、标准差、百分位数

（厘米）

性别	年龄组（岁）	n	Mean	SD	P3	P10	P25	P50	P75	P90	P97
男	60~64	2290	166.3	49.2	156.7	160.7	164.4	168.5	172.3	175.5	178.7
	65~69	2354	167.7	24.8	157.1	160.7	164.4	168.3	172.1	175.4	178.5
	70~74	1608	165.9	41.6	155.4	159.7	163.5	167.6	171.4	174.9	177.9
	75~79	1302	164.7	56.3	156.1	159.4	163.4	167.6	171.1	174.8	178.0
女	60~64	4115	155.1	51.3	147.5	150.4	153.6	157.2	160.8	164.2	167.6
	65~69	3644	154.2	54.4	146.3	149.6	152.9	156.5	160.5	163.9	167.2
	70~74	1918	152.3	64.8	145.3	148.9	152.0	155.6	159.7	163.2	167.0
	75~79	1345	154.8	45.1	143.9	148.0	152.1	156.5	161.0	164.9	168.4

表3-3-2 北京市老年人体重样本量、平均数、标准差、百分位数

（千克）

性别	年龄组（岁）	n	Mean	SD	P3	P10	P25	P50	P75	P90	P97
男	60~64	2290	73.3	10.1	55.9	60.7	66.6	72.8	79.6	86.5	93.2
	65~69	2354	73.4	9.8	55.9	61.1	67.2	73.3	79.4	85.6	92.5
	70~74	1608	72.0	9.6	54.8	60.2	65.4	71.4	78.1	84.2	91.5
	75~79	1302	70.6	9.5	52.6	58.4	64.5	70.6	76.2	82.0	88.7
女	60~64	4115	63.5	8.8	48.2	53.0	57.6	62.9	68.9	74.9	81.6
	65~69	3644	63.5	8.9	48.5	53.2	57.6	62.8	68.9	74.9	82.4
	70~74	1918	62.8	8.8	47.7	51.9	57.0	62.4	68.1	73.7	81.3
	75~79	1345	62.6	8.8	46.0	51.4	56.9	62.1	68.6	73.9	80.4

表3-3-3　北京市老年人腰围样本量、平均数、标准差、百分位数

（厘米）

性别	年龄组（岁）	n	Mean	SD	P3	P10	P25	P50	P75	P90	P97
男	60~64	2290	91.0	9.4	73.4	79.4	84.8	90.9	97.1	103.1	108.8
	65~69	2354	91.7	9.5	72.4	79.5	85.8	92.1	97.8	103.0	109.5
	70~74	1608	91.2	9.7	72.5	79.2	85.1	91.0	97.6	103.5	109.7
	75~79	1302	90.6	9.4	73.0	78.8	84.1	90.6	96.7	102.2	108.6
女	60~64	4115	85.6	9.3	68.7	74.0	79.4	85.3	92.0	97.4	102.9
	65~69	3644	87.0	9.6	69.6	75.1	80.5	86.8	93.3	99.3	105.5
	70~74	1918	88.1	10.2	68.9	75.2	81.2	88.0	94.9	101.4	107.5
	75~79	1345	88.4	10.1	70.8	75.1	81.2	88.2	95.2	101.9	107.6

表3-3-4　北京市老年人臀围样本量、平均数、标准差、百分位数

（厘米）

性别	年龄组（岁）	n	Mean	SD	P3	P10	P25	P50	P75	P90	P97
男	60~64	2290	98.8	7.7	83.5	89.6	94.2	98.6	103.3	108.1	113.2
	65~69	2354	99.2	7.5	83.7	90.0	94.9	99.4	103.8	108.3	113.3
	70~74	1608	99.4	7.7	84.0	90.4	95.1	99.5	103.8	108.6	114.5
	75~79	1302	99.5	7.9	84.4	89.8	94.8	99.4	104.4	109.5	114.2
女	60~64	4115	97.1	7.5	83.1	87.7	92.2	97.0	101.8	106.6	111.6
	65~69	3644	97.4	7.9	82.9	87.9	92.3	97.3	102.3	107.3	113.0
	70~74	1918	98.3	8.3	82.4	88.0	92.9	98.3	103.4	108.8	114.2
	75~79	1345	98.6	8.5	83.4	88.2	92.8	98.4	103.9	110.0	115.8

表3-3-5　北京市老年人肺活量样本量、平均数、标准差、百分位数

（毫升）

性别	年龄组（岁）	n	Mean	SD	P3	P10	P25	P50	P75	P90	P97
男	60~64	2290	2714.0	683.4	1420.0	1842.0	2294.0	2752.0	3102.0	3494.0	3992.0
	65~69	2354	2600.2	679.7	1292.0	1747.0	2163.0	2622.0	3005.0	3423.0	3908.0
	70~74	1608	2420.8	637.2	1276.0	1606.0	2003.0	2448.0	2766.0	3220.0	3677.0
	75~79	1302	2297.7	624.0	1192.0	1472.0	1862.0	2356.0	2644.0	3005.0	3533.0
女	60~64	4115	1887.0	520.6	953.0	1221.0	1534.0	1886.0	2208.0	2519.0	2879.0
	65~69	3644	1800.4	517.4	918.0	1152.0	1459.0	1786.0	2080.0	2422.0	2809.0
	70~74	1918	1693.6	478.6	842.0	1104.0	1371.0	1675.0	1964.0	2300.0	2731.0
	75~79	1345	1710.1	496.8	830.0	1131.0	1400.0	1670.0	1956.0	2353.0	2781.0

表3-3-6 北京市老年人2分钟原地高抬腿样本量、平均数、标准差、百分位数

（次）

性别	年龄组（岁）	n	Mean	SD	P3	P10	P25	P50	P75	P90	P97
男	60~64	2290	44.8	16.2	19.5	27.5	34.5	42.0	52.0	67.0	81.5
	65~69	2354	43.0	16.2	18.5	25.0	33.0	40.0	50.5	64.5	78.5
	70~74	1608	41.9	17.0	16.5	24.0	32.0	39.0	48.5	62.0	84.0
	75~79	1302	40.0	15.5	17.0	24.0	30.5	36.5	46.5	59.5	76.0
女	60~64	4115	50.6	20.6	20.5	28.0	35.5	47.0	62.0	79.0	98.0
	65~69	3644	47.5	20.3	18.0	25.0	33.5	43.5	58.5	75.0	95.5
	70~74	1918	43.3	18.5	15.5	23.0	31.5	38.5	53.5	68.5	88.0
	75~79	1345	39.5	17.1	16.0	22.0	28.5	35.5	47.0	63.5	78.5

表3-3-7 北京市老年人握力样本量、平均数、标准差、百分位数

（千克）

性别	年龄组（岁）	n	Mean	SD	P3	P10	P25	P50	P75	P90	P97
男	60~64	2290	39.1	7.3	25.2	29.7	34.4	39.6	43.9	47.9	52.1
	65~69	2354	38.0	7.2	24.9	29.0	33.4	38.6	42.8	46.8	50.8
	70~74	1608	35.2	7.1	21.1	25.8	30.8	35.9	40.1	43.6	47.9
	75~79	1302	33.9	7.1	20.0	24.2	29.2	34.4	38.7	42.1	46.3
女	60~64	4115	25.2	4.9	16.2	19.1	21.9	25.0	28.2	31.3	34.7
	65~69	3644	24.1	4.8	15.3	18.1	21.0	24.1	27.1	30.0	33.4
	70~74	1918	23.6	5.0	15.0	17.4	20.3	23.3	26.3	30.0	34.1
	75~79	1345	23.7	5.3	14.0	17.2	20.3	23.7	26.7	29.9	34.9

表3-3-8 北京市老年人30秒坐站样本量、平均数、标准差、百分位数

（次）

性别	年龄组（岁）	n	Mean	SD	P3	P10	P25	P50	P75	P90	P97
男	60~64	2290	12.3	3.4	7.0	8.0	10.0	12.0	14.0	17.0	20.0
	65~69	2354	11.9	3.4	7.0	8.0	9.0	12.0	14.0	16.0	19.0
	70~74	1608	11.6	3.5	6.0	8.0	9.0	11.0	13.0	16.0	19.0
	75~79	1302	11.0	3.4	6.0	7.0	9.0	10.0	13.0	16.0	19.0
女	60~64	4115	12.3	3.9	6.0	8.0	10.0	12.0	15.0	17.0	20.0
	65~69	3644	11.6	3.6	5.0	7.0	9.0	12.0	14.0	16.0	19.0
	70~74	1918	11.0	3.4	4.0	7.0	9.0	11.0	13.0	15.0	18.0
	75~79	1345	10.6	3.5	5.0	7.0	8.0	10.0	13.0	15.0	18.0

表3-3-9　北京市老年人闭眼单脚站立样本量、平均数、标准差、百分位数

（厘米）

性别	年龄组（岁）	n	Mean	SD	P3	P10	P25	P50	P75	P90	P97
男	60~64	2290	11.2	8.7	2.9	3.8	6.0	8.9	13.2	21.4	32.2
	65~69	2354	10.4	8.5	2.8	3.6	5.4	8.4	12.3	18.0	32.5
	70~74	1608	9.1	7.1	2.6	3.5	5.0	6.8	10.9	16.6	30.1
	75~79	1302	8.6	6.3	3.0	3.6	5.1	6.5	9.7	16.3	25.0
女	60~64	4115	12.1	10.4	2.9	3.8	5.6	9.2	14.9	23.9	36.0
	65~69	3644	10.6	8.8	2.8	3.6	5.2	8.2	12.8	20.5	30.3
	70~74	1918	8.6	6.7	2.7	3.6	4.8	6.6	10.2	16.0	23.4
	75~79	1345	8.0	5.3	2.8	3.6	4.7	6.2	9.2	14.2	22.7

表3-3-10　北京市老年人选择反应时样本量、平均数、标准差、百分位数

（秒）

性别	年龄组（岁）	n	Mean	SD	P3	P10	P25	P50	P75	P90	P97
男	60~64	2290	0.67	0.13	0.50	0.54	0.59	0.65	0.74	0.83	0.96
	65~69	2354	0.69	0.13	0.51	0.56	0.60	0.66	0.75	0.85	0.97
	70~74	1608	0.71	0.15	0.52	0.56	0.61	0.68	0.77	0.88	1.07
	75~79	1302	0.71	0.16	0.53	0.56	0.61	0.68	0.78	0.90	1.11
女	60~64	4115	0.68	0.12	0.51	0.55	0.60	0.66	0.74	0.83	0.96
	65~69	3644	0.70	0.13	0.52	0.56	0.61	0.68	0.76	0.86	1.01
	70~74	1918	0.73	0.15	0.54	0.57	0.62	0.70	0.80	0.92	1.11
	75~79	1345	0.73	0.16	0.54	0.58	0.62	0.68	0.79	0.94	1.14

表3-3-11　北京市老年人收缩压样本量、平均数、标准差、百分位数

（毫米汞柱）

性别	年龄组（岁）	n	Mean	SD	P3	P10	P25	P50	P75	P90	P97
男	60~64	2290	139	17	108	118	127	138	150	161	173
	65~69	2354	141	17	109	119	130	141	152	162	174
	70~74	1608	142	17	110	119	130	141	152	163	175
	75~79	1302	138	18	108	116	126	138	149	162	175
女	60~64	4115	137	16	107	116	126	137	147	157	169
	65~69	3644	140	16	109	120	130	141	151	161	172
	70~74	1918	142	17	109	120	130	142	152	163	175
	75~79	1345	140	19	106	117	127	140	153	163	175

表3-3-12 北京市老年人舒张压样本量、平均数、标准差、百分位数

（毫米汞柱）

性别	年龄组（岁）	n	Mean	SD	P3	P10	P25	P50	P75	P90	P97
男	60~64	2290	83	11	62	69	75	82	90	97	105
	65~69	2354	82	11	60	67	74	82	89	96	104
	70~74	1608	81	12	59	66	73	81	88	96	102
	75~79	1302	79	11	58	65	72	79	86	93	99
女	60~64	4115	79	10	59	66	72	78	85	92	99
	65~69	3644	78	10	60	66	71	78	85	92	99
	70~74	1918	78	11	59	64	70	77	85	92	99
	75~79	1345	78	11	59	65	71	78	85	92	100

表3-3-13 北京市老年人安静脉搏（心率）样本量、平均数、标准差、百分位数

（次/分）

性别	年龄组（岁）	n	Mean	SD	P3	P10	P25	P50	P75	P90	P97
男	60~64	2290	79	11	61	65	71	79	87	95	102
	65~69	2354	78	11	59	65	71	78	86	94	100
	70~74	1608	79	11	61	65	71	79	87	95	102
	75~79	1302	79	11	61	65	71	79	87	95	100
女	60~64	4115	79	11	61	65	71	78	86	94	101
	65~69	3644	79	11	61	66	71	79	87	94	100
	70~74	1918	79	11	61	67	72	79	86	94	102
	75~79	1345	80	11	61	66	72	79	88	95	102

表3-3-14 北京市老年人坐位体前屈样本量、平均数、标准差、百分位数

（厘米）

性别	年龄组（岁）	n	Mean	SD	P3	P10	P25	P50	P75	P90	P97
男	60~64	2290	4.7	8.7	−12.4	−6.6	−0.1	4.7	10.2	15.5	21.4
	65~69	2354	4.3	8.6	−13.7	−7.0	−0.5	4.4	9.7	14.9	20.4
	70~74	1608	2.6	8.7	−14.3	−9.0	−2.8	2.9	8.4	13.9	18.2
	75~79	1302	1.6	8.2	−14.5	−9.5	−3.1	2.0	6.6	11.6	17.3
女	60~64	4115	8.9	8.3	−8.1	−1.0	4.2	8.9	14.3	19.3	23.6
	65~69	3644	7.9	8.3	−10.3	−2.0	3.4	8.0	13.4	17.9	22.3
	70~74	1918	5.8	8.6	−11.6	−4.6	0.6	6.1	11.6	16.2	20.7
	75~79	1345	3.8	7.6	−10.5	−5.8	−1.0	4.3	8.4	13.6	18.5

表3-3-15　北京市老年人体脂率样本量、平均数、标准差、百分位数

（％）

性别	年龄组（岁）	n	Mean	SD	P3	P10	P25	P50	P75	P90	P97
男	60~64	2290	25.3	5.6	13.3	17.7	22.0	25.8	29.2	31.9	34.9
	65~69	2354	25.5	5.4	13.6	18.4	22.5	25.9	29.2	31.8	34.8
	70~74	1608	25.6	5.8	13.0	17.9	22.2	26.0	29.5	32.4	35.8
	75~79	1302	25.4	6.0	12.5	17.5	21.6	25.9	29.8	32.7	35.8
女	60~64	4115	33.9	4.9	24.0	28.1	31.2	34.4	37.1	39.6	41.9
	65~69	3644	34.2	4.8	24.3	28.4	31.5	34.6	37.5	39.8	42.2
	70~74	1918	34.1	5.1	23.1	27.7	31.4	34.6	37.6	40.0	42.4
	75~79	1345	33.5	6.0	19.7	25.9	30.8	34.5	37.6	40.1	42.3

表3-3-16　北京市老年人BMI样本量、平均数、标准差、百分位数

（千克/米²）

性别	年龄组（岁）	n	Mean	SD	P3	P10	P25	P50	P75	P90	P97
男	60~64	2290	25.9	3.3	20.0	21.9	23.7	25.8	28.0	29.9	32.4
	65~69	2354	26.0	3.1	20.1	22.2	23.9	25.9	28.0	29.9	32.1
	70~74	1608	25.7	3.2	19.9	21.8	23.5	25.5	27.6	29.6	31.8
	75~79	1302	25.2	3.2	19.2	21.1	23.2	25.2	27.2	29.2	31.4
女	60~64	4115	25.6	3.5	19.6	21.6	23.3	25.5	27.8	30.1	32.5
	65~69	3644	25.8	3.6	20.0	21.7	23.5	25.7	28.0	30.4	33.1
	70~74	1918	25.8	3.7	19.8	21.7	23.5	25.7	27.8	30.3	33.2
	75~79	1345	25.6	3.7	19.3	21.2	23.2	25.4	27.8	30.3	33.0

表3-3-17　北京市老年人体重/身高×1000样本量、平均数、标准差、百分位数

性别	年龄组（岁）	n	Mean	SD	P3	P10	P25	P50	P75	P90	P97
男	60~64	2290	435.3	56.2	335.1	368.3	399.6	432.9	469.8	505.3	543.4
	65~69	2354	436.3	53.6	339.0	369.3	401.4	434.9	469.5	504.7	538.1
	70~74	1608	429.9	53.1	334.5	362.8	393.2	427.1	463.4	497.6	532.1
	75~79	1302	421.8	53.3	322.4	356.6	387.1	422.2	454.3	486.0	524.7
女	60~64	4115	403.0	54.5	309.2	341.1	367.0	400.1	435.4	471.6	509.8
	65~69	3644	404.5	56.8	311.8	341.4	368.5	401.4	437.1	474.7	515.0
	70~74	1918	401.5	57.6	307.6	339.7	367.1	399.3	432.4	471.9	513.8
	75~79	1345	399.4	56.0	301.2	332.6	365.0	396.4	435.3	471.1	509.2

表3-3-18 北京市老年人腰围/身高×100样本量、平均数、标准差、百分位数

性别	年龄组（岁）	n	Mean	SD	P3	P10	P25	P50	P75	P90	P97
男	60~64	2290	54.0	6.2	43.2	47.1	50.4	54.0	57.9	61.2	64.7
	65~69	2354	54.5	5.7	43.3	47.3	51.1	54.7	58.2	61.6	65.4
	70~74	1608	54.5	6.3	43.4	47.5	50.7	54.4	58.4	62.0	65.2
	75~79	1302	54.2	6.2	43.3	46.6	50.1	54.2	58.1	61.7	65.6
女	60~64	4115	54.4	6.6	43.5	46.9	50.1	54.3	58.7	62.4	66.2
	65~69	3644	55.4	6.9	44.1	47.9	51.4	55.3	59.8	63.6	67.7
	70~74	1918	56.4	7.5	43.8	47.9	51.8	56.4	60.9	65.3	69.6
	75~79	1345	56.5	7.6	44.3	47.5	51.4	56.1	61.3	66.4	70.0

表3-3-19 北京市老年人臀围/身高×100样本量、平均数、标准差、百分位数

性别	年龄组（岁）	n	Mean	SD	P3	P10	P25	P50	P75	P90	P97
男	60~64	2290	58.6	5.5	49.4	53.1	55.9	58.6	61.5	64.5	67.9
	65~69	2354	59.0	4.5	50.1	53.5	56.3	59.0	61.9	64.6	67.9
	70~74	1608	59.3	5.3	50.3	54.1	56.6	59.3	62.3	65.2	68.4
	75~79	1302	59.5	5.3	50.5	53.6	56.3	59.4	62.6	65.9	69.1
女	60~64	4115	61.6	5.8	52.6	55.7	58.4	61.6	64.8	67.9	71.7
	65~69	3644	62.1	6.3	52.4	55.8	58.8	62.0	65.4	68.8	72.6
	70~74	1918	62.9	6.7	52.7	56.1	59.4	62.9	66.5	70.3	74.2
	75~79	1345	63.0	6.8	52.0	55.6	59.0	62.7	67.2	71.4	75.0

表3-3-20 北京市老年人腰臀比样本量、平均数、标准差、百分位数

性别	年龄组（岁）	n	Mean	SD	P3	P10	P25	P50	P75	P90	P97
男	60~64	2290	0.92	0.06	0.81	0.85	0.88	0.92	0.96	1.00	1.03
	65~69	2354	0.92	0.06	0.81	0.85	0.89	0.92	0.96	1.00	1.04
	70~74	1608	0.92	0.06	0.80	0.85	0.88	0.91	0.96	1.00	1.04
	75~79	1302	0.91	0.06	0.78	0.83	0.87	0.91	0.94	0.99	1.04
女	60~64	4115	0.88	0.06	0.77	0.80	0.84	0.88	0.92	0.96	1.01
	65~69	3644	0.89	0.07	0.78	0.81	0.85	0.89	0.94	0.98	1.03
	70~74	1918	0.90	0.07	0.77	0.81	0.85	0.89	0.94	0.98	1.03
	75~79	1345	0.90	0.06	0.77	0.82	0.86	0.90	0.94	0.97	1.02

表3-3-21　北京市老年人肺活量指数样本量、平均数、标准差、百分位数

性别	年龄组（岁）	n	Mean	SD	P3	P10	P25	P50	P75	P90	P97
男	60~64	2290	16.1	4.0	8.3	11.0	13.7	16.3	18.3	20.7	23.4
	65~69	2354	15.5	4.0	7.7	10.4	12.9	15.6	17.9	20.2	22.9
	70~74	1608	14.4	3.8	7.6	9.5	12.1	14.6	16.5	19.1	21.7
	75~79	1302	13.7	3.7	7.1	8.8	11.2	14.0	15.7	17.8	20.6
女	60~64	4115	12.0	3.3	6.1	7.8	9.8	12.0	14.0	15.8	18.0
	65~69	3644	11.5	3.3	5.9	7.4	9.3	11.4	13.2	15.3	17.6
	70~74	1918	10.8	3.0	5.5	7.1	8.8	10.7	12.6	14.6	17.1
	75~79	1345	10.9	3.1	5.3	7.3	9.0	10.7	12.4	15.0	17.3

（二）北京市城镇、乡村老年人监测指标统计结果

表3-3-22　北京市城乡老年人身高样本量、平均数、标准差、百分位数

（厘米）

性别	城乡	年龄组（岁）	n	Mean	SD	P3	P10	P25	P50	P75	P90	P97
男	乡村	60~64	410	167.8	5.9	156.9	160.3	164.1	167.7	171.4	175.7	178.2
		65~69	388	167.7	6.2	156.6	159.9	163.6	168.3	171.7	175.1	178.5
		70~74	300	166.6	5.9	155.0	158.9	162.6	166.8	170.8	173.9	176.3
		75~79	288	167.2	5.8	155.7	159.3	163.4	167.5	171.4	174.3	177.6
	城镇	60~64	1880	165.9	54.2	156.7	160.9	164.5	168.6	172.4	175.5	178.8
		65~69	1966	167.7	26.9	157.5	161.0	164.4	168.4	172.2	175.4	178.6
		70~74	1308	165.8	46.0	155.6	159.9	163.6	167.8	171.5	175.2	178.1
		75~79	1014	163.9	63.7	156.2	159.4	163.4	167.6	171.0	174.8	178.3
女	乡村	60~64	541	154.1	50.0	145.4	149.4	152.5	156.0	160.1	163.4	167.5
		65~69	450	156.8	6.0	145.7	149.4	152.5	156.5	160.9	164.9	167.8
		70~74	321	156.2	6.5	144.2	148.6	151.6	155.8	160.8	164.6	168.6
		75~79	291	148.5	95.9	141.9	147.7	152.1	156.8	160.8	164.2	167.8
	城镇	60~64	3574	155.2	51.5	147.8	150.6	153.8	157.3	161.0	164.3	167.6
		65~69	3194	153.8	58.1	146.3	149.6	152.9	156.6	160.3	163.8	167.1
		70~74	1597	151.5	70.9	145.7	148.9	152.0	155.5	159.5	163.0	166.4
		75~79	1054	156.6	6.7	144.3	148.2	152.1	156.4	161.1	165.2	168.5

表3-3-23　北京市城乡老年人体重样本量、平均数、标准差、百分位数

（千克）

性别	城乡	年龄组（岁）	n	Mean	SD	P3	P10	P25	P50	P75	P90	P97
男	乡村	60~64	410	72.8	9.4	56.6	60.9	66.7	71.7	78.7	85.0	93.2
		65~69	388	72.8	10.2	53.9	60.7	66.4	72.4	79.1	85.5	92.5
		70~74	300	70.9	9.7	53.3	58.8	64.0	70.5	77.7	83.8	87.5
		75~79	288	71.2	10.0	52.3	58.3	64.2	71.0	79.1	83.8	89.7
	城镇	60~64	1880	73.5	10.3	55.6	60.7	66.5	72.9	79.7	87.0	93.2
		65~69	1966	73.5	9.7	56.3	61.2	67.4	73.5	79.5	85.6	92.6
		70~74	1308	72.3	9.6	55.2	60.4	65.7	71.8	78.3	84.3	91.8
		75~79	1014	70.5	9.3	53.0	58.7	64.6	70.6	75.8	81.2	88.4
女	乡村	60~64	541	63.9	8.6	49.4	54.3	58.1	63.0	69.1	75.3	81.0
		65~69	450	65.1	9.4	49.9	54.0	58.7	64.7	70.5	76.5	84.2
		70~74	321	63.1	8.4	47.9	53.1	57.9	63.3	68.0	73.8	79.5
		75~79	291	62.8	8.8	45.7	50.8	56.8	63.1	69.3	73.1	81.4
	城镇	60~64	3574	63.4	8.8	48.1	52.9	57.5	62.9	68.8	74.8	81.7
		65~69	3194	63.3	8.8	48.4	53.1	57.5	62.6	68.5	74.6	81.6
		70~74	1597	62.7	8.9	47.3	51.7	56.9	62.3	68.1	73.7	81.8
		75~79	1054	62.6	8.8	46.0	51.8	56.9	61.8	68.5	74.2	80.4

表3-3-24　北京市城乡老年人BMI样本量、平均数、标准差、百分位数

（千克/米²）

性别	城乡	年龄组（岁）	n	Mean	SD	P3	P10	P25	P50	P75	P90	P97
男	乡村	60~64	410	25.9	3.3	20.4	21.7	23.4	25.8	27.9	30.2	32.6
		65~69	388	25.9	3.2	19.9	22.0	23.7	25.7	27.9	29.9	32.0
		70~74	300	25.5	3.3	19.8	21.6	23.3	25.3	27.6	29.8	31.3
		75~79	288	25.4	3.4	19.7	21.3	23.2	25.2	27.6	29.6	32.3
	城镇	60~64	1880	25.9	3.3	20.0	21.9	23.8	25.8	28.0	29.9	32.3
		65~69	1966	26.0	3.1	20.2	22.2	24.0	26.0	28.0	29.9	32.1
		70~74	1308	25.7	3.1	20.0	21.9	23.6	25.6	27.6	29.6	31.9
		75~79	1014	25.2	3.2	19.2	21.0	23.2	25.2	27.2	29.1	31.3

（续表）

性别	城乡	年龄组（岁）	n	Mean	SD	P3	P10	P25	P50	P75	P90	P97
女	乡村	60~64	541	26.2	3.5	20.4	22.1	23.8	26.0	28.5	30.6	32.6
		65~69	450	26.5	3.6	20.4	22.3	24.1	26.1	28.7	30.9	33.6
		70~74	321	25.9	3.5	19.9	21.8	23.6	25.7	28.2	30.3	33.2
		75~79	291	25.5	4.1	18.1	20.7	23.3	25.8	28.0	29.8	32.5
	城镇	60~64	3574	25.6	3.5	19.5	21.5	23.3	25.4	27.7	30.0	32.5
		65~69	3194	25.8	3.6	20.0	21.6	23.4	25.6	27.9	30.3	33.0
		70~74	1597	25.8	3.7	19.8	21.7	23.5	25.6	27.7	30.3	33.2
		75~79	1054	25.6	3.5	19.5	21.2	23.1	25.2	27.8	30.3	33.0

表3-3-25 北京市城乡老年人体重/身高×1000样本量、平均数、标准差、百分位数

性别	城乡	年龄组（岁）	n	Mean	SD	P3	P10	P25	P50	P75	P90	P97
男	乡村	60~64	410	433.7	53.3	340.0	368.4	396.9	429.4	466.5	502.0	542.0
		65~69	388	434.0	55.5	336.4	365.8	398.0	430.7	470.8	504.5	538.4
		70~74	300	425.2	54.9	326.4	355.1	386.1	422.0	461.6	497.2	516.4
		75~79	288	425.2	56.3	321.5	358.9	386.1	422.1	462.7	495.3	536.9
	城镇	60~64	1880	435.6	56.8	334.6	368.2	400.1	433.5	470.1	505.6	543.4
		65~69	1966	436.7	53.2	339.0	370.2	402.0	436.7	469.3	504.7	538.1
		70~74	1308	430.9	52.6	335.3	366.8	394.3	428.7	463.9	498.0	534.6
		75~79	1014	420.8	52.4	322.4	355.9	387.6	422.3	452.4	482.2	522.0
女	乡村	60~64	541	408.2	54.8	322.6	349.6	371.0	403.9	443.1	477.5	506.6
		65~69	450	415.0	56.2	318.3	349.5	376.9	407.7	448.5	484.7	527.6
		70~74	321	404.3	51.2	309.8	344.7	367.9	403.2	433.1	474.0	508.2
		75~79	291	398.3	65.4	289.6	329.1	362.5	402.7	439.1	464.2	506.7
	城镇	60~64	3574	402.2	54.4	308.1	339.7	366.2	399.8	434.5	470.4	509.9
		65~69	3194	403.0	56.7	311.3	340.7	367.3	400.4	435.5	471.9	514.1
		70~74	1597	401.0	58.8	305.9	338.3	367.1	398.9	432.3	471.9	518.7
		75~79	1054	399.7	53.1	304.2	332.9	365.0	394.5	433.7	472.2	511.1

表3-3-26 北京市城乡老年人腰围样本量、平均数、标准差、百分位数

（厘米）

性别	城乡	年龄组（岁）	n	Mean	SD	P3	P10	P25	P50	P75	P90	P97
男	乡村	60~64	410	91.7	9.5	73.4	79.2	85.7	91.8	98.0	104.0	110.2
		65~69	388	92.5	9.5	72.6	80.0	87.1	92.6	98.9	103.5	110.9
		70~74	300	91.4	10.6	71.9	77.5	84.8	90.9	98.8	104.8	111.6
		75~79	288	91.1	9.1	72.4	79.2	84.5	92.2	96.5	101.7	105.9
	城镇	60~64	1880	90.8	9.3	73.4	79.4	84.5	90.8	96.8	102.9	108.4
		65~69	1966	91.5	9.5	72.3	79.4	85.6	91.9	97.6	102.9	109.4
		70~74	1308	91.2	9.5	73.1	80.0	85.2	91.0	97.4	103.3	108.9
		75~79	1014	90.4	9.4	73.0	78.1	84.0	90.4	96.8	102.3	108.9
女	乡村	60~64	541	87.8	8.9	72.1	76.6	81.3	87.6	94.1	99.2	104.8
		65~69	450	89.5	10.2	70.4	76.7	82.4	89.2	96.8	102.8	108.9
		70~74	321	89.3	10.3	70.3	77.1	82.3	88.9	96.4	102.6	108.3
		75~79	291	89.1	10.0	70.8	75.9	82.5	89.6	95.3	103.1	108.0
	城镇	60~64	3574	85.3	9.3	68.1	73.7	79.0	84.9	91.5	97.2	102.8
		65~69	3194	86.7	9.5	69.3	74.9	80.3	86.5	92.8	98.7	105.0
		70~74	1597	87.8	10.2	68.7	75.0	81.0	87.7	94.4	100.9	107.0
		75~79	1054	88.2	10.1	70.9	75.0	81.0	87.8	95.1	101.6	107.3

表3-3-27 北京市城乡老年人腰围/身高×100样本量、平均数、标准差、百分位数

性别	城乡	年龄组（岁）	n	Mean	SD	P3	P10	P25	P50	P75	P90	P97
男	乡村	60~64	410	54.7	6.0	43.3	47.1	50.5	54.7	59.0	62.1	65.8
		65~69	388	55.2	5.7	44.6	48.2	51.1	55.4	59.2	62.3	66.1
		70~74	300	54.9	6.4	42.8	47.6	50.5	54.7	59.0	63.6	66.1
		75~79	288	54.5	5.7	43.3	47.1	50.4	54.9	58.3	61.3	64.1
	城镇	60~64	1880	53.8	6.3	43.2	47.1	50.3	53.9	57.7	60.9	64.5
		65~69	1966	54.4	5.6	43.1	47.1	51.1	54.6	58.0	61.4	65.1
		70~74	1308	54.4	6.2	43.6	47.4	50.7	54.3	58.3	61.8	65.0
		75~79	1014	54.0	6.3	43.6	46.3	49.9	53.9	58.0	61.9	66.2

（续表）

性别	城乡	年龄组（岁）	n	Mean	SD	P3	P10	P25	P50	P75	P90	P97
女	乡村	60~64	541	56.1	6.6	45.5	48.8	51.9	56.2	60.4	64.2	67.5
		65~69	450	57.1	6.6	46.2	48.1	52.3	57.1	61.6	65.7	69.4
		70~74	321	57.3	7.0	44.1	48.8	52.3	56.6	62.3	66.8	70.4
		75~79	291	56.6	8.8	43.6	48.0	52.0	56.8	61.6	66.6	70.0
	城镇	60~64	3574	54.1	6.6	43.3	46.7	49.9	54.0	58.4	61.9	65.7
		65~69	3194	55.2	7.0	44.0	47.9	51.2	55.0	59.4	63.4	67.4
		70~74	1597	56.2	7.6	43.7	47.7	51.7	56.3	60.7	65.1	69.1
		75~79	1054	56.5	7.2	44.3	47.3	51.3	55.8	61.3	66.3	70.2

表3-3-28　北京市城乡老年人臀围样本量、平均数、标准差、百分位数

（厘米）

性别	城乡	年龄组（岁）	n	Mean	SD	P3	P10	P25	P50	P75	P90	P97
男	乡村	60~64	410	100.0	8.1	84.3	90.4	95.2	99.9	104.5	110.7	115.6
		65~69	388	100.7	7.5	86.6	91.3	96.4	101.0	105.3	111.0	113.8
		70~74	300	100.7	8.4	85.1	90.4	95.7	100.6	106.3	111.7	115.7
		75~79	288	100.4	7.9	84.6	91.0	95.4	100.1	105.5	110.4	115.3
	城镇	60~64	1880	98.5	7.5	83.3	89.5	94.1	98.4	103.0	107.7	113.0
		65~69	1966	98.9	7.4	83.2	89.8	94.5	99.1	103.6	108.0	112.7
		70~74	1308	99.1	7.6	83.3	90.4	94.9	99.4	103.4	107.9	113.8
		75~79	1014	99.3	7.8	84.4	89.4	94.7	99.2	104.1	109.0	113.5
女	乡村	60~64	541	98.6	7.7	84.4	88.9	94.1	98.5	103.4	108.5	113.4
		65~69	450	99.3	8.7	82.1	88.6	94.1	99.3	105.0	109.6	115.6
		70~74	321	99.3	8.3	85.1	87.5	93.9	99.8	104.6	109.6	115.1
		75~79	291	98.8	8.8	81.5	88.0	92.8	99.0	104.9	109.3	116.5
	城镇	60~64	3574	96.8	7.5	83.1	87.6	92.0	96.7	101.6	106.2	111.3
		65~69	3194	97.1	7.8	83.0	87.7	92.2	97.0	101.9	106.9	112.3
		70~74	1597	98.1	8.3	81.9	88.2	92.8	98.1	103.2	108.6	113.9
		75~79	1054	98.6	8.4	83.7	88.3	92.9	98.3	103.7	110.2	115.4

表3-3-29 北京市城乡老年人臀围/身高×100样本量、平均数、标准差、百分位数

性别	城乡	年龄组（岁）	n	Mean	SD	P3	P10	P25	P50	P75	P90	P97
男	乡村	60~64	410	59.7	5.2	49.5	53.6	56.5	59.5	62.9	65.9	70.0
		65~69	388	60.1	4.5	51.5	54.8	57.4	60.1	62.8	65.9	69.2
		70~74	300	60.5	5.2	50.6	54.3	57.0	60.5	63.7	67.4	70.2
		75~79	288	60.1	5.0	50.8	54.4	56.8	60.0	63.1	67.0	70.2
	城镇	60~64	1880	58.4	5.6	49.3	53.0	55.7	58.5	61.3	64.1	67.5
		65~69	1966	58.8	4.5	50.1	53.3	56.1	58.8	61.6	64.4	67.6
		70~74	1308	59.1	5.3	49.8	54.0	56.6	59.1	61.9	64.7	67.9
		75~79	1014	59.3	5.4	50.4	53.3	56.3	59.2	62.5	65.7	68.3
女	乡村	60~64	541	63.1	6.0	53.9	56.5	60.1	62.9	66.3	69.9	73.1
		65~69	450	63.4	5.6	52.7	55.8	59.6	63.6	67.0	69.5	73.8
		70~74	321	63.7	5.9	52.3	56.5	60.0	63.4	67.7	70.3	75.4
		75~79	291	62.8	8.7	49.7	55.0	59.1	63.0	67.7	71.4	74.6
	城镇	60~64	3574	61.4	5.7	52.5	55.5	58.3	61.3	64.6	67.7	71.2
		65~69	3194	61.9	6.3	52.3	55.8	58.7	61.9	65.1	68.6	72.4
		70~74	1597	62.8	6.8	52.7	56.0	59.4	62.9	66.3	70.3	74.0
		75~79	1054	63.1	6.1	52.1	55.8	58.9	62.6	67.1	71.4	75.0

表3-3-30 北京市城乡老年人腰臀比样本量、平均数、标准差、百分位数

性别	城乡	年龄组（岁）	n	Mean	SD	P3	P10	P25	P50	P75	P90	P97
男	乡村	60~64	410	0.92	0.06	0.82	0.85	0.88	0.91	0.95	1.00	1.03
		65~69	388	0.92	0.06	0.81	0.84	0.88	0.92	0.95	0.99	1.02
		70~74	300	0.91	0.06	0.78	0.83	0.87	0.91	0.95	0.99	1.02
		75~79	288	0.91	0.06	0.79	0.84	0.88	0.91	0.94	0.98	1.03
	城镇	60~64	1880	0.92	0.06	0.81	0.85	0.89	0.92	0.96	1.00	1.03
		65~69	1966	0.93	0.06	0.81	0.85	0.89	0.93	0.97	1.00	1.04
		70~74	1308	0.92	0.06	0.81	0.85	0.88	0.92	0.96	1.00	1.04
		75~79	1014	0.91	0.07	0.78	0.83	0.87	0.91	0.95	1.00	1.04

（续表）

性别	城乡	年龄组（岁）	n	Mean	SD	P3	P10	P25	P50	P75	P90	P97
女	乡村	60~64	541	0.89	0.06	0.78	0.82	0.85	0.89	0.93	0.97	1.00
		65~69	450	0.90	0.06	0.80	0.83	0.86	0.90	0.94	0.97	1.00
		70~74	321	0.90	0.06	0.78	0.83	0.86	0.90	0.94	0.98	1.03
		75~79	291	0.90	0.05	0.80	0.84	0.87	0.90	0.93	0.96	1.00
	城镇	60~64	3574	0.88	0.06	0.77	0.80	0.84	0.88	0.92	0.96	1.01
		65~69	3194	0.89	0.07	0.78	0.81	0.85	0.89	0.93	0.98	1.03
		70~74	1597	0.90	0.07	0.77	0.81	0.85	0.89	0.94	0.98	1.03
		75~79	1054	0.90	0.07	0.77	0.81	0.85	0.89	0.94	0.98	1.02

表3-3-31　北京市城乡老年人安静脉搏（心率）样本量、平均数、标准差、百分位数

（次/分）

性别	城乡	年龄组（岁）	n	Mean	SD	P3	P10	P25	P50	P75	P90	P97
男	乡村	60~64	410	80	11	61	65	71	79	87	94	102
		65~69	388	78	10	61	67	71	77	85	92	100
		70~74	300	79	11	61	66	71	78	86	95	102
		75~79	288	78	10	61	66	71	78	85	92	100
	城镇	60~64	1880	79	11	61	65	71	79	87	95	102
		65~69	1966	78	11	58	65	70	78	86	94	100
		70~74	1308	79	11	61	65	71	79	87	94	102
		75~79	1014	80	11	61	65	71	80	88	95	102
女	乡村	60~64	541	78	11	61	65	70	77	86	94	100
		65~69	450	79	10	61	67	72	79	86	92	100
		70~74	321	80	11	60	67	72	80	87	94	100
		75~79	291	78	10	63	66	71	78	85	92	100
	城镇	60~64	3574	79	11	61	65	71	78	86	94	102
		65~69	3194	79	11	61	66	71	79	87	94	100
		70~74	1597	79	11	61	66	72	78	86	94	102
		75~79	1054	80	11	60	66	72	79	90	97	102

表3-3-32 北京市城乡老年人收缩压样本量、平均数、标准差、百分位数

（毫米汞柱）

性别	城乡	年龄组（岁）	n	Mean	SD	P3	P10	P25	P50	P75	P90	P97
男	乡村	60~64	410	138	18	108	115	124	138	150	160	173
		65~69	388	140	17	107	120	127	139	151	160	172
		70~74	300	141	17	111	119	129	141	152	161	173
		75~79	288	138	19	107	115	124	137	148	165	178
	城镇	60~64	1880	139	17	108	118	127	139	150	161	172
		65~69	1966	141	17	109	119	130	141	152	162	174
		70~74	1308	142	17	110	120	130	141	152	164	175
		75~79	1014	138	18	108	116	126	138	149	161	174
女	乡村	60~64	541	139	16	109	119	129	138	149	159	169
		65~69	450	141	18	109	119	128	140	152	164	175
		70~74	321	140	17	111	118	128	141	151	162	177
		75~79	291	138	19	105	115	126	138	151	162	173
	城镇	60~64	3574	137	16	107	116	126	137	147	157	169
		65~69	3194	140	16	109	120	130	141	151	160	171
		70~74	1597	142	17	109	121	131	142	153	163	175
		75~79	1054	141	18	108	118	128	141	153	164	176

表3-3-33 北京市城乡老年人舒张压样本量、平均数、标准差、百分位数

（毫米汞柱）

性别	城乡	年龄组（岁）	n	Mean	SD	P3	P10	P25	P50	P75	P90	P97
男	乡村	60~64	410	82	12	61	67	74	82	91	98	104
		65~69	388	82	12	58	68	74	82	90	97	105
		70~74	300	80	12	59	66	73	80	88	95	101
		75~79	288	78	11	56	64	70	78	86	94	100
	城镇	60~64	1880	83	11	62	69	75	82	90	97	105
		65~69	1966	81	11	60	67	74	81	89	95	104
		70~74	1308	81	12	59	66	73	81	88	96	102
		75~79	1014	79	11	58	65	72	79	86	93	99

（续表）

性别	城乡	年龄组（岁）	n	Mean	SD	P3	P10	P25	P50	P75	P90	P97
女	乡村	60~64	541	80	11	61	67	73	80	87	94	101
		65~69	450	80	11	60	65	72	79	87	95	102
		70~74	321	78	11	59	64	70	78	86	93	101
		75~79	291	78	11	58	64	70	78	85	93	99
	城镇	60~64	3574	78	10	59	66	71	78	85	92	99
		65~69	3194	78	10	60	66	71	78	85	91	98
		70~74	1597	78	11	58	65	70	77	85	92	99
		75~79	1054	78	11	59	65	71	78	85	92	101

表3-3-34　北京市城乡老年人肺活量样本量、平均数、标准差、百分位数

（毫升）

性别	城乡	年龄组（岁）	n	Mean	SD	P3	P10	P25	P50	P75	P90	P97
男	乡村	60~64	410	2743.2	727.4	1450.0	1800.0	2327.0	2769.0	3079.0	3532.0	4236.0
		65~69	388	2643.7	605.3	1413.0	1827.0	2278.0	2678.0	2974.0	3357.0	3843.0
		70~74	300	2454.1	648.4	1210.0	1591.0	2086.0	2493.0	2728.0	3201.0	3815.0
		75~79	288	2337.7	573.6	1229.0	1541.0	1987.0	2466.0	2621.0	2878.0	3513.0
	城镇	60~64	1880	2707.7	673.5	1415.0	1845.0	2285.0	2746.0	3106.0	3486.0	3947.0
		65~69	1966	2591.4	693.4	1259.0	1726.0	2136.0	2611.0	3012.0	3432.0	3928.0
		70~74	1308	2413.1	634.6	1288.0	1611.0	1995.0	2422.5	2773.0	3222.0	3674.0
		75~79	1014	2286.5	637.3	1189.0	1452.0	1833.0	2326.0	2653.0	3072.0	3540.0
女	乡村	60~64	541	1820.7	493.4	957.0	1196.0	1474.5	1833.0	2111.5	2440.5	2850.0
		65~69	450	1898.7	550.9	937.0	1232.0	1578.0	1876.0	2155.0	2608.0	3066.0
		70~74	321	1824.2	548.7	843.0	1204.0	1500.0	1740.0	2123.0	2545.0	3028.0
		75~79	291	1789.7	474.9	1139.0	1267.0	1537.0	1705.0	2002.0	2351.0	2782.0
	城镇	60~64	3574	1897.0	523.9	952.0	1223.0	1543.0	1894.0	2227.0	2527.0	2881.0
		65~69	3194	1786.2	510.9	912.0	1145.0	1448.0	1774.0	2069.0	2405.0	2769.0
		70~74	1597	1666.9	458.5	840.0	1083.0	1353.0	1658.0	1931.0	2251.0	2616.0
		75~79	1054	1688.9	500.6	807.0	1074.0	1361.5	1656.0	1939.0	2354.5	2775.5

表3-3-35　北京市城乡老年人肺活量指数样本量、平均数、标准差、百分位数

性别	城乡	年龄组（岁）	n	Mean	SD	P3	P10	P25	P50	P75	P90	P97
男	乡村	60~64	410	16.3	4.2	8.9	10.9	14.1	16.3	18.1	21.3	25.3
		65~69	388	15.8	3.6	8.5	11.2	13.6	15.9	17.6	19.9	23.1
		70~74	300	14.7	3.8	7.5	9.5	12.4	15.0	16.5	19.4	23.0
		75~79	288	14.0	3.4	7.4	9.2	12.2	14.6	15.6	17.3	21.0
	城镇	60~64	1880	16.0	3.9	8.2	11.0	13.6	16.3	18.3	20.6	23.0
		65~69	1966	15.4	4.0	7.5	10.3	12.9	15.5	18.0	20.2	22.9
		70~74	1308	14.4	3.7	7.7	9.6	11.9	14.5	16.5	19.1	21.4
		75~79	1014	13.6	3.8	6.8	8.7	11.0	13.8	15.8	18.1	20.6
女	乡村	60~64	541	11.7	3.1	6.2	7.8	9.4	11.6	13.4	15.5	17.8
		65~69	450	12.1	3.4	6.1	7.8	10.1	11.9	13.7	16.7	19.6
		70~74	321	11.7	3.3	5.7	7.7	9.6	11.2	13.6	15.9	18.7
		75~79	291	11.3	3.2	7.2	8.2	9.7	10.8	12.7	15.2	17.4
	城镇	60~64	3574	12.0	3.3	6.0	7.8	9.9	12.1	14.1	15.8	18.0
		65~69	3194	11.4	3.2	5.8	7.3	9.3	11.4	13.1	15.2	17.4
		70~74	1597	10.7	2.9	5.5	7.1	8.8	10.6	12.3	14.2	16.5
		75~79	1054	10.7	3.0	5.2	7.1	8.7	10.6	12.3	14.8	17.3

表3-3-36　北京市城乡老年人握力样本量、平均数、标准差、百分位数

（千克）

性别	城乡	年龄组（岁）	n	Mean	SD	P3	P10	P25	P50	P75	P90	P97
男	乡村	60~64	410	40.3	7.2	24.3	30.3	36.7	40.9	44.8	48.8	53.6
		65~69	388	39.6	7.0	25.7	29.5	35.2	40.7	44.0	47.4	52.1
		70~74	300	36.2	6.6	22.8	25.8	31.4	37.9	40.6	43.8	46.6
		75~79	288	34.7	6.6	22.8	26.6	29.2	35.6	39.4	42.4	46.0
	城镇	60~64	1880	38.8	7.2	25.2	29.7	34.1	39.2	43.5	47.7	51.7
		65~69	1966	37.7	7.2	24.5	28.7	33.1	38.2	42.5	46.4	50.7
		70~74	1308	35.0	7.2	20.3	25.8	30.6	35.5	39.8	43.4	47.9
		75~79	1014	33.7	7.2	19.4	23.6	29.1	34.1	38.6	42.1	46.3

（续表）

性别	城乡	年龄组（岁）	n	Mean	SD	P3	P10	P25	P50	P75	P90	P97
女	乡村	60~64	541	26.5	5.1	17.0	20.5	23.3	26.3	29.9	32.6	35.6
		65~69	450	25.5	5.1	16.4	18.8	22.5	25.3	28.2	31.4	36.7
		70~74	321	24.6	5.2	15.4	18.2	21.4	24.3	27.6	31.5	34.5
		75~79	291	24.2	4.9	15.4	18.3	21.1	24.4	27.0	29.9	34.0
	城镇	60~64	3574	25.0	4.8	16.2	19.0	21.8	24.8	28.0	31.1	34.5
		65~69	3194	23.9	4.7	15.1	18.0	20.9	24.0	26.9	29.8	33.0
		70~74	1597	23.3	4.9	14.7	17.2	20.2	23.1	26.1	29.6	33.8
		75~79	1054	23.6	5.4	13.8	17.1	20.1	23.5	26.7	29.9	35.1

表3-3-37　北京市城乡老年人坐位体前屈样本量、平均数、标准差、百分位数

（厘米）

性别	城乡	年龄组（岁）	n	Mean	SD	P3	P10	P25	P50	P75	P90	P97
男	乡村	60~64	410	7.0	6.9	−7.3	0.2	2.7	5.9	11.6	15.9	21.1
		65~69	388	6.5	6.7	−7.1	−0.8	2.9	5.9	10.7	15.1	18.6
		70~74	300	3.9	7.1	−8.6	−4	−1.1	3.1	9	13.1	17.7
		75~79	288	2.7	6.6	−10.7	−4.65	−1.7	2.2	6.5	11.55	16.0
	城镇	60~64	1880	4.2	9.0	−13.3	−7.2	−1.2	4.4	9.8	15.4	21.5
		65~69	1966	3.8	8.9	−14.6	−7.9	−1.5	4.2	9.5	14.8	20.6
		70~74	1308	2.3	9.0	−15.1	−9.8	−3.5	2.8	8.4	13.9	18.6
		75~79	1014	1.3	8.6	−15.2	−10.4	−3.95	1.75	6.55	11.8	17.6
女	乡村	60~64	541	9.5	6.2	−2.1	2.9	6.4	8.4	13.2	17.7	22.6
		65~69	450	8.9	6.3	−4.0	2.2	5.7	8	13.3	16.4	21.6
		70~74	321	5.7	7.6	−8.2	−3.65	−0.05	5.8	10.65	15.5	19.5
		75~79	291	4.6	7.2	−8.8	−4.3	−0.7	4.55	9.2	13.6	18.8
	城镇	60~64	3574	8.9	8.6	−9.1	−1.5	3.7	9.1	14.5	19.5	23.7
		65~69	3194	7.7	8.6	−11.5	−2.5	3	8.1	13.4	18	22.4
		70~74	1597	5.8	8.8	−14.4	−4.7	0.7	6.2	11.8	16.4	20.8
		75~79	1054	3.6	7.7	−11.2	−6	−1.1	4.2	8.2	13.6	17.8

表3-3-38 北京市城乡老年人闭眼单脚站立样本量、平均数、标准差、百分位数

（秒）

性别	城乡	年龄组（岁）	n	Mean	SD	P3	P10	P25	P50	P75	P90	P97
男	乡村	60~64	410	11.1	7.2	3.4	4.5	7.4	9.2	12.9	19.0	29.9
		65~69	388	10.8	8.2	3.4	4.5	6.6	8.8	12.6	17.1	32.6
		70~74	300	7.6	4.2	3.2	4.0	5.4	6.5	8.9	12.1	15.2
		75~79	288	7.1	3.6	3.4	3.9	5.3	6.1	7.8	11.3	16.4
	城镇	60~64	1880	11.2	9.0	2.8	3.7	5.7	8.8	13.3	21.6	32.6
		65~69	1966	10.3	8.6	2.8	3.5	5.2	8.2	12.1	18.4	32.3
		70~74	1308	9.4	7.5	2.6	3.5	4.8	6.9	11.3	17.9	31.2
		75~79	1014	9.0	6.8	2.9	3.5	5.1	6.7	10.6	17.2	25.8
女	乡村	60~64	541	11.9	8.4	3.3	4.3	6.6	9.3	14.9	22.2	30.9
		65~69	450	9.7	6.1	3.2	4.4	6.1	7.9	12.1	17.9	24.8
		70~74	321	7.5	4.5	3.3	4.0	4.9	6.2	8.4	12.9	21.4
		75~79	291	6.9	3.8	3.2	3.8	4.7	6.0	7.8	11.8	14.2
	城镇	60~64	3574	12.2	10.7	2.9	3.7	5.5	9.2	14.9	24.3	36.4
		65~69	3194	10.7	9.2	2.8	3.5	5.2	8.3	13.0	20.9	31.1
		70~74	1597	8.9	7.0	2.6	3.5	4.7	6.7	10.7	16.8	23.8
		75~79	1054	8.2	5.6	2.8	3.5	4.7	6.3	9.5	15.5	22.8

表3-3-39 北京市城乡老年人选择反应时样本量、平均数、标准差、百分位数

（秒）

性别	城乡	年龄组（岁）	n	Mean	SD	P3	P10	P25	P50	P75	P90	P97
男	乡村	60~64	410	0.68	0.14	0.51	0.54	0.58	0.65	0.76	0.86	0.98
		65~69	388	0.68	0.13	0.52	0.55	0.59	0.64	0.73	0.85	1.00
		70~74	300	0.70	0.17	0.49	0.55	0.59	0.66	0.77	0.92	1.16
		75~79	288	0.70	0.15	0.53	0.56	0.60	0.66	0.77	0.88	1.05
	城镇	60~64	1880	0.67	0.12	0.50	0.54	0.59	0.65	0.73	0.82	0.96
		65~69	1966	0.69	0.13	0.51	0.56	0.60	0.67	0.75	0.85	0.97
		70~74	1308	0.71	0.14	0.52	0.56	0.61	0.68	0.77	0.88	1.04
		75~79	1014	0.72	0.16	0.52	0.56	0.61	0.68	0.78	0.91	1.11

（续表）

性别	城乡	年龄组（岁）	n	Mean	SD	P3	P10	P25	P50	P75	P90	P97
女	乡村	60~64	541	0.69	0.14	0.50	0.55	0.60	0.67	0.76	0.85	1.02
		65~69	450	0.70	0.16	0.51	0.55	0.59	0.66	0.78	0.89	1.12
		70~74	321	0.71	0.17	0.51	0.55	0.59	0.66	0.80	0.95	1.12
		75~79	291	0.72	0.15	0.56	0.58	0.61	0.68	0.77	0.94	1.08
	城镇	60~64	3574	0.68	0.12	0.51	0.55	0.60	0.66	0.74	0.83	0.95
		65~69	3194	0.70	0.13	0.52	0.56	0.61	0.68	0.76	0.86	1.00
		70~74	1597	0.73	0.15	0.54	0.58	0.63	0.71	0.80	0.91	1.10
		75~79	1054	0.73	0.17	0.54	0.58	0.62	0.69	0.80	0.95	1.15

表3-3-40　北京市城乡老年人2分钟原地高抬腿样本量、平均数、标准差、百分位数

（次）

性别	城乡	年龄组（岁）	n	Mean	SD	P3	P10	P25	P50	P75	P90	P97
男	乡村	60~64	410	42.2	11.7	22.5	31.0	35.5	41.0	47.5	56.0	68.5
		65~69	388	40.8	11.6	21.0	30.0	34.0	38.8	45.5	53.5	69.0
		70~74	300	39.6	13.5	19.0	27.0	32.5	36.8	44.5	52.5	72.0
		75~79	288	36.6	10.6	19.0	25.5	30.5	34.5	41.5	50.0	66.5
	城镇	60~64	1880	45.4	17.0	19.5	27.0	34.5	42.5	53.5	68.5	84.0
		65~69	1966	43.5	17.0	18.5	24.5	32.5	40.5	51.5	66.5	81.5
		70~74	1308	42.5	17.7	16.0	23.5	32.0	39.5	50.0	65.5	87.0
		75~79	1014	41.0	16.7	16.5	23.5	30.5	37.5	49.0	62.0	78.0
女	乡村	60~64	541	44.9	15.8	20.0	29.0	34.5	42.5	51.0	66.0	84.5
		65~69	450	40.0	11.9	18.0	27.0	33.0	38.0	46.0	54.0	66.5
		70~74	321	37.8	12.4	17.5	25.5	31.0	35.5	43.5	52.5	66.0
		75~79	291	36.0	11.5	20.0	24.5	28.0	33.5	41.5	51.0	66.5
	城镇	60~64	3574	51.5	21.2	20.5	28.0	35.5	48.0	63.5	81.0	99.5
		65~69	3194	48.6	21.1	18.0	24.5	33.5	44.5	60.5	77.5	98.0
		70~74	1597	44.5	19.4	15.5	22.5	31.5	41.0	55.5	70.0	90.0
		75~79	1054	40.7	18.3	15.0	21.0	28.5	36.5	49.8	65.0	82.5

表3-3-41　北京市城乡老年人30秒坐站样本量、平均数、标准差、百分位数

（次）

性别	城乡	年龄组 （岁）	n	Mean	SD	P3	P10	P25	P50	P75	P90	P97
男	乡村	60~64	410	11.8	3.0	7.0	8.0	10.0	12.0	13.0	16.0	17.0
		65~69	388	11.4	3.2	7.0	8.0	9.0	11.0	13.0	15.0	18.0
		70~74	300	10.7	3.1	6.0	7.0	9.0	10.0	12.0	14.0	16.0
		75~79	288	10.2	2.7	6.0	7.0	9.0	10.0	11.0	13.0	16.0
	城镇	60~64	1880	12.4	3.5	7.0	8.0	10.0	12.0	14.0	17.0	20.0
		65~69	1966	12.1	3.4	7.0	8.0	10.0	12.0	14.0	16.0	19.0
		70~74	1308	11.8	3.6	6.0	8.0	9.0	11.0	14.0	16.0	19.0
		75~79	1014	11.3	3.6	6.0	7.0	9.0	11.0	13.0	16.0	19.0
女	乡村	60~64	541	11.3	3.6	7.0	7.0	9.0	11.0	13.0	16.0	19.0
		65~69	450	10.7	3.2	5.0	7.0	8.0	11.0	12.0	15.0	17.0
		70~74	321	10.2	3.0	5.0	7.0	8.0	10.0	12.0	14.0	16.0
		75~79	291	10.0	3.1	5.0	7.0	8.0	10.0	12.0	14.0	17.0
	城镇	60~64	3574	12.5	3.9	6.0	8.0	10.0	12.0	15.0	17.0	20.0
		65~69	3194	11.7	3.6	5.0	7.0	9.0	12.0	14.0	16.0	19.0
		70~74	1597	11.1	3.5	4.0	7.0	9.0	11.0	13.0	16.0	18.0
		75~79	1054	10.7	3.6	5.0	7.0	8.0	10.0	13.0	15.0	18.0

表3-3-42　北京市城乡老年人体脂率样本量、平均数、标准差、百分位数

（%）

性别	城乡	年龄组 （岁）	n	Mean	SD	P3	P10	P25	P50	P75	P90	P97
男	乡村	60~64	410	25.0	6.0	11.1	16.9	21.2	25.4	29.3	32.5	34.8
		65~69	388	25.1	5.7	12.0	18.0	21.6	25.3	29.1	31.6	35.0
		70~74	300	25.5	6.3	12.6	16.8	21.0	26.0	30.1	33.1	36.9
		75~79	288	25.2	6.6	10.1	15.9	20.8	25.2	30.3	33.2	36.2
	城镇	60~64	1880	25.4	5.5	13.5	17.9	22.2	26.0	29.2	31.8	34.9
		65~69	1966	25.6	5.3	13.9	18.6	22.7	26.0	29.2	31.8	34.7
		70~74	1308	25.6	5.6	13.2	18.4	22.4	26.0	29.5	32.2	35.6
		75~79	1014	25.5	5.9	13.2	17.9	21.9	26.0	29.6	32.6	35.7

性别	城乡	年龄组（岁）	n	Mean	SD	P3	P10	P25	P50	P75	P90	P97
女	乡村	60~64	541	34.4	4.8	25.1	28.5	31.6	34.9	37.7	39.7	41.9
		65~69	450	34.7	5.1	24.8	29.0	32.3	35.0	38.1	40.5	42.8
		70~74	321	34.1	5.5	22.3	27.4	31.0	34.7	38.1	40.1	42.3
		75~79	291	33.3	6.6	15.3	23.9	30.9	34.8	37.7	40.3	42.1
	城镇	60~64	3574	33.9	4.9	23.9	28.0	31.1	34.3	37.0	39.6	41.8
		65~69	3194	34.1	4.8	24.2	28.3	31.4	34.5	37.3	39.7	42.0
		70~74	1597	34.1	5.0	23.2	27.8	31.5	34.5	37.5	39.9	42.5
		75~79	1054	33.6	5.7	21.0	26.0	30.7	34.4	37.5	40.1	42.3

第四部分

附　件

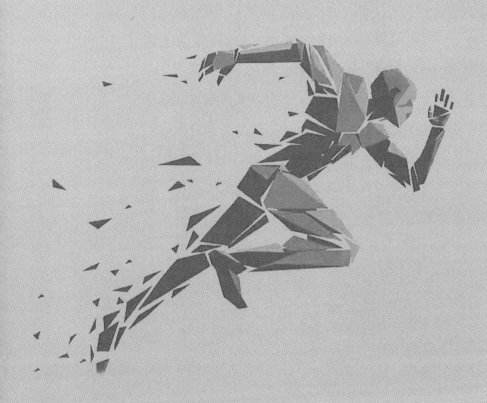

附件1 北京市体育局关于开展第五次国民体质监测的通知

北京市体育局文件

京体群字〔2019〕24 号

北京市体育局
关于开展第五次国民体质监测的通知

各区体育局，北京经济技术开发区社会发展局、燕山体育运动中心：

国民体质监测是本市为系统掌握市民体质状况，以抽样调查的方式，按照国家颁布的国民体质监测指标，在全市范围内定期对监测对象进行统一测试和对监测数据进行分析研究的工作。本市迄今已开展了 4 次国民体质监测，建立完善了北京市市民体质监测数据库，掌握了首都市民体质基本变化规律，为科学制定发展群众体育事业、增强市民体质的相关政策提供了重要依据。市民体质监测结果已成为制定和评估全民健身实施计划效果、评价健康北京建设成效的重要指标和数据来源。

根据国民体质监测周期，2019年体育总局将开展第五次国民体质监测工作，按照《体育总局关于开展第五次国民体质监测的通知》（体群字〔2019〕21号）精神，为配合做好国家监测工作并开展北京市第五次国民体质监测，结合实际情况，研究制定《北京市第五次国民体质监测工作方案（幼儿、成年人、老年人部分）》（见附件1，以下简称《工作方案》）。请各单位认真按照《工作方案》做好相关准备工作，确保本次监测工作顺利实施。

请各单位于2019年5月10日前将本地区第五次国民体质监测工作实施方案、组织机构推荐名单（见附件2）、监测队组建情况（见附件3）、监测点现状调查及变更情况（见附件4）报送至北京市国民体质监测中心（市体科所）。（邮箱：bjqzty@126.com；联系人及联系电话：谭京京、籍晓蕾，87267660；市体育局群体处：刘辉、张云，87244883。）

附件：1. 北京市第五次国民体质监测工作方案（幼儿、成年人、老年人部分）

2. 北京市第五次国民体质监测工作组织机构推荐名单

3. 北京市第五次国民体质监测监测队伍组建情况表

4. 北京市第五次国民体质监测监测点现状调查及变更情况表

5. 北京市第五次国民体质监测样本量表

北京市体育局

2019年4月15日

（此件公开发布）

附件2 疫情防控常态化下的北京市第五次国民体质监测数据采集工作方案

北京市国民体质监测中心
疫情防控常态化下的北京市第五次国民体质监测数据采集工作方案

各区体育局：

2020年初，受新型冠状病毒感染的肺炎的影响，第五次国民体质监测工作被迫做出相应调整。根据中央"疫情防控常态化"要求，各行各业要有步骤、有计划地加快复工复产的指导思想，第五次国民体质监测工作既不能麻痹大意、疏忽防控，也不能畏首畏尾、止步不前。根据国家国民体质监测中心《关于开展第五次国民监测数据采集工作的函》，北京市国民体质监测中心制定了本工作方案。具体内容如下：

一、总体要求和基本原则

（一）疫情防控为先。各区启动数据采集工作应符合北京市及本区新冠疫情防控各项要求，在全方位做好疫情防控措施的前提下开展监测活动。数据采集进行过程中，应与当地的疫情防控部门保持密切联系，随时注意疫情变化，并根据具体情况及时做出调整。

（二）属地管理为主。按照各区的防控要求，坚持属地体育部门管理原则，全面落实属地、部门、单位、个人的四方责任，签署四方责任承诺书，建立健全第五次国民体质监测工作的共同防控体系，在常态化疫情防控和全面推进复工复产形势下，安全有序启动监测工作，完成第五次国民体质监测任务。

（三）坚持科学施策。充分考虑各地疫情防控特点、监测点、监测对象分布等因素，科学制定工作方案和疫情防控方案。

二、启动的条件和保障

（一）经各区体育部门和疫情防控领导小组同意后，将监测工作时间、计划报送北京市国民体质监测中心。

（二）加强联络员和检测员防护教育培训和管理，在做好疫情防控前提下，稳步扎实推进监测工作。

三、数据采集工作的组织与实施

（一）测试队管理

1. 在减少集中、聚集与保障测试队正常组织、测试的原则下，最大限度地降低测试队成员人数。

2. 各区严格测试队成员管理，所有测试队成员需进行备案，保持测试队伍的稳定性，不要随意更换测试队成员，原则上测试队成员在测试期间不要离开本市。

3. 测试队队长于测试开始前一天（12小时内），了解全部测试队成员及其家属身体健康状况、有无可疑接触史等，对出现任意可疑状况的情况予以暂停参加测试工作，并第一时间向当地体育主管部门、当地疫情防控部门、市体育局汇报，并配合做好、落实好相关疫情防控处理措施。

4. 每日检测开始前，测试人员要出示健康码"绿码"，并进行体温测试，体温超过37.3摄氏度或非绿码的测试人员，一律不得参与测试工作。

（二）受试者管理

1. 正式测试开始前对各监测点进行排查，处在中、高风险的抽样点暂缓监测。

2. 充分了解各监测点受试者基本情况，坚决杜绝居住在中、高风险地区或接触过疑似病例、无症状感染者的受试者参与测试。

3. 测试现场，配备体温检测设备，使用本地区健康码"绿码"作为筛查标准，非绿码或体温超过37.3摄氏度的受试者不得进入测试现场。

（三）测试现场管理

1. 测试现场应尽可能安排在空旷的户外场地或室内面积不小于100平方米或具备多间测试房间的测试环境，每台仪器占地面积不小于4平方米，每台仪器之间的间隔不小于1.5米。须保持测试环境空气流通。

2. 须为参与工作的成员配备口罩及洗手消毒液；参与测试工作的人员须全程佩戴口罩。

3. 现场须配备消毒酒精，每名受试者测试前须对有肢体接触的部分进行消毒；凡是受试者接触过的仪器表面，每次测试结束后均要进行酒精擦拭；肺活量口嘴使用完后，须丢弃至封闭的垃圾桶内；现场测试环境和全部仪器，每半个工作日进行整体消毒处理一次，其中肺活量文氏管和导管进行酒精浸泡消毒。

4. 降低每个测试日体质测试人数和测试强度，分时分段开展测试工作，如在空旷的户外场地测试环境，原则上每20分钟时间段内，不超过25名受试者同时进行测试。如在室内面积不小于100平方米的测试环境，原则上每20分钟时间段内，不超过15名受试者同时进行测试。如在室内多个房间测试环境，每个测试房间，最多可同时容纳4人进入（含测试人员）。不管是在室内还是室外测试，同一台测试仪器等候人数不超过2人，人与人之间间隔不小于1米。

5. 在室内测试环境中，受试者须佩戴口罩。测试过程中除必要项目（肺活量、功率自行车二级负荷测试、2分钟原地高抬腿、俯卧撑、跪卧撑、仰卧起坐、30秒坐站、幼儿素质指标测试）外不得自行摘掉口罩。

6. 功率自行车二级负荷测试、2分钟原地高抬腿测试须单独安排房间或与其他测试仪器间隔5米以上。同时在测试中，参加测试的受试者和检测人员须单独开展测试工作，其他无关人员不得进入测试房间或在仪器旁围观。

7. 肺活量指标测试采取"双自愿"原则，个人自愿测试和各区自愿测试。

四、监测任务完成时间

国家监测点要求在2020年10月25日之前、北京监测点要求在11月20日之前完成各区监测样本的数据采集任务。具体时间安排如下：

2020年8月21日前，北京市国民体质监测中心将第五次国民体质工作手册、培训视频、监测器材发放到各区。

2020年8月21日—2020年8月31日，各区结合自身情况，完成测试队组建并自学培训视频。

2020年9月1—4日，各区通过线上与线下相结合的形式参加"北京市第五次国民体质监测培训"；北京市国民体质监测中心做好培训、检查、督导、考核和线上答疑等工作。

2020年9月18日前，各区制定并向市国民体质监测中心报送本区国民体质监测数据采集工作方案，方案应包含疫情防控的相应内容与应对措施，包括但不限于组织与领导、监测体系、经费保障、测试队数量与人数、监测点变更情况、器材情况、测试时间地点等内容；并报送北京市第五次国民体质监测点现状调查及变更情况表（附件2）和北京市第五次国民体质监测测试时间安排表（附件3）。

2020年9月25日前，各区根据各自疫情防控特点，分批、分类开展第五次国民体质监测数据采集工作。

2020年10月25日前，国家监测点各区完成国家数据采集，数据、登录书上报至北京市国民体质监测中心。

2020年11月20日前，各区完成全部数据采集工作，数据及相关资料上报至北京市国民体质监测中心。

五、做好数据采集前的准备工作

（一）各区做好监测队伍组建工作

挑选有责任心、事业心、身体好，具备一定专业知识和技能的人员组成监测队伍。

（二）各区做好监测器材的安装、调试工作

与第五次国民体质监测器材供货商、维修人员实时沟通，做好监测器材正常使用的保障工作。

（三）市国民体质监测中心做好二级技术培训与考核工作

在国家级培训的基础上，按照国家国民体质监测中心提供的视频、手册、课件等培训资料，开展二级培训工作，做到"理论考核""实操考核"全覆盖。

（四）高度重视疫情防控工作

各区体育行政主管部门应落实主体责任，将疫情防控常态化下的现场测试作为重点工作抓实、抓细。保持与各区防疫部门的联系，随时注意疫情变化，并根据具体情况及时做出调整。出现任何疫情问题都应第一时间报区有关部门和北京市国民体质监测中心。

联系人：籍晓蕾　谭京京

电　话：87267660

邮　箱：tanjingjing@tyj.beijing.gov.cn

附　件：1.国民体质监测抽样点更换原则及上报说明

　　　　2.北京市第五次国民体质监测点现状调查及变更情况表

　　　　3.北京市第五次国民体质监测测试时间安排表

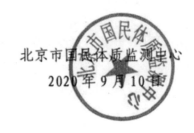

北京市国民体质监测中心

2020年9月10日

附件3　关于开展北京市第五次国民体质监测培训工作的通知

北京市国民体质监测中心
关于开展北京市第五次国民体质监测培训工作的通知

各区体育局：

按照北京市新冠肺炎疫情防控相关要求，根据国家体育总局和国家国民体质监测中心相关文件要求，现决定开展北京市第五次国民体质监测培训工作。请各区在做好疫情防控常态化工作前提下，根据《北京市体育局关于开展第五次国民体质监测的通知》（京体群字〔2019〕24号）目标任务，安全有序完成本区第五次国民体质监测培训工作任务。

一、培训内容

在北京市疫情防控常态化背景下，为保证北京市第五次国民体质监测工作保质保量开展，北京市将于2020年9月1日至4日开展相关工作人员和测试人员培训。培训贯彻实施《北京市第五次国民体质监测培训方案（成年人、老年人）》（附件1，以下简称《培训方案》），采用线上与线下相结合的形式进行授课。请各单位认真按照《培训方案》做好相关准备工作，确保本次培训工作顺利实施。

二、有关要求

1. 在疫情常态化防控和全面推进复工复产形势下，在全方位做好疫情防控措施的前提下，各区要高度重视本次培训工作，加强组织领导，安全有序开展培训工作，确保培训质量。

2. 为保证培训工作顺利开展，请各区体育局确定一名负责人，负责本区参培人员的组织管理；请根据《北京市第五次国民体质监测测试队人员组建的建议（成年人、老年人）》（附件2），填写本区《北京市第五次国民体质监测测试队员登记表》（附件3），于2020年8月28日前报送至北京市国民体质监测中心（市体科所），邮箱地址：tanjingjing@tyj.beijing.gov.cn.

联系人：北京市体育局　张云
电　话：87244883
北京市国民体质监测中心　籍晓蕾、苏佳
电　话：87267660，13671117821

附件：1.北京市第五次国民体质监测培训方案（成年人、老年人）

2.北京市第五次国民体质监测测试队人员组建的建议（成年人、老年人）

3.北京市第五次国民体质监测测试队员登记表

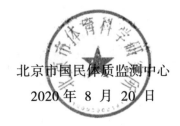

北京市国民体质监测中心

2020 年 8 月 20 日

附件4 2020年北京市幼儿体质监测实施方案

2020年北京市幼儿体质监测实施方案

一、背景

2000年开始，国家建立国民体质监测系统，定期每5年监测1次。北京市分别在2000年、2005年、2010年及2014年进行了四次"3~6岁幼儿体质测试"，建立了我市幼儿体质监测网络，同时获得了我市3~6岁儿童体质状况动态变化分析的宝贵数据资料。北京市于1997年在托幼园所中开展3~6岁儿童体质的科学研究工作，在此基础上制定《北京市3~6岁儿童体质测定标准》。2000年开始将3~6岁儿童体质监测纳入托幼园所儿童保健工作，并逐步推广，至2019年北京市共有1721所托幼机构开展了儿童体质测试，覆盖率达到91.5%。2020年本市将开展第五次国民体质监测。为保障幼儿体质监测工作顺利实施，特制定本方案。

二、监测目的

一是连续动态地了解我市3~6岁幼儿的体质现状和变化趋势。

二是了解和分析3~6岁幼儿体质在城乡、性别、年龄等方面的差异，找出存在的问题和影响因素。

三是为北京市全民健身计划的实施，特别是指导3~6岁幼儿体格锻炼提供科学依据。

三、监测对象与抽样

（一）监测对象

3~6岁幼儿分为城镇、农村幼儿两种人群，按性别分为四类样本。城镇幼儿是指父母拥有非农业户口，本人生活在城市的幼儿；农村幼儿是指父母拥有农业户口，本人生活在农村的幼儿。

（二）年龄范围和分组

3~6岁幼儿每1岁为一组，共分为4个年龄组，4类样本共16个组别。

（三）抽样方法

按照分层随机整群抽样原则，以幼儿园为单位整群抽样。

（四）抽样地区与样本量

城镇幼儿在东城、西城、朝阳、海淀、丰台、石景山6个区抽取。农村幼儿在门头沟、房山、通州、顺义、大兴、昌平、平谷、怀柔、密云、延庆10个区抽取。

3~5岁每个年龄组抽样3080人，6岁组抽样189人，总样本量为9429人，其中男童4711人、女童4718人。

城镇地区抽取19个幼儿园，共4706人，其中男童2356人、女童2350人。各城区抽取人数为：东城区882人、西城区1261人、朝阳区891人、海淀区919人、丰台区587人、石景山区166人。

农村地区实际抽取27所幼儿园，共4723人，其中男童2355人、女童2368人。各区县抽取人数为：

门头沟区254人、房山区554人、通州区392人、顺义区598人、大兴区596人、昌平区397人、平谷区654人、怀柔区307人、密云区499人、延庆区472人。

四、监测内容

监测内容包括问卷调查和体质监测两部分。

（一）问卷调查

幼儿问卷分幼儿本人情况及幼儿父、母亲情况。

（1）出生时体重、身长、胎龄。

（2）出生后四个月内喂养方式。

（3）父、母亲出生日期。

（4）父、母亲身高。

（5）父、母亲体重。

（6）父、母亲受教育程度。

（7）父、母亲的职业类型。

（8）家庭形态。

（9）主要抚养人。

（10）家长参加体育锻炼的频次。

（11）家长与幼儿一起进行体育活动的频次。

（12）家长对幼儿进行运动游戏的看法。

（13）是否上幼儿园。

（14）睡眠时长。

（15）活动场地与运动游乐设施情况。

（16）日常身体活动情况。

（二）体质监测

形态指标：身高、坐高、体重、胸围、体脂率；

机能指标：安静脉搏；

素质指标：握力、立定跳远、坐位体前屈、双脚持续跳、15米绕障碍跑、走平衡木。

五、监测工作安排

（一）测试前的准备

1. 测试队组建

全市以区为单位组建16支测试队，由区妇幼保健机构、基层卫生服务机构儿童保健科、托幼园所保健人员组成。

各测试队人员要做到人员稳定，专业结构合理。按照测试指标、测试仪器、测试人员三固定的原则进行分工，为保证测试工作的持续、稳定与质量，制定测试队人员替补预案，并填写体质测试队员登记表。

测试队由18名以上培训合格的检测人员组成，其中：

队长1名，负责全队组织、协调、测试、验收及现场医务保障工作等工作。

测试人员15名。分为形态、机能、素质3个组，各组承担相应的测试任务。按测试指标建议分工如下：体重、体脂率2人，身高、坐高2人，胸围2人，脉搏1人，握力、立定跳远、坐位体前屈、双脚持续跳、15米绕障碍跑、走平衡木共8人。以上测试人员需在本次培训前确定岗位，培训后不能再进行调换。

检验人员1名，负责检测测量误差、核实登录书、问卷调查表验收等质量控制工作。

医务人员1名，负责测试现场的医疗保障。

2. 人员培训

各区测试人员由市级统一进行培训，培训完成后进行考核，考核合格颁发上岗证书。培训技术工作由北京市国民体质监测中心负责，培训组织管理工作由北京妇幼保健院承担。

培训教材使用国家国民体质监测中心编写的《第五次国民体质监测工作手册》。

3. 测试场地准备

测试场地应地面平坦、宽敞、明亮，有利于测试仪器的摆放，人员组织和分流。按要求测绘测试项目的标准场地。

4. 器材准备

本次监测器材使用由国家体育总局指定的体质监测器材。在正式测试前，应对配发的器材进行检查和调试工作，确保测试器材能正常运行。

（二）现场测试

1. 问卷调查

问卷调查前，各测试点先准备好幼儿的身份证号。由测试队（幼儿园）负责组织幼儿家长填写（以发链接的形式填写电子问卷），填写工作在进行现场体质测试前、后均可以进行；国家监测点的问卷需要根据最终电子问卷结果由测试队员抄写在纸质问卷上。

2. 测试流程

按中心工作站建卡→机能指标→形态指标→素质指标顺序进行检测。每队每天测试人数以不超过150人为宜。

3. 现场质控

由区级完成相关质控工作。国家监测点以测查队为单位进行现场质控。测查队中的检验员，每天随机抽取当日受试者总人数的5%，对形态指标进行复测，并填写复测卡，检验测试误差。

（三）问卷、登录书审核和结果反馈

各国家监测点测试队应设专人进行登录书（问卷）审核，经审核无漏项、错项等问题后上交北京妇幼保健院；北京妇幼保健院负责进行两次复核后上交北京市国民体质监测中心。

六、进度安排

5—10月 监测点基本情况调查，制定北京市幼儿体质监测实施方案；组建测试队，落实人员培训、器材、经费等相关工作；

10月 现场调查、体质测试；

11月 扫尾、审核整理登录书；

11月 工作总结。

附件5 北京市第五次国民体质监测领导小组、联络及工作人员名单

北京市第五次国民体质监测各区体质监测领导小组人员名单

区县	姓名	单位
东城	魏瑞峰	东城区体育局
西城	缪剑虹	西城区政府
	包 川	西城区体育局
	王 程	西城区体育局
	郭家燊	西城区体育局
	龙 宇	西城区体育局
	张 洋	西城区体育科学研究所
朝阳	冯长林	朝阳区体育局
	邱 岩	朝阳区体育科学研究所
丰台	李 智	丰台区体育局
	李宏海	丰台区体育科学研究所
石景山	闫淑会	石景山区体育局
	王飞飞	石景山区体育局
海淀	梁志刚	海淀区体育局
	倪泽飞	海淀区体育科学研究所
门头沟	吴志勇	门头沟区体育局
	安华芳	门头沟区体育局
房山	金永男	房山区体育局
	任嘉宇	房山区体育局
顺义	杨金萌	顺义区体育局
	张 森	顺义区体育局
昌平	杜新朝	昌平区体育局
	沈广林	昌平区体育局
大兴	于 铁	大兴区体育局
	尹 莉	大兴区体育局
怀柔	万洪伟	怀柔区体育局
	杜荣科	怀柔区体育局

（续表）

区县	姓名	单位
平谷	安成保	平谷区体育局
	王核心	平谷区体育局
密云	王玉春	密云区体育局
	孙 鹏	密云区体育局
延庆	马志勇	延庆区体育局
	史绍强	延庆区体育局
通州	王 栋	通州区体育局
	王 博	通州区体育局

北京市第五次国民体质监测各区县体质监测联络人员名单

区县	姓名	单位
东城	路宏宇	东城区体育科学研究所
	李 璐	东城区体育科学研究所
西城	秦春娅	西城区体育局
	马斗斗	西城区体育科学研究所
	邵 石	西城区体育科学研究所
朝阳	王 月	朝阳区体育科学研究所
丰台	孙 晨	丰台区体育科学研究所
石景山	李长河	石景山区体育局
	王飞飞	石景山区体育局
	关钦泽	石景山区体育局
海淀	蒋 芳	海淀区体育科学研究所
	李恒宇	海淀区体育科学研究所
	陶 然	海淀区体育科学研究所
门头沟	盖国煜	门头沟区体育局
	白兆雄	门头沟区体育局
房山	晋良艳	房山区体育局
	王艳娥	房山区体育局
顺义	张 森	顺义区体育局
	王素荣	顺义区体育局
昌平	于 杰	昌平区体育局
大兴	孙 吉	大兴区体育局
怀柔	刘 蕊	怀柔区体育局

区县	姓名	单位
平谷	马雪艳	平谷区体育局
密云	孙　鹏	密云区体育局
密云	贾丰卫	密云区体育局
延庆	张　帅	延庆区体育局
延庆	胡　攀	延庆区体育局
通州	肖柏泉	通州区体育局
亦庄开发区	姚　建	亦庄社会事业局
燕山开发区	徐品龙	—

北京市第五次国民体质监测各区体质监测工作（测试）人员名单

东城区

路宏宇　李　璐　杜　爽　赵　蕾

西城区

董孟京　卢思萌　高莉薇　黄　勇　徐显杰　刘晓峰　张晓媚　张　锐　王胜辉

朝阳区

邱　岩　梁晓东　朱宪臣　王　月　王　祺　金秉康　郑　媛　赵雪明　薛梦梅　李佳祺
李　璨　蔚　莱　靳振彪　王　雪　刘佳斌　陈　璨　曹建辰　赵倩楠　赵　敏　李　杉
唐一然　刘　岳　孙艳梅　冯维意　师玉涛　赵宏松

丰台区

孙　晨　姚天聪　申　静　张慧君　郑　权　邓雅之　赵丽君　张景安　王　军　刘媛丽
尹振龙　刘京京　李　冉　赵亚朝　杨　煊　陈　帅　赵玉霞　吴　奇　高路飞　王立伟
刘苏梅　马红艳　刘庆云　李增苓　赵淑霞

石景山区

刘淑芳　谭　玲　胡长喜　王　忠　胡长山　康春竹　王利中　张会来　孙乃珍　赵秀芳
周龙香　崔秋华　孙爱茹　徐　敏　刘家国　陈秀英　陈素艳　姜丽兰　王晓霞　韩鹏玲
李士琴　付　洋　汤爱武　王　梅　李秀芝　石　光　张　卫　辛振强

海淀区

倪泽飞　蒋　芳　赵　韧　李恒宇　徐京泽　朱兆星　李珊珊　师玉涛　赵天月　刘丽萍

| 崔永霞 | 董天意 | 胡德鑫 | 井萌萌 | 李宇轩 | 刘 娜 | 阮文军 | 魏 芳 | 吴 琼 | 杨光霜 |
| 玄 烨 | 王圣奇 | 韦恩剑 | 罗 杰 | 崔 杰 | | | | | |

门头沟区

屈秋荣	张 涛	原丽萍	姬脉凤	安 莉	肖岩红	张晓莲	陈凤荣	蒋桂珍	蒋绿艳
胡 梅	边长美	裴丽竹	周凤玲	李宝珍	沈聪敏	孙月娥	冯英杰	张 成	石敏翔
王玉荣	金镜芸	张 凤	赵彩英	吕红站					

房山区

晋良艳	王艳娥	刘 凯	石 磊	王 雷	郭敬文	朱必红	王宇同	段雨心	吴永琦
王子谦	孔德智	张雅鑫	李海龙	梁 波	张天慧	张 岩	孙 睿	陈 龙	邵 伟
金 澳	王 娜	管冬晴	董温伯	吕鑫宇	张伶俐	陈 前	张维娜	董 帅	潘浩然
谢 维	温宏超	张晓云	苏安德	许德鹏	石坤杰	杨 益	石清雨	李东尧	李 壮
王金权	翟 洋	董永森	杨东旭	王新宇	徐 满	张 凯	田 蕊	麻静静	侯 畅

顺义区

刘媛媛	刘晓燕	范来艳	李秀海	杨宇轩	张 晨	余金连	崔红军	张丽美	胡正新
陈中文	于纪平	王继荣	马桂芸	马雪英	计淑霞	吕艳秋	程慧清	葛玲玉	程淑梅
郑海云	穆伟鑫	张双文	张 艳	穆伟磊	张志新	张 亮	李文雅	葛玲玉	庞春笋
王素蓉	李月婷	周佳妍	杨增鹤	程海霞	邵 帅	金震华	赵桂芹	朱学英	张金虎
王玉凤	刘淑萍	郭淑英	刘国志	徐士刚	赵长华	张红霞	张宝芹	高建国	刘 杰

昌平区

徐 强	杜新朝	沈广林	张 灿	许志刚	侯炳昌	陈德春	胡玉红	刘立娜	王 生
李艳荣	黄永利	张立芹	谷宝平	邢玉侠	张海良	李现华	陈 红	赵爱利	刘小红
郭立新	敦德刚	吴惠红	高 静	张海成	陶步江	赵 云	信广煜	李文英	冯卫东
杨德义									

大兴区

孙 吉	潘存山	张鲁芳	孙桂荣	肖 桐	任福祥	张 燕	米玉英	胡 平	周亚琴
杨红珍	饶凤兰	王 红	米玉荣	谢秋红	李 辉	杨红利	米玉琴	赵玉娟	韩丽霞
何书俊	蔡桂红	潘多军	刘静怡	张鲁敏	吴德泉	吴春华			

怀柔区

杜荣科	刘 蕊	马校杰	李雪莲	马新宇	徐 赛	赵乾君	韩如莲	沈琪寓	李海霞
王建春	房学云	毛艳丽	周连侠	黄玉荣	陈东燕	辛瑞芳	董振文	黄玉云	刘智隐
毕荣华	杨丽娜	刘艳琴	彭兴梅	王 艳	朱宝山	谷为伟	于 航	王东凤	

平谷区

王核心	潘存山	曲　松	张鲁芳	孙桂荣	肖　桐	任福祥	张　燕	米玉英	胡　平
周亚琴	杨红珍	饶凤兰	王　红	米玉荣	谢秋红	李　辉	米玉琴	许秀芬	张　红
刘彦辉	刘艳霞	潘多军	寇　丽	张鲁敏	吴德泉	陈文利	刘贺珍		

延庆区

陈园圆	王月英	白　龙	王丽秀	李丛丛	贾　燕	白思雨	白　然	苗爱敬	张　海
蒋庆东	马　旭	陈晓晨	孟庆艳	陈　峥	田　鹏	崔占领	吴　琼	韩　朋	葛　宇
李向龙	乔海青	陈　阳	谢　磊	马　琳	张振芳	杨雨晴			

通州区

肖柏泉	潘存山	张鲁芳	孙桂荣	肖　桐	任福祥	张　燕	米玉英	胡　平	周亚琴
杨红珍	饶凤兰	王　红	米玉荣	谢秋红	李　辉	杨红琴	米玉琴	许秀芬	张　红
刘彦辉	潘多军	杨红苹	张鲁敏	吴德泉	陈文利	刘贺珍			

附件6 北京市第五次国民体质幼儿监测领导小组、 联络及工作人员名单

北京市第五次国民体质幼儿监测各区体质监测领导小组人员名单

区县	姓名	单位
北京市	李一辰	北京妇幼保健院
	何 辉	北京妇幼保健院
东城	栾艳秋	东城区妇幼保健院
	麦 青	东城区妇幼保健院
西城	刘 妤	西城区妇幼保健院
	陈会岩	西城区妇幼保健院
	贾艳红	西城区妇幼保健院
朝阳	于亚滨	北京市朝阳区妇幼保健院
	陈小劲	北京市朝阳区妇幼保健院
	尚 煜	北京市朝阳区妇幼保健院
丰台	王 倩	北京市丰台区妇幼保健院
	张永明	北京市丰台区妇幼保健院
	刘 欣	北京市丰台区妇幼保健院
石景山	张庆丽	石景山区妇幼保健院
海淀	彭振耀	北京市海淀区妇幼保健院
	马祥君	北京市海淀区妇幼保健院
	赵 温	北京市海淀区妇幼保健院
门头沟	张红梅	北京市门头沟区妇幼保健院
	张亚青	北京市门头沟区妇幼保健院
房山	隗秋连	北京市房山区妇幼保健院
通州	鲍 筝	通州区妇幼保健院
	王凤华	通州区妇幼保健院
顺义	王雅伶	顺义区妇幼保健院
昌平	谷晓芬	北京市昌平区妇幼保健院
	李秀梅	北京市昌平区妇幼保健院
大兴	修青永	大兴区妇幼保健院
	刘广美	大兴区妇幼保健院
	康洪霞	大兴区妇幼保健院

区县	姓名	单位
怀柔	徐铭军	怀柔区妇幼保健院
	于艳岚	怀柔区妇幼保健院
	孟海霞	怀柔区妇幼保健院
	穆凤霞	怀柔区妇幼保健院
平谷	刘国中	平谷区妇幼保健院
	王国栋	平谷区妇幼保健院
	翟海丽	平谷区妇幼保健院
密云	王佐军	北京市密云区妇幼保健院
	张金花	北京市密云区妇幼保健院
	贺春燕	北京市密云区妇幼保健院
延庆	陶惠芬	延庆区妇幼保健院

北京市第五次国民体质幼儿监测各区体质监测联络人员名单

区县	姓名	单位
北京市	尚晓瑞	北京妇幼保健院
	陈正超	北京妇幼保健院
东城	杜鑫	东城区妇幼保健院
	单峥荣	东城区妇幼保健院
西城	崔洁	西城区妇幼保健院
	王娟	西城区妇幼保健院
朝阳	马艳艳	北京市朝阳区妇幼保健院
丰台	郭晖丽	北京市丰台区妇幼保健院
石景山	王国萍	石景山区妇幼保健院
	李宏	石景山区妇幼保健院
海淀	袁全莲	北京市海淀区妇幼保健院
门头沟	杨桂霞	北京市门头沟区妇幼保健院
房山	郑威海	北京市房山区妇幼保健院
通州	侯月云	通州区妇幼保健院
	牛贺	通州区妇幼保健院
顺义	项征	顺义区妇幼保健院
昌平	古韵波	北京市昌平区妇幼保健院
	张林凤	北京市昌平区长陵镇中心幼儿园
	洪清	北京市昌平区东小口镇中心幼儿园
大兴	李京佳	大兴区妇幼保健院

区县	姓名	单位
怀柔	彭雪飞	怀柔区妇幼保健院
平谷	胡安宁	平谷区妇幼保健院
密云	钱　莹	北京市密云区妇幼保健院
延庆	张迎武	延庆区妇幼保健院

北京市第五次国民体质幼儿监测各区工作（测试）人员名单

东城区

孙丽娜　胡顶玉　何飞飞　王墨玉　刘建萍　张金萍　付琪　李萌　王谨　史慧
张俊　张燕燕　王田天　王彤宇

西城区

安晓云　武一萍　张晓文　向东　何舒青　王倩　姚寅霞　张蕾　张莹　崔静
李晶　王佳捷　董思佳　孙明霞　王若安　郑晓宇　王丽　张莉　任丽娟　苗秀齐
吴霞　赵旭忱　王婷婷　范雪飞　王莉　韩建荣　吴跃莉　李旭东　宋爽　王素梅
汤国瑞　王征　苏丽

朝阳区

赵月　王桂云　付晓英　高蓓蓓　赵卓　薛培　张艳秋　宋彦清　王东兴　闻炬明
刘嫚　戚莹莹　范平　张静雅　彭银　沈翠娜　李亚茹　于芳　沈翠爽　周红波

丰台区

刘爽　付媛媛　王飞　张艺　靳海娟　张晓燕　张燕苹　陈红艳　王金颖　赖丽曼
刘迪　戴进婷　刘可　王学清　李红霞　郭悦　齐丽

石景山区

王兰如　孙晓燕　张岩　李晓莉　李东杰　孙颖　张彦贞　王小菊　刘瑞霞　周雪
张惠荣　陈彦波　于秀敏　王美兰　黄文阁　户秀丽　王德凤

海淀区

沈芳　高素红　武蕴梅　董玲　骈俊锋　王弘毅　刘珍　韩艾　张博　王银娜
刘子怡　王海静　张海霞　李晓燕　赵洁　张建芳　顾欣琦　王琪　李英

门头沟区

王志茹　张玲　李宇　李程　李丽苹　王晓艳　李佳　刘睿　邵立芬　刘红淑

庞秀娟　沈　昕　楚英琪　王　盼　李春霞　王　芳

房山区

杨金花　赵立文　苏洪杨　刘明霞　梁东红　李　狄　赵　淼　陈尚红　张小超　刘荣会
郭胜男　崔　朕　周靖红

通州区

侯月云　牛　贺　牛丽文　王荣环　刘坤强　尹文玉　耿伟民　陈立清　刘淑云　李　颖
王　营　徐维维　赵　然　侯　静　王　欢　张媛媛　马文美　杜雪梅　高　辉　许建玮
布　超　陆鹏程

顺义区

孟　飞　吴雅莉　李诚善　崔文红　李雪玲　孙亚兰　赵金凤　周　颖　张志方　王红林
吴筱颖　李雪莲　吴　菲　张星宇　孙　建　韩海玲　张谢依　白明露

昌平区

李芳圆　杨　晨　刘玉梅　张　燕　牛小妹　谷雅丽　王艳妹　赵燕鹏　祁　娜　韩英梅
史文杰　杨秀娟　张林凤　齐　慧　王美荣　任　鹏　杨　楠　张瑞新

大兴区

王奇娟　白雪丹　张沙沙　康　静　段　青　吕　洁　王宏玲　王　茜　陈海英　孔晓梅
仇东霞　杨　淼　宋艳英　康伟微　曹润英　勾漫丽

怀柔区

王海红　叶秀芬　张同丽　孙晓萃　谢琳琳　解　佳　王祎莹　黄鹏跃　吴　杰　田　京
杜彩云　陆　艳　张铁英　温晓茹　柳　溪　范玉颖　冯谊萍

平谷区

晏　丽　陈　净　郭旭静　张东东　付海静　王晓卫　周玉金　罗春梅　张旭凤　井　深
丁晶晶　张文红　穆柏英　陈建梅

密云区

王海娟　刘金凤　张国平　马玉林　马俊文　贺金洋　田　颖　牛军华　张红雨　刘海英
聂长兰　梁家龙　宋建华　王秋菊　杜海涛　石　杰　李　平　王　彬

延庆区

毛康娜　何　凝　纪文峰　张海滨　白春芳　王艳霞　董瑞云　赵和璞　吴进会　郤淑英
王　莹　赵晶莹　罗凤臣